SCORPIO

Katharina Felice

StimmEnergetics

Die Kunst, das Selbst zu stimmen
Toning und Klangreisen

SCORPIO

Dieses Buch enthält Links zu externen Webseiten Dritter, auf deren Inhalte der Scorpio Verlag keinen Einfluss hat. Deshalb können wir für diese fremden Inhalte auch keine Haftung übernehmen. Für die Inhalte der verlinkten Seiten ist stets der jeweilige Anbieter oder Betreiber der Seiten verantwortlich. Die verlinkten Seiten wurden zum Zeitpunkt der Verlinkung auf mögliche Rechtsverstöße überprüft, rechtswidrige Inhalte waren nicht erkennbar. Bei Bekanntwerden von Rechtsverletzungen werden wir derartige Links umgehend entfernen.

MIX
Papier aus verantwortungsvollen Quellen
FSC www.fsc.org FSC® C014496

Umschlaggestaltung: Hauptmann & Kompanie Werbeagentur, Zürich
Illustrationen: © Gisela Rüger, München,
mit Ausnahme von Seite 17: Clara Palau Fortuny, Berlin,
unter Verwendung einer Vorlage von Katharina Felice
Satz: BuchHaus Robert Gigler, München
Druck und Bindung: GGP Media GmbH, Pößneck
ISBN 978-3-943416-88-6

www.scorpio-verlag.de

Inhalt

Teil 3 Klangreisen mit der Stimme

Vorwort

Wenn es irgendeine wahre Spur von Wunder, von Erscheinung gibt, dann liegt sie in der Stimme.

HAZRAT INAYAT KHAN

In der menschlichen Stimme liegt eine Strahlkraft, die uns regelrecht verzaubern kann. Meistens bringen wir diese Magie in Verbindung mit großen Sängern, Schauspielern, Rednern oder Politikern, mit Menschen also, die dank ihrer Ausbildung, ihrer Begabung oder ihres Amtes eine starke Wirkung über ihre Stimme erzeugen. Doch jeder Mensch wird potenziell mit einer solch einzigartigen Stimme geboren.

Die Stimme hat einen hörbar physischen und einen unhörbar seelischen Aspekt. Und ebendieser seelische Faktor macht die magnetische Wirkung und die Ausstrahlung der menschlichen Stimme aus. Sie ist jedem zugänglich, der danach sucht.

Ich nenne die Stimme der Seele die authentische Stimme. Wir hören sie noch bei Babys und Kleinkindern, aber auch bei sehr naturverbundenen Menschen, bei den Sängern verschiedener Weltmusikensembles, bei Schamanen und buddhistischen Mönchen. Wir spüren sie als unwiderstehliche Anziehung in der Stimme der Menschen, die wir lieben.

Unsere eigene Stimme nutzen wir jedoch meist völlig selbstverständlich und unbewusst, nicht ahnend, welcher Schatz da in uns verborgen liegt. Ein Schatz deshalb, weil die authentische Stimme ein wahrhaft magisches Instrument ist. Sie ist eine große Heilerin, ein Tor zu einem unbegrenzten kreativen Potenzial und zu tief empfundener Spiritualität. Diese Stimme berührt. Jeden, der sie hört.

Manche Stimmen sind so aufgeladen, dass sie sogar Spontanheilungen und Wunder vollbringen können. Das Wunder, von dem ich in diesem Buch spreche, ist etwas alltäglicher, doch nicht weniger machtvoll. Der Klang unserer Stimme öffnet die Tür zu unserem Herzen – zum Energiefeld des Herzens genau genommen. Dort wohnt eine gewaltige schöpferische Kraft. Eine Kraft, die Berge versetzen kann.

Das ist weit mehr als eine romantische Vorstellung. Doch wie soll man die Erfahrung, die das Alltägliche transzendiert und doch so greifbar nah ist, mit einfachen Worten beschreiben? Tatsache ist, dass die Stimme spontan starke Gefühle hervorrufen kann und damit diverse Transformationsprozesse in uns auslöst. Ihr Klang wirkt sowohl auf das Körpergewebe als auch auf die geistig-seelischen Schichten unseres Bewusstseins. Er beeinflusst die Schwingungsmuster in unserem Energiefeld. Um das vollständig verstehen zu können, muss man es erleben.

Ziel dieses Buches ist es, dich zu diesem Erleben zu führen. Es handelt von der Entfaltung der Stimme auf natürliche, ganzheitliche Weise. Die Erfahrungen aus unzähligen Einzelsitzungen, Kursen, Ausbildungsseminaren und die Ergebnisse intensiver Forschung sind darin zu einem Ansatz verdichtet, den ich StimmEnergetics nenne. Es ist aus der Praxis für die Praxis geschrieben und richtet sich an Menschen, die auf der Suche sind – auf der Suche nach sich selbst und auf der Suche nach ihrer schöpferischen Kraft, die sich in der authentischen Stimme spiegelt.

Da wir unsere Stimme immer dabeihaben, erweist sie sich als ausgesprochen nützliches und preiswertes Werkzeug zur

Selbsterkenntnis. Die hier vorgestellten Informationen und Übungen sind also nicht nur für Menschen wertvoll, die begeistert singen oder sich auf andere Weise stimmlich ausdrücken, sondern auch für alle, die ihr kreatives Potenzial aktivieren möchten und ein selbstbestimmtes Leben anstreben.

Ich spreche meine Leser in diesem Buch ganz bewusst mit einem direkten *Du* an. Die authentische Stimme ist etwas sehr Persönliches, ja fast schon Intimes. In diesem Zusammenhang erscheint mir eine Anrede, die persönliche Nähe vermittelt, angemessener als ein höfliches, aber eher distanziertes *Sie*.

Einleitung

> Der tiefere Grund, warum wir unsere Stimme ausbilden lassen, ist der, dass wir als der Mensch gehört und verstanden werden wollen, der wir wirklich sind.

Hätte mir jemand vor 20 Jahren gesagt, dass ich einmal über die Stimme schreiben würde, hätte ich ihn womöglich für verrückt erklärt. Nicht mal im Traum hätte ich gedacht, dass ich mich jemals zu einer Expertin auf diesem Gebiet entwickeln würde. So weit meine Erinnerung zurückreicht, habe ich mich in irgendeiner Weise stimmlich und musikalisch ausgedrückt: getönt, gesungen, geschrien, getanzt. Dabei kam mir zugute, dass ich in eine ziemlich verrückte Familie hineingeboren wurde, die mir in dieser Beziehung alle Freiheiten erlaubte und viel Raum für den Ausdruck meiner Stimme gab. Ich erinnere mich an ein paar bunte Fetzen, an musikalische Spiele, dramatische Kleinkindanfälle, an viel Zeit in der Natur und exzessives Musikhören. Rückblickend bin ich überzeugt, dass mir all dies den Weg geebnet hat, den ich stimmlich gegangen bin, und mir auch in den dunkelsten Momenten den Zugang zu meiner authentischen Stimme bewahrt hat.

In der Pubertät dämmerte mir bereits, dass der Welt des Klanges eine besondere Macht innewohnt. Das Singen war eine Quelle der Freude und des Friedens, und das nicht nur für mich selbst. Ich erlebte mehr als einmal, dass meine Eltern mit dem Streiten aufhörten, wenn ich sang. Es faszinierte mich zu beobachten, wie stimmliche Schwingungen geradezu magisch auf meine Umgebung wirkten. In dieser Zeit hatte ich natürlich noch keine entsprechenden Worte dafür. Was ich erlebte, war in meinen Augen jedes Mal so etwas wie ein Wunder, und diese Ereignisse haben mich bis heute geprägt.

Meine Stimme hat mich in dieser Zeit sogar vor ganz realen Gefahren geschützt. Vor allem zwei Situationen, in denen ich nur knapp einem Überfall entkam, sind mir lebhaft in Erinnerung geblieben. Im einen Fall wirkte mein durchdringender Schrei wie eine Urgewalt und schlug den männlichen Angreifer augenblicklich in die Flucht. Darüber hinaus zog er Menschen an, die in Sekundenschnelle scheinbar aus dem Nichts auftauchten, mir halfen und mich in Sicherheit brachten. In der zweiten Situation habe ich noch nicht einmal laut geschrien. Da war »nur« ein klares inneres Nein. Eine Gedankenstimme, die wie ein Befehl wirkte. Den unverwechselbaren Klang und die Kraft dahinter kannte ich noch vom Urschrei des ersten Zwischenfalles. Heute nenne ich diese Energie *Intention* oder auch *Kraft der Quelle*. Mit diesen Erfahrungen festigte sich in mir die Gewissheit, dass meine Stimme eine machtvolle Verbündete ist und in bestimmten Situationen ungeahnte Kräfte freisetzen kann.

Viel später fand ich über einen scheinbaren Umweg zu meiner authentischen, seelischen Stimme zurück. Ich sage »scheinbarer Umweg«, weil er sich tatsächlich als kurzer, aber durchaus erfüllender und nachhaltiger Weg erwiesen hat. Obwohl ich meine musikalische Ausbildung erfolgreich abgeschlossen habe, verlor ich in dieser Zeit meine Natürlichkeit und den Zugang zu meiner Kraft. Ich war nur noch damit beschäftigt, irgendwelche äußeren Standards zu erfüllen und alles gut und richtig zu machen. Ich spürte, wie die Lebendigkeit allmählich aus meiner Stimme verschwand und dass ich nur noch mit einer professionellen Maske sprach und sang. Nichts daran stimmte mehr. Das Fass lief über, als ein Schauspiellehrer mir ins Gesicht sagte, dass mein Spiel ohne Gefühl sei. In mir brodelte und kochte es, doch auf perfide Weise hatte er natürlich recht.

Diese brutale Wahrheit stellte einen Wendepunkt dar. Ich fühlte einen brennenden seelischen Schmerz und hörte einen inneren Aufschrei: »Ich lebe, ich bin reines Gefühl und ich brenne vor Liebe. Wie kannst du so etwas behaupten!?« Am tiefsten Punkt spürte ich, wie mein Selbst aufstand. Ab da suchte ich woanders. Intuitiv begriff ich, dass die äußere Welt mir nur die Oberfläche von etwas spiegelte, was seine Ursache in meinem Inneren hatte. Meine Lehrer hatten mir bis dahin nicht vermitteln können, was diese innere Welt ist. Erst als ich mich umdrehte, stellte ich nach und nach entsprechende Fragen, hörte auf die klare Stimme meines Selbst und zog sowohl die für mich entscheidenden Informationen an als auch eine andere Art von Menschen.

Hier begann meine eigentliche Ausbildung. Sie führte zunächst auf einen Pfad der Bewusstseinsentwicklung und der Beschäftigung mit Energiefeldern. Ich begegnete den Büchern von Joachim Ernst Berendt, den Schriften Hazrat Inayat Khans und machte Bekanntschaft mit Barbara Ann Brennans Lichtarbeit. Die Worte dieser Menschen inspirierten mich und bewirkten, dass ich mich auf eine bis heute andauernde Reise in die Welt der Schwingungen begab, die der sichtbaren Realität zugrunde liegt. Ich studierte, las und probierte alles aus, was ich finden konnte. Die Menschen, die dann leibhaftig in meinem Leben auftauchten, waren meistens Inspiration und Konfrontation zugleich. Ich konnte mich nicht mehr verstecken.

In dieser Zeit des Aufbruchs begegnete ich zwei bemerkenswerten Menschen, mit denen ich heute noch eng verbunden bin. Sie wurden zu Katalysatoren in meiner stimmlichmenschlichen Entwicklung. Da ist zum einen Neil Semer, jener geniale Gesangslehrer, der mir die Prinzipien des klassischen italienischen Belcanto nach Giovanni Battista Lamperti vermittelte. Lamperti entwickelte seine Grundsätze und Methoden aus der Erfahrung eines organischen Klangstromes: »... ein von selbst startender, anhaltender und auslaufender Tonstrom, basierend auf einer unsichtbaren Energie, die sich so lange im Inneren verdichtet, bis sie zum Flug ansetzt und sich über die Stimme ausdrückt.«[1] Das entspricht ziemlich genau dem, was beim Toning geschieht. Zum anderen arbeitete ich in mehreren Liederprogrammen mit Predrag Maric, einem virtuosen Gitarristen, der mir die Augen für die spirituelle Seite der Musik und für mein intuitives Talent öffnete. Dabei lernte ich über Resonanz zu kommunizieren, während ich sang. Damit meine ich die Fähigkeit, mich selbst während des Singens in einen spezifischen Schwingungszustand zu versetzen, der von allen im Raum Anwesenden auf der Gefühlsebene, also über Schwingung, mitempfunden werden kann – quasi wie eine Stimmgabel zu sein, die andere Stimmgabeln mitschwingen lässt.

Nebenbei begann ich, Gesang zu unterrichten. Zwar glaubte ich zunächst, dass ich dafür nicht geeignet sei, aber einige meiner Kollegen sahen das anders. Besonders mein sonst ziemlich kritischer Partner bearbeitete mich: »Wer, wenn nicht du?« Von meinen Schülern habe ich unglaublich viel über die Welt der Stimme gelernt und darüber, wie einzigartig dieses Instrument ist. Jede Stimme bildet ein Universum mit eigenen Gesetzen und einem unverwechselbaren Klang. Das Unterrichten hat mir geholfen, mein Denken zu öffnen und den zensierenden Verstand in einen neutralen Beobachter und präzisen Übersetzer zu verwandeln.

Meine Gesangsschüler wollten mit der Zeit immer mehr über die energetische Seite meiner Arbeit erfahren, und so entwickelte ich ein entsprechendes Ausbildungskonzept. Dabei stolperte ich über das Toning als Methode in der Stimmarbeit. Es war eine fast beiläufige Bekanntschaft, doch sie schlug ein wie ein Blitz. Diese einfache Meditation mit der Stimme führte zu einem Verschmelzen von Technik, Wissen, Hören, der Sehnsucht, Musik zu machen, und der seelischen Botschaft, die ich vermitteln wollte. Damit kehrte die Mühelosigkeit, die ursprüngliche Kraft und Freude vollständig in meine Stimme zurück. Das Toning entpuppte sich als Tür zwischen der inneren und der äußeren Welt. Ich hatte keine Worte für mein Erlebnis, wohl aber eine Vision und ein klares Gefühl. Und diese Vision begann sich im und durch den Klang der Stimme zu offenbaren.

Zuerst tönte ich regelmäßig alleine. Dabei entwickelte sich meine Intuition zu einem erstaunlich präzisen Instrument. Ich wurde von innen heraus schrittweise zu der Information geführt, die ich für meinen weiteren Weg benötigte. Meine Stimme befreite sich aus emotionalen und mentalen Begrenzungen. Nachdem sie quasi nach Hause gekommen war, schlug sie aktiv eine bestimmte Richtung ein. Ich interessierte mich zunehmend für spezifische Gebiete der inneren Erfahrung und erforschte sie tönend mit meiner Stimme. Ich begab mich auf stimmliche Klangreisen, wie ich diese Variante des Tonings heute nenne. Diese Reisen sind Abenteuer der Seele. Von jeder dieser Reisen kehrte ich mit Schätzen geistiger Erkenntnis zurück in die gewohnte Realität.

Als ich nach einer ausgiebigen Testphase Toning und Klangreisen als Sängerin und Stimmpädagogin einzusetzen begann, war ich vollends von ihrer Wirksamkeit überzeugt. Denn auch für meine Schüler war und ist das Tönen der schnellste und natürlichste Weg, Verbindung zu ihrer inneren Kraft aufzunehmen. Ich erkannte, wie fundamental die energetischen Prinzipien, mit denen ich mich so lange beschäftigt hatte, uns alle fortwährend beeinflussen. In ausnahmslos jeder Toning-Session zeigte sich, wie einfach man über die Stimme

Zugang zur Welt der Schwingungen bekommt und wie positiv sich das auf den Körper und den Klang der Stimme auswirkt. Das gilt für jedermann, ganz unabhängig davon, ob die Stimme ausgebildet ist oder nicht. Hören, Atmen, Seufzen, Tönen, Sprechen, Singen entspringen alle derselben schöpferischen Quelle.

Das regelmäßige Tönen beschleunigte den Transformationsprozess in meinem eigenen Bewusstseinsfeld erheblich. Es führte mich zu den neuen Technologien der russischen Heilweisen und Informationsmedizin. Diese Ansätze bauen einerseits auf den Experimenten der Quantenphysik und andererseits auf den Erkenntnissen der uralten Geheimlehren und des Schamanismus auf. Ein spannendes und äußerst wirkungsvolles Forschungsfeld öffnete sich. Die Stimmarbeit auf dieser Bewusstseinsebene beschränkt sich nicht auf das eigene Energiefeld, sondern geht darüber hinaus in den universellen Raum.

An diesem Punkt veränderte sich mein Ansatz noch einmal grundlegend. Durch das Tönen erlebte ich eine Leichtigkeit in der Stimme, als könne sie fliegen. Mit dem Zugang zum universellen Energiefeld begann sie sich geradezu schwebend zu bewegen. Dabei versetzte sie das Bewusstsein in einen Zustand der Inspiration. In diesem Schwingungszustand lassen sich außergewöhnliche Fähigkeiten entwickeln.

Aus der Synthese von Stimmbildung, Energiearbeit, Improvisation, Toning und geistiger Bewusstseinstechnologie ist schließlich *StimmEnergetics* entstanden, ein praktischer Weg der Bewusstseinstransformation durch Entfaltung der Stimme. Darin kombiniere ich den Einsatz von Stimme und Intuition mit dem Wissen um die Energiefelder. Dieser Ansatz kann das Stimmhandwerk vervollkommnen, da er über die reine Technik hinaus zu gelebter Kreativität führt. Er kann jedoch genauso gut zur Befreiung von Hemmungen oder Schmerzen, zur Wiederherstellung der Gesundheit, zur Lösung von Problemen und zur Erweiterung des (Selbst-)Bewusstseins genutzt werden. Und schließlich erhöht diese Art, mit der Stimme zu »spielen«, die vitale Schwingung unseres gesamten Organismus. StimmEnergetics wirkt harmonisierend auf den ganzen Menschen, auf jeden Bereich unseres Daseins und ganz besonders auf unsere Beziehungen.

Es wäre vermessen, StimmEnergetics als meine alleinige Erfindung zu bezeichnen. Es reiht sich vielmehr ein in ein Kontinuum von Erkenntnissen, die sehr viele Menschen in das Feld unseres kollektiven Bewusstseins »hochgeladen« haben. Ich sehe es als meinen spezifischen Ton in der kosmischen Sinfonie, die wir gemeinsam erschaffen, als Wissensfeld mit einer sich stets erweiternden, offenen Struktur. Es ist keine Methode mit festgelegten Regeln und Schritten, sondern ein umfassender Weg, der beim Gehen beziehungsweise Tönen entsteht. Auf diesem Weg folgt jede Stimme auf ihre eigene, unvergleichliche Weise der uns allen innewohnenden universellen Intelligenz.

In der Praxis begegne ich sehr unterschiedlichen Menschen. Solchen, die ihre Stimme beruflich einsetzen, also Sänger, Schauspieler, Sprecher, Pädagogen, und vielen Menschen, die in therapeutischen Berufen arbeiten und sich fortbilden wollen. Aber auch solchen, die sich einfach für die Stimme interessieren, oder solchen, die bestimmte Widerstände in Bezug auf ihre Stimme spüren und diese überwinden wollen. Anfangs geht es meistens um eine Verbesserung der Fähigkeit, öffentlich vor und mit anderen zu sprechen, um eine Befreiung der Stimme oder darum, auf natürliche Weise singen zu lernen. Im Laufe der letzten Jahre hat mich jedoch immer wieder berührt, wie viele Menschen nicht aus professionellen, sondern aus ganz persönlichen Gründen den Kontakt zu ihrer authentischen Stimme suchen. Darunter liegt das seelische Bedürfnis, gehört zu werden, eine Sehnsucht, sich zum Ausdruck zu bringen, und zwar als der Mensch, der wir in der Tiefe unseres Seins sind.

VOICE YOUR SOUL

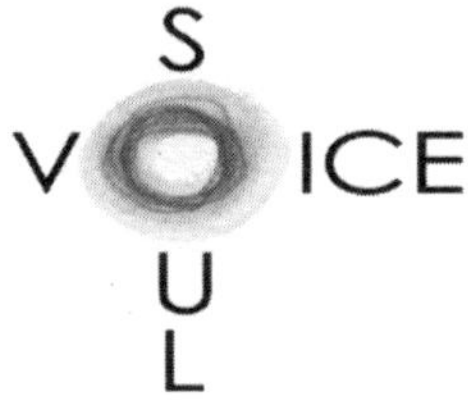

Stimme deine Seele/Gib deiner Seele deine Stimme

Die kontinuierliche Beschäftigung mit dieser Art von ganzheitlicher Stimmarbeit führt unweigerlich dazu, dass die kreative Kraft des Herzens aktiviert wird und wir Zugang zu einer unerschöpflichen Quelle der freien Energie haben. Diese Kraft kann eine tief greifende, nachhaltige Transformation in unserem Bewusstsein bewirken. Für mich ist das gleichbedeutend mit einem spirituellen Erwachen. Von diesem Ort aus können wir heilen und lernen, unsere Realität zu steuern. Von diesem Ort aus beginnen wir, bedingungslos zu lieben. Geistiges Erwachen findet übrigens nicht unabhängig vom Rest der Welt statt, sondern in der Welt und tief mit ihr verbunden. In der tönenden Stimme wird diese Verbundenheit zum wahrnehmbaren Erlebnis. Das meine ich wörtlich, denn wir spüren konkret, wie alles miteinander schwingt – in, durch und mittels unserer Stimme und unseres Körpers.

Der amerikanische Gehirnforscher Joe Dispenza sagt in einem Interview sehr treffend, dass der dringend nötige Wandel im Bewusstsein angesichts der offensichtlichen globalen Veränderungen und Krisen nicht von außen verordnet und organisiert werden kann, sondern dass er sich durch Individuen, durch Menschen wie du und ich vollzieht.[2] Das Leben selbst scheint einen Beschleunigungsgang eingelegt zu haben und die

Schwingung des kollektiven menschlichen Bewusstseins hochzudrehen. Wie gehen wir mit diesen energetischen Veränderungen um?

In diesem Kontext halte ich es für wichtig, dass immer mehr Menschen etwas über das Potenzial ihrer authentischen Stimme erfahren und lernen, wie man es im alltäglichen Leben anwenden kann. Damit haben wir eine großartige Möglichkeit, uns den Herausforderungen unserer Zeit zu stellen und sie zu meistern. Wo also beginnen? Die Antwort liegt auf der Hand! Da, wo die authentische Stimme hörbar wird – im Ton.

Teil 1

StimmEnergetics – Basics

1 Die Stimme als Weg

Unsere wahre Stimme ist unser ureigenster, klanglicher Fingerabdruck und so viel mehr als ein rein akustischer Klang.

Auf die authentische Stimme, mit der jeder von uns geboren wird, habe ich bereits im Vorwort aufmerksam gemacht. Leider ist zu beobachten, dass ein beachtlicher Teil der Menschheit den vollständigen Kontakt zu ihrer wahren Stimme verloren hat, sei es durch Konditionierung, Traumatisierung oder Imitation. Als Folge davon entwickelt sich eine Art Stimmmaske. Es gibt die unterschiedlichsten Gründe, warum jemand beginnt, sich eine maskierte Stimme anzugewöhnen und die eigene abzulehnen. Dies gilt sowohl für das Sprechen als auch für das Singen. Das Verhängnisvolle daran ist, dass der Zugang zur Gefühlswelt und zur inneren Kraftquelle durch eine verstellte Stimme blockiert wird. Dies führt in einen Teufelskreis, in dem vergeblich versucht wird, außen zu finden, was innen bereits vollkommen ist.

Die Rückkehr zur authentischen Stimme

In der Maskierung der Stimme spiegelt sich das fundamentale Gefühl der Trennung zwischen unserem essenziellen Wesen

(Seele) und dem Selbstbild (Ego/Verstand), das wir der Welt präsentieren. Indem wir uns nach innen wenden und die ursprüngliche Authentizität in unserer Stimme (wieder-)erleben, überwinden wir diese Trennung. Wir schaffen damit eine Übereinstimmung zwischen Seele und Verstand.

Das ist leichter gesagt als getan. Die äußere Welt mit ihren wahrnehmbaren Formen und Objekten ist unserem vom Verstand beherrschten Wachbewusstsein zugänglicher und geläufiger als die innere Welt. Wir sind an eine materielle Lebensweise gewöhnt. Wir wollen etwas Greifbares, einen wie auch immer gearteten, sichtbaren Beweis der Existenz. Die innere Welt erschließt sich jedoch über andere Sinne, sehr allgemein gesprochen über Intuition und Fühlen. Sie ist deutlich komplexer als unsere gewohnte Realität. Sie folgt ihren eigenen Gesetzen. Diese Welt des »Unterbewussten« umfasst einen faszinierenden, vielschichtigen Bereich unseres Seins. Intuition, Kreativität, Gewissen, die Fähigkeit des Träumens sowie sämtliche unserer Schattenaspekte finden darin Platz.

Am Anfang erscheint hier vieles vage, bisweilen sogar vollkommen unverständlich. Unsere inneren Sinne sind nicht ausreichend entwickelt. Und viele Menschen besitzen noch keine Landkarten, die ihnen bei der Erkundung dieses Terrains helfen. Doch diese Karten existieren bereits, und die inneren Sinne warten nur darauf, wiederbelebt und genutzt zu werden. Nie zuvor in der menschlichen Geschichte war Wissen und Information jeglicher Art so leicht zugänglich wie heute. Das ist ein wertvolles Geschenk für jeden, der sich auf den Weg gemacht hat, die innere Trennung zu überwinden. Unsere Stimme kann in diesem Prozess die Rolle eines Katalysators spielen. Sie vermag die Schwingungen des geistigen Bereiches, also alles, was mit Gedanken, Gefühlen, Bildern und dem Träumen zu tun hat, in *hörbare* und *körperlich fühlbare Vibrationen* zu übersetzen und sie zu verstärken. Sie bildet eine Brücke zwischen Innen- und Außenwelt.

Wo liegt die Quelle unserer Kraft? Was macht das Leben in der Stimme aus?

Auf der Suche nach Antworten auf solche Fragen wurde für mich immer offensichtlicher, dass jede Stimme einen ganz eigenen Weg geht. Ich erkannte mit der Zeit auch, dass all diese Wege derselben schöpferischen Quelle entspringen und einer inneren Struktur folgen, die sich an universellen Archetypen orientiert.

Von außen betrachtet sieht jeder stimmliche Weg anders aus, doch im Inneren folgt er einem archetypischen Grundmuster. Das Wissen darum ist uns angeboren und spiegelt sich im ursprünglichen Ton unserer Stimme. Dieser Ton ist eine Art klingende Essenz. Sie enthält einen individuellen Bauplan, nach dem sich sowohl das Bewusstsein als auch die Stimme entfaltet und der harmonikalen Gesetzen folgt.

Wenn man den angeborenen, seelischen Ton als »Lehrer« mit in Betracht zieht, taucht dieser archetypische Bauplan von selbst in der Stimme auf. Wenn man es darüber hinaus immer wieder schafft, sich in der Stille mit der Quelle des Tons rückzuverbinden, wird eine kreative, wissende Instanz aktiv, die von innen heraus auf den richtigen, weil stimmigen Weg führt.

Die Pole des stimmlichen Ausdrucks

Das gesamte Spektrum von Schwingungen – Energie, Atem und Stimme – pulsiert zwischen entgegengesetzten Polen. Durch den Einsatz unserer Stimme, insbesondere durch das Tönen, erleben wir diese Kraft in Aktion. Wir spüren, wie sie als lebendige Vibration durch unseren Körper strömt. Die Wellenbewegung der Stimme *zwischen* ihren Polen zieht sich wie ein roter Faden durch StimmEnergetics. Die Stimme braucht beide Pole, um ihre volle Wirkkraft hörbar zu entfalten. Es ist ein wenig wie bei einem Musiker mit seinem Instrument. Er muss lernen, auf seinem Instrument zu spielen, um den inneren Reichtum der in seiner Seele angelegten Musik ausdrücken zu können. Das eine ist ohne das andere nicht ganz vollständig. Einerseits beeindruckt eine Stimme durch Virtuosität, Eloquenz und Wohlklang. Dieser Aspekt hängt mit Bildung und der Kultur eines Menschen zusammen. Er wird von außen beeinflusst durch Stimmbildung und Handwerk. Der andere Aspekt betrifft den Charakter der Stimme, die wir hören, ihre »Seele«, und die wurzelt im Inneren, im Kern der schöpferischen Quelle. Sie offenbart sich durch Zuwendung und Einkehr, etwa durch Meditation und die Öffnung des Herzens. Durch die Kombination von Stimmhandwerk und dynamischen Meditationsformen werden hier beide Aspekte gleichermaßen berücksichtigt.

Die Polarität in der Stimme spiegelt sich außerdem in der Richtung des Weges, den sie geht. Manche Stimmen entfalten sich eher durch kreativen Ausdruck, durch Spiel und Darstellung, während andere den Weg der Kontemplation wählen und sich verstärkt dem Heilen im Sinne von Ganzwerden verschreiben. Erstere betonen den Weg nach außen in die Manifestation, Letztere den nach innen, den Weg der Rückverbindung mit der seelischen Kraft.

Die Schlüsselrolle des Tonings

Der zentrale und allgemein zugänglichste Schlüssel auf dem Weg der Stimme ist das Tönen. Das Tönen ist ein uraltes Ritual. Es wird heute noch in schamanischen Traditionen, in spirituellen Gemeinschaften und Volksgruppen ausgeübt, die sich ihre Verbundenheit zur Erde und Natur bewahrt haben. In den 1970er-Jahren wurde es von Laurel Elisabeth Keyes wiederentdeckt und in den USA unter dem Namen *Toning* bekannt gemacht. Seitdem entwickelt sich eine moderne Form des Tönens, die den Bedürfnissen und dem Wissensstand der modernen Gesellschaft angepasst wurde.

Toning wird beschrieben als

- alte Methode der Klangheilung und Transformation von Schwingungsenergie.
- ein Weg, die Welt der Psyche über das Medium der Schwingungen zu erforschen.
- die Befreiung der Körperstimme.
- ein Weg, Emotionen über die Stimme auszudrücken und umzuwandeln.
- eine Methode der Stimmarbeit, die mit dem spontanen, intuitiven Ausdruck unserer Gefühle zu tun hat.
- ein Weg, spirituelle Bewusstseinszustände im alltäglichen Leben zu stimulieren und zu verankern.
- ein kreativer Weg, Inspiration, Intuition und innere Führung auszubilden.
- die Rückverbindung mit der authentischen, inneren Stimme des höheren Selbst.

Ich sehe es als einen Weg, das Selbst wie ein multidimensionales Musikinstrument zu stimmen. Toning ist spontanes, unartikuliertes und befreiendes Singen ohne Noten, ohne Vorgaben und ohne Leistungsdruck. Man kann es ganz allgemein als dynamische Meditation mit der Stimme bezeichnen. Dabei wird der ureigene Ton, der im Inneren pulsiert und nach Ausdruck drängt, zugelassen und verlängert. Dennoch handelt es sich beim Toning nicht um ein beliebiges Loslassen. Es ist durchaus fokussiert und absichtsvoll. Es dient dazu, das Gleichgewicht und die Harmonie wiederherzustellen, sowohl in uns selbst als auch in unserer Beziehung zu anderen und zur Welt. Diese Vorstellung macht Sinn, wenn wir von einem Weltbild ausgehen, in dem alles – Materie und Geist – Schwingung ist und sich kontinuierlich wandelt. Es geht hier also eher darum, sich an die ursprüngliche, angeborene Kraft in der eigenen Stimme zu erinnern, als darum, seine Stimme auszubilden. Jeder, der seufzen kann, kann auch tönen, und jeder kann lernen, dies zum eigenen Wohl und Nutzen einzusetzen. Toning macht enorme Entwicklungen möglich, sowohl im Bewusstsein als auch in der Stimme selbst. Es macht die Transformation auf der Ebene des Energiefeldes hörbar und spiegelt uns zuverlässig unseren inneren Zustand wider. Mitunter löst es tief gehende Selbstheilungsprozesse aus. Darüber hinaus wirkt sich Toning sehr positiv auf jede stimmliche und musikalische Ausbildung aus. Die Veränderungen sind häufig schon nach der ersten Anwendung ganz konkret körperlich spürbar und sichtbar. Hierzu schlage ich ein kleines praktisches Experiment vor.

Das Energiefeld zwischen den Händen

Suche einen Ort, an dem du ungestört bist und wo du so laut sein kannst, wie du möchtest. Wer es lieber leise mag, kann einfach mit Atemklängen, Summen und Seufzen experimentieren. Setze oder stelle dich entspannt mit aufrechter Wirbelsäule hin und schließe die Augen. Reibe dann die Hände aneinander, bis sie warm werden. Anschließend öffne deine Hände, halte sie parallel zueinander in etwa 15 bis 20 Zentimeter Entfernung und werde dir des Feldes dazwischen gewahr. Welche Empfindungen hast du dabei? Wie fühlt es sich an?

Stelle dir zwischen deinen Händen elastische Lichtfäden vor, die du leicht auseinanderziehen und wieder zusammenschieben kannst. Spiele ein bisschen damit und beobachte, wie sich deine Empfindungen dabei verändern. Beobachte auch die Wirkung auf deinen Atem und deinen Körper als Ganzes. Vielleicht hast du jetzt das Bedürfnis, zu seufzen oder zu gähnen. Beobachte, wie sich Spannungen unwillkürlich über den Atem und leise Stimmäußerungen sowie Geräusche lösen. Höre zuletzt auf das Feld zwischen den Händen. Wenn es einen Klang hätte, wie würde es klingen? Spiele ein bisschen mit dem Hören. Was wäre, wenn

meine Hände, mein ganzer Körper und alle meine Zellen dieses Feld hören könnten? Wie fühlt sich das an?
Und wie klingt das? Lausche eine Weile und frage dann weiter: Wenn meine Stimme diesen Klang ausdrücken könnte, wie würde sich das anhören? Spiele mit der Vorstellung, dass deine Stimme in dem Feld zwischen deinen Händen lebt. Lass dich dann von ihrem Klang überraschen. Lass deine Stimme los, spüre der Vibration in deinem Körper und zwischen deinen Händen nach. Achte dabei einfach nur auf dein Wohlbefinden und die Erleichterung, die sich durch das Loslassen einstellt
Deine Stimme weiß selbst, wie schnell, wie laut und wie lange sie tönen möchte. Sie zeigt dir, wann es genug ist. Bleibe dann noch ein bisschen in Stille sitzen oder stehen und registriere, was sich verändert hat. Beende die Übung entschlossen, indem du vollständig ausatmest, dich erdest und dann aufrichtest.

Ich unterscheide in diesem Buch zwischen einer intuitiven, offenen Form des Tonings und einer geführten, eher strukturierten Variante, die ich als Klangreise bezeichne.

Lernen durch gelebte Erfahrung

Toning und Klangreisen erschließen sich in erster Linie durch praktische Anwendung. In diesem Buch findest du viele nützliche Informationen und Anregungen zum Üben. Manche Beschreibungen klingen vielleicht ein wenig fremd, obwohl ich mir große Mühe gegeben habe, sie auf den Boden zu holen. Ich hoffe, dass auch der ein oder andere skeptische Leser die hier beschriebenen Stimmübungen einfach mal ausprobiert, um die konkrete Erfahrung für sich sprechen zu lassen.

Die Bilder und Übungen, die ich vorschlage, können wie eine Landkarte helfen, die Orientierung zu behalten. Man sollte jedoch nie die Landkarte mit der Landschaft verwechseln. Die Landschaft besteht aus deinen einzigartigen und subjektiven Erfahrungen mit deiner Stimme. Dein Ton hat die Kraft, dich von innen zu führen. Die Landkarte soll dich dabei unterstützen und dazu anregen, deine Klanglandschaft zu entdecken. Sie ist ein Wegweiser und kein Regelwerk. Je spielerischer und freier du damit umgehst, desto besser. Die gelegentlich eingefügten Erfahrungsberichte und Geschichten veranschaulichen, wie vielfältig und individuell diese Praxis wirkt und erlebt wird.

Eine Übung zu beschreiben ist eine Sache, sie auf jemanden zu übertragen eine andere. Sie erscheint auf dem Papier häufig komplizierter, als sie in Wirklichkeit ist, wenn man sie einfach vormacht. Bei jeder Form von Stimmarbeit, ganz besonders jedoch beim Toning, kommt es auf das tiefe Empfinden der Schwingungen im Körper an. Das Denken ist dabei meistens erst mal im Weg. Aber wie soll man das Denken ausschalten, wenn man ein Buch liest und immer wieder in die »Übungsanleitung« schauen muss? Eine Möglichkeit, dies zu lösen, besteht darin, die Übungen vor dem Tönen auf Band zu sprechen oder sich von einem Partner hindurchführen zu lassen. Dabei musst du nur berücksichtigen, dass du ausreichend lange Pausen zwischen den einzelnen Schritten machst, in denen du tönen und experimentieren kannst.

Vertiefende Übungen und Klangbeispiele als akustische Inspiration findest du auf der Begleit-CD dieses Buches. Da es mir darum geht, dass du aktiv Kontakt mit deiner authentischen Stimme aufnimmst und die Kraft deiner ureigenen Töne von innen erforschst, habe ich mich auf einige grundlegende Übungen konzentriert, bei denen eine Anleitung von außen hilfreich ist. Der Rest ist Experiment und Spiel. Tönen und Mittönen sind nicht dasselbe. Der wesentliche Unterschied besteht darin, dass wir uns beim Tönen an den Vibrationen der Stimme orientieren und beim Mittönen am Klang. Die Studiosituation kann eine Live-Session leider nur künstlich nachbilden. Eine vorgefertigte CD ersetzt weder die lebendige Interaktion von Schwingungen noch die subtile Erfahrung von Resonanz im Moment. Doch immerhin lässt sich auf einer CD ein hörbarer Eindruck vermitteln von den Unterschieden zwischen den spezifischen Toning-Sounds und vom Geist dieser Praxis. Das geht tiefer und wirkt direkter als alles, was sich mit Worten beschreiben lässt.

In den Übungen weise ich immer wieder darauf hin, alles, was sich über die Stimme ausdrücken möchte, natürlich zuzulassen, sei es noch so verrückt, ungewöhnlich oder überraschend. Wenn etwas Bestimmtes – ein Gefühl, eine Erinnerung, ein Schmerz – einfach so in der Stimme auftaucht, können wir auch damit umgehen. Wir wollen das, was sich zeigt, manchmal vermeiden und tun uns schwer damit, es anzunehmen. Ich empfehle daher, genau hinzuhören und zu erspüren, was *stimmig* ist. Damit meine ich nicht, dass es angenehm sein muss, denn das ist es eben nicht immer. Stimmigkeit bedeutet, dass wir aufrichtig uns selbst gegenüber sind, dass wir unsere Stärken und Schwächen, unsere blinden Flecke, unsere Grenzen, unsere Potenziale und unseren inneren Schweinehund anerkennen.

Regelmäßige Praxis

Wenn die Stimmübungen auf spielerische Weise ausprobiert und möglichst regelmäßig gemacht werden, bringen sie den größten Nutzen. Man kann dabei nichts falsch machen, da es hier nicht um das Erfüllen bestimmter Standards, sondern um individuelle Übereinstimmung geht. Die einstimmenden Übungen unterstützen die aktive Entspannung, die Entwicklung von Körper- und Atembewusstheit und helfen, die

Wirkungen des Tönens deutlich wahrzunehmen und zu integrieren.

Alle hier vorgestellten Methoden basieren auf Erfahrungen, die erst im Anschluss daran formuliert und interpretiert wurden. Mit der Erfahrung zu beginnen, ist also grundsätzlich eine gute Idee. Manche Leser werden sofort mit den praktischen Übungen beginnen und sich erst im Anschluss mit den Hintergrundinformationen beschäftigen wollen. Andere lesen lieber erst alles und probieren dann aus. Beides funktioniert einwandfrei.

Das Stimmtagebuch

Das Toning und ganz besonders die Klangreisen lösen mitunter sehr tiefe, innere Erlebnisse aus. Manche Leute haben während eines Tonings Traumvisionen, erhalten Eingebungen und sehen Bilder. Andere hören Musik oder innere Botschaften, und alle haben sehr konkrete physische Empfindungen. Es lohnt sich, diese Erlebnisse nach dem Tönen aufzuschreiben. Das Bezeugen einer Erfahrung bewirkt, dass du deiner Stimme und deiner Intuition mit der Zeit vertraust. Häufig ist das Erleben während des Tönens nur als Gefühl oder Klang präsent. Durch das schriftliche Dokumentieren der Erfahrungen nach dem Üben bleiben unzählige wertvolle Informationen, Einsichten und Ideen erhalten, die sonst nicht in ihrem vollen Umfang und in ihrer ganzen Wirkung erkannt werden. Die Dokumentation in einem Tagebuch macht außerdem deutlich, dass spezifische Themen immer wiederkehren und dass es so etwas wie einen roten Faden und eine innere Führung auf dem Weg gibt.

Bevor wir in die Praxis des Tonings und der Klangreisen eintauchen, möchte ich dir ein wenig StimmEnergetics-Basiswissen mit auf den Weg geben, inklusive vorbereitender Tipps. Das Verständnis bestimmter Zusammenhänge in Bezug auf das Energiefeld und die Funktionsweise der Stimme erlauben dir, von Anfang an tief in den Prozess einzusteigen.

2 Energie, Schwingung und Information

> Als die Menschen entdeckten, dass in der Welt Kräfte wirkten, und diese Geister nannten, fanden sie im Grunde das Gleiche, was die Wissenschaft später anhand des Studiums der materiellen Umwandlungen entdeckte und als Energien bezeichnete.
>
> JOHN GODOLPHIN BENNETT

Die Erkenntnis, dass alles in unserem Universum auf Energie, Schwingung und Information beruht, ist schon seit Tausenden von Jahren in spirituellen Traditionen rund um den Globus bekannt. Unterhalb der materiellen Erscheinungsformen stellt sich die Welt als ein Gebilde dar, das aus Sphären besteht, die ineinander, über- und untereinander kreisen. Alles schwingt!

Die moderne Wissenschaft bestätigt die Thesen der alten Weisheitslehren. Seit dem Aufkommen von Quantenphysik und Einsteins Relativitätstheorie am Anfang des letzten Jahrhunderts werden sogenannte Energie-, Schwingungs- und Bewusstseinsfelder auch wissenschaftlich erforscht, insbesondere in der neuen Physik, der Biologie und der Psychologie. Entdeckungen und technische Erfindungen von Forschern wie David Bohm, Wilhelm Reich oder Nikola Tesla haben unsere kollektive Lebensweise verändert und beeinflussen unser Denken.

Von einer Sichtweise des »Entweder-oder«, die das Leben als Kampf ums Überleben begreift, bewegen wir uns auf ein »Sowohl-als-auch« zu und fangen an, das Leben als Kontinuum von Energien zu betrachten.

Die ganzheitliche Sichtweise der Welt bildet die Basis dessen, was wir heute unter dem Begriff Energiearbeit verstehen. Es ist sozusagen der Überbegriff für Arbeitsansätze, die sich mit den Energiefeldern von Dingen, Lebewesen und Planeten beschäftigen. Es gibt eine große Anzahl von Methoden, die häufig im Kontext von Heilung oder Transformation stehen. Sie haben neue Namen für spezifische Phänomene geprägt.

Dass alles schwingt, kannst du in dir selbst über deine tönende Stimme und durch intuitives Hören mit dem ganzen Sein erleben. Diese Erfahrung ist ein zentraler Aspekt in jeder Stimmarbeit, ob es sich nun um äußere Ansätze handelt, wie Toning, Singen, Sprechen, Chanten, das Rezitieren von Mantras und Obertongesang, oder um innere, wie die geistige Einstimmung auf höhere Bewusstseinszustände, den Ausgleich emotionaler Stimmungen, Meditation und dergleichen mehr. Für mich sind die Übergänge fließend. Innen und außen gehören zusammen wie die beiden Seiten einer Münze. In Bezug auf Praxis und Verständnis des Tonings ist es ebenso interessant wie nützlich, sich ein wenig ausführlicher mit der Welt der Energiefelder zu beschäftigen.

Das menschliche Energiefeld

Mit dem Energiefeld des Menschen ist die Aura oder Sphäre gemeint, die in Beziehung zum menschlichen Körper steht. Sie umgibt und durchdringt ihn und besteht aus mehreren Dimensionen. Das nützlichste Modell in Bezug auf die Arbeit mit der Stimme habe ich bei Barbara Ann Brennan gefunden. Die amerikanische Physikerin und Heilerin veröffentlichte

1987 erstmals ein umfassendes Werk über das menschliche Energiefeld.

In ihrer Vision besteht das gesamte Universum aus Schwingungen. *Der Begriff Schwingung umfasst alles, was mit Bewegung und mit Ursache und Wirkung zu tun hat.* Schwingungen beeinflussen und bedingen einander. Sie bilden unterschiedliche Felder, Systeme, Formen, Farben, Klänge – sowohl in unserem Körper als auch in unserer Psyche und Umgebung. Auch Gedanken, Gefühle, Absichten und Worte senden bestimmte Frequenzen aus. Diese feinstofflichen oder ätherischen Schwingungen sind spürbar, jedoch nicht als Materie sichtbar. Brennan behauptet, dass die gröberen, materiellen Schwingungen aus den feinstofflichen, spirituellen hervorgehen und insgesamt vier unterscheidbare Daseinsebenen erschaffen. Sie bezeichnet diese vier Dimensionen des Menschseins als die physische Ebene, die Aura, die Haraebene und den Wesensstern.[1]

Der schöpferische Puls des Lebens

Brennan sieht das Leben als schöpferischen Prozess oder Puls, der sich in zwei Richtungen – von Geist zu Materie und zurück – durch die vier Ebenen hindurch vollzieht. Diese Welle lässt sich überall in der Natur und in allem, was lebt, beobachten. Die nach außen gerichtete Phase entspricht der Manifestation von Schwingungen in wahrnehmbare Formen, etwa dem Ausdruck eines Gedankens in Form von Sprache. Die nach innen gewandte Phase entspricht der Rückkehr der Lebenskraft zu ihrer Quelle, wo sie sich in der Tiefe regeneriert und als Erkenntnis integriert wird. Das geschieht unter anderem während der Meditation in Stille. Beide Phasen dieser schöpferischen Welle sind für uns bedeutsam, denn damit erfüllt und vervollständigt sich ein Zyklus des Lebens, und etwas Neues kann aus seinem inneren Kern entstehen.[2] In StimmEnergetics nenne ich diese beiden Phasen den Weg der Heilung und den Weg der Kreativität (siehe Kapitel 8).

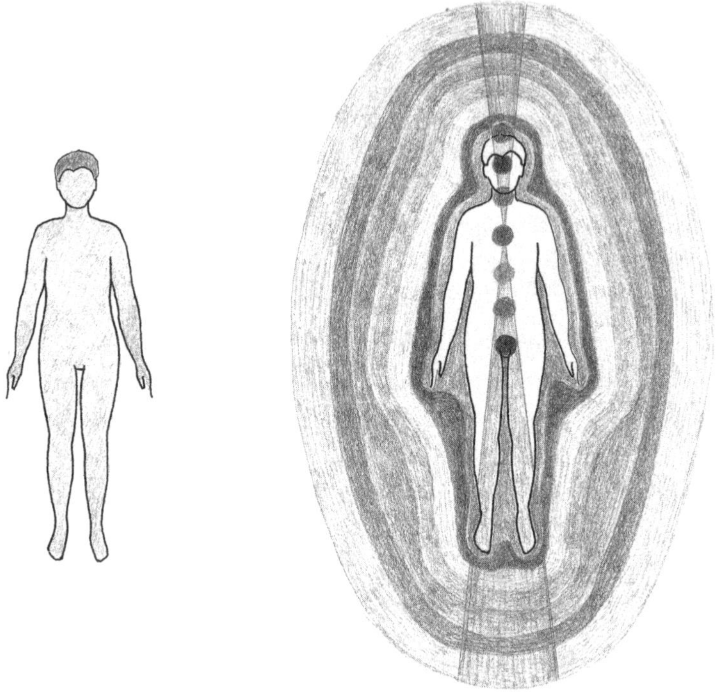

Die vier Dimensionen des Seins

Der physische Körper

Die physische Ebene, die Welt des Körpers, besteht aus groben, langsamen Schwingungen und umfasst alles, was wir über die Sinne wahrnehmen. Der Körper ist das Instrument für die Welt der Dinge. In ihm sind Verhaltensmuster und Funktionen angelegt, die auf die materielle Realität gerichtet sind. Sie laufen weitestgehend unbewusst und automatisch ab. Die Schwingungsmuster des Körpers sind in unseren Zellen gespeichert und auf Überleben programmiert. Diese Strukturen sind durchaus mit der Hardware eines Computers vergleichbar.

Auf der Körperebene geht es um die physischen Aspekte der Stimme, grob ausgedrückt um das *Was*. Das betrifft sowohl die Funktionsweise des gesamten Stimmapparates als auch mess-

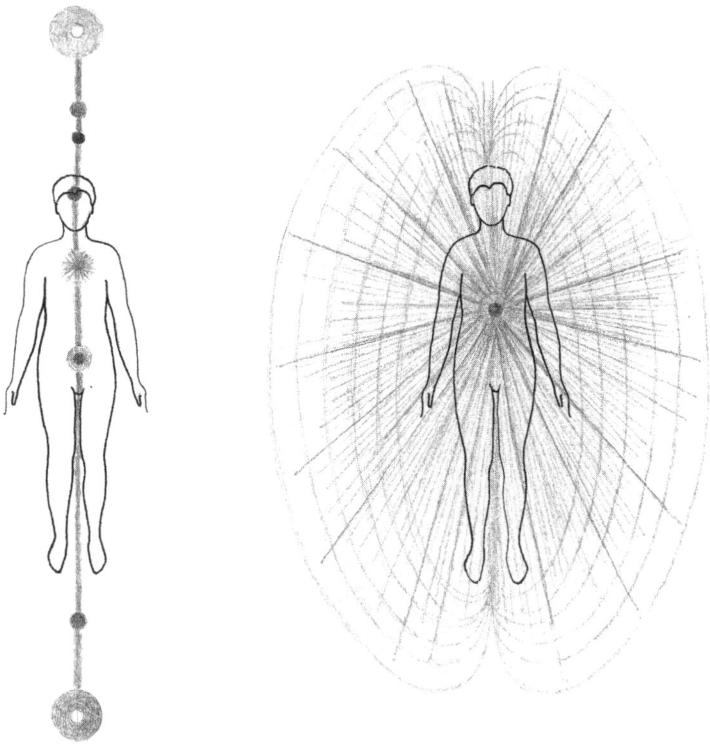

bare Parameter wie Lautstärke, Tempo und Tonhöhe. Hier kann man von einem komplexen, physischen Mechanismus sprechen, durch den Schwingung in hörbaren Klang transformiert wird, in Laute beim Sprechen und in Töne beim Singen.

Die Auraebene

Die Aura setzt sich aus mehreren Schichten zusammen, deren Frequenzen zunehmend feinstofflicher, flexibler und schneller werden. Diese Energiefrequenzen sind als Bedürfnisse, Empfindungen, Emotionen, Gedanken, Gefühle, Absichten, Intuition und Inspiration wahrnehmbar. Sie werden auf völlig subjektive Weise und ganz subtil erlebt. Dieser Bereich umfasst alles, was unter den Begriff Psyche fällt. Durch die Einwirkung von polaren Spannungsfeldern entsteht ein Reaktionsmuster, das eng mit unserer Persönlichkeit verbunden ist. Einerseits bringt dieses Muster Wirksamkeit und Kraft in unser Handeln, andererseits enthält es auch innere Blockaden und Hindernisse.

Der Auraebene werden sowohl die Energiebahnen der traditionellen chinesischen Medizin, die Meridiane, zugeordnet als auch das System der sieben Chakras oder Energiewirbel aus der indischen Yogatradition. Zusammengenommen bildet dieses System die feinstoffliche Anatomie unseres Körpers. Das ätherische Feld der Aura ist ein gigantischer Datenspeicher bewusster und unbewusster Informationen. In der Analogie zum Bild des Computers stellt diese Ebene das Betriebssystem und die Software dar.

Beim Toning ist der Bereich der Aura zentral. Auf dieser Ebene erleben wir eine intensive Wechselwirkung zwischen stimmlichem Ausdruck und unserer inneren Erfahrungswelt. Hier stellen wir Fragen nach dem Wie. Wir können im persönlichen Energiefeld Schwingungen differenzieren und hören/spüren, ob sie in ihrer Relation zueinander harmonisch oder unharmonisch sind. Die harmonische Wirkung zeigt sich in Loslösung, Ausdehnung und Anziehung. Sie wird oft als reinigend, erleichternd und wohltuend empfunden. Disharmonie zeigt sich in der Tendenz zu Kontraktion, Rückzug, Widerstand und Abwehr. Sie äußert sich als deutliches Empfinden von Unwohlsein und Anspannung und einem Bedürfnis nach Schutz. Die Veränderung der Schwingungsmuster auf der Auraebene können mithilfe der Kirlianfotografie und durch die Experimente der Kymatik[3] sichtbar gemacht werden.

Die Haraebene

Die Ebene des Hara liegt unter dem Aurafeld. Laut Brennan sind die Schwingungen hier noch subtiler. Diese Dimension kann man sich wie zwei vertikale, gegenläufige Energieströme oder -spiralen vorstellen, die das menschliche Feld mit dem Energiefeld des Planeten und dem universellen Feld des Kosmos verbinden. Im menschlichen Feld verbinden sich diese Ströme in mehreren Kraftzentren, dem oberen, mittleren und unteren Dantien.

Die Haraebene hat mit Intention und dem Lebensweg eines Menschen zu tun. Sie ist zugänglich über das Fühlen, ein direktes, inneres Wissen jenseits der Sinne, das manchmal auch Sehen oder einfach Intuition genannt wird. Hier kommen wir zu der Frage nach dem *Wer* hinter unseren Erfahrungen. Ich bezeichne diese Ebene als Aktionsfeld der Seele. Die Seele scheint einem Plan zu folgen, nach dem sich unser individuelles Leben ausrichtet. Es gibt in der Haradimension ein grundlegendes, archetypisches Lebensprinzip, das unsere Handlungen, unser Verhalten und unsere Lebensumstände gestaltet und koordiniert. Das ist vergleichbar mit der Intelligenz, die den Computer bedient und nutzt. Auf dieser Ebene wird hörbar, dass jede Schwingung einen Zweck verfolgt, dass sie eine Richtung und ein Ziel hat.

Im Stimmklang taucht diese Dimension zunächst latent auf, kristallisiert sich nach regelmäßiger Toning-Praxis jedoch ziemlich deutlich heraus. Es ist ein markanter Klang, der eine sehr individuelle Mischung an Frequenzen zeigt, sowie eine klare Intention – nämlich was diese Stimme tun und wer sie sein möchte. Ich bezeichne dies als Seelenton oder klangliche Signatur. Dieser Klang ist zwar sehr tief im Zentrum des Körpers verankert, scheint jedoch nicht an ihn gebunden. Seine Wirkung sowohl auf den Tönenden als auch auf den Zuhörer ist tief berührend, ästhetisch, erhebend und bisweilen sogar ekstatisch. Oft berichten Tönende von einem starken Gefühl der Sehnsucht, einem Wunsch nach Hingabe oder Auflösung. Auf der Haraebene beginnt die Stimme der Seele, uns von innen heraus zu führen. Sie weist darauf hin, ob wir mit unserem Wesensstern übereinstimmen oder nicht.

Der Wesensstern
Die Ebene des Wesenssterns entspricht der kreativen Essenz des Menschen. Es ist die Ebene des inneren Lichts, die Quelle der Schöpfung in uns und gleichzeitig die Nabelschnur, durch die wir mit dem universellen Energiefeld verbunden sind. In meiner Erfahrung zeigt sich auf dieser Ebene, dass Schöpfung mehr mit Zulassen und Erlaubnis zu tun hat als mit geplanter, fokussierter Aktion des Willens. In diesem Bereich finden wir die feinsten, geistigsten aller Schwingungen.

Der Wesensstern wird im Bereich des Solarplexus, manchmal auch in der Mitte der Brust lokalisiert. Diese Dimension ist der Ursprung des Energiefeldes des Herzens und hat mit innerer Wahrheit, Potenzial, Gegenwart und Präsenz zu tun. Der Wesensstern gilt als Ort unserer Individualität und der Einheit. Hier endet die Welt der Gegensätze. Auf dieser Ebene erfahren wir vollkommene Verbundenheit, echte Freude, Frieden und bedingungslose Liebe. Dieser Bewusstseinszustand liegt jenseits dessen, was wir wahrnehmen, fühlen oder gar beschreiben könnten. Doch seine Wirkung ist unvergesslich.

Beim Toning ist die Ebene des Wesenssterns latent immer präsent. Sie zeigt sich am stärksten in der Phase der Einstimmung und in der Stille nach dem Tönen, die der Integration von Erfahrungen dient. Dieser innere, heilige Raum, in dem sich unser Schwingungsmuster neu ausrichtet und harmonisiert, wird uns mit der Zeit immer vertrauter. In ebendiesem Raum verwirklicht sich sowohl die Harmonie unserer Seele mit unserer Persönlichkeit als auch die Harmonie in unseren Beziehungen und mit dem Universum.

Ob eine Stimme in ihrer Quelle verwurzelt ist, hört und spürt man an der authentischen Kraft und lichtvollen Ausstrahlung, die von ihrem Klang ausgeht. Sie wirkt dann allein durch ihre Anwesenheit und schafft über Resonanz einen Raum des Vertrauens und der Verbundenheit. *Diese Stimme ist in ihrer Wirkung einfach, heilend, schöpferisch und ma-*

gisch. Die Bandbreite der inneren Zustände ist sowohl hörbar, nämlich im Klang der Stimme selbst, als auch spürbar, und zwar an den Wirkungen, die dieser Klang hinterlässt. Das Modell der vier Dimensionen liefert einen sehr nützlichen Bezugsrahmen, um Toning-Erlebnisse verstehen und mitteilen zu können. Mit etwas Übung und Neugier entwickeln wir damit die Fähigkeit, Schwingungen und Ebenen qualitativ zu unterscheiden und dieses Wissen kreativ oder im Bereich des Heilens anzuwenden.

Die Stimme in den vier Dimensionen des Seins
Eine praktische Einführung und Toning-Übungen zu den vier Dimensionen des Seins findest du auf der beiliegenden CD (Track 1 bis 5).

Das universelle Energiefeld

Das Energiefeld des Menschen bildet zwar eine klar umrissene Sphäre, existiert jedoch nicht getrennt vom universellen Energiefeld. Damit ist der gesamte uns umgebende Raum gemeint. Das menschliche Feld erscheint darin wie ein Tropfen in einem unermesslichen Ozean der Energie. Das universelle Feld wird sehr intensiv erforscht. Entsprechend viele Namen gibt es dafür: Informationsfeld, Nullpunktfeld, Quantenhologramm, Variantenraum, göttliche Matrix und dergleichen mehr.

Eine der geläufigsten Darstellungen des universellen Feldes ist die eines Gitternetzes. In diesem feinstofflichen Gewebe, das sich aus unendlich vielen Dimensionen und Unterfeldern zusammensetzt, bewegen sich Schwingung, Information und Licht von einem Punkt zum anderen. Die Energieimpulse können sowohl subtil als auch grob sein. Ein Beispiel für einen subtilen Impuls wäre ein Gefühl wie Freude. Ein grober Energieimpuls, beispielsweise die Eigenfrequenz eines Planeten, schwingt deutlich langsamer. Energetische Information breitet sich wellenartig im universellen Feld aus. Sie kann sich mit enormer Geschwindigkeit in alle Richtungen bewegen, auch jenseits der materiellen Dimension.

Das universelle Energiefeld hat besondere Eigenschaften und Funktionen. Es ist holografisch aufgebaut. Das bedeutet, dass die gesamte in ihm enthaltene Information in jedem Teil vollständig enthalten, jederzeit und von jedem Ort aus abrufbar ist. Die äußere Welt reflektiert die innere und meist unbewusste Einstellung, mit der wir ihr begegnen. Sie spiegelt den Zustand unseres Bewusstseins. Außerdem speichert das universelle Feld Information. Alles wird darin in Form von Schwingungen und Lichtmustern aufgezeichnet wie in einem gigantischen Computer. Das Informationsfeld des Universums bildet einen multidimensionalen Hintergrund, auf den wir unsere Lebensträume und unsere gemeinsame Realität projizieren.

Das Prinzip Resonanz

Die Beziehung zum universellen Feld macht sich vor allem in Verbindung mit der Haraebene bemerkbar. Durch die zentralen vertikalen Energieströme sind wir an die großen Energiefelder der Erde und des Kosmos angeschlossen wie an ein gigantisches Stromnetz. Durch diese Anbindung (siehe Kapitel 5) erleben wir zum einen, welche Auswirkungen unsere individuellen Erlebnisse in einem größeren Kontext haben, und erfahren zum anderen, wie Ereignisse, die auf der globalen Ebene stattfinden, unser individuelles Bewusstsein beeinflussen. Innerhalb des universellen Feldes kommunizieren wir fortwährend und meist unbewusst über Resonanz miteinander.

Resonanz bedeutet Mitschwingen. Sie findet sowohl im hörbaren als auch im unhörbaren Bereich statt. Schwingungen treffen auf ein Medium und versetzen es in Bewegung mit dem Effekt, dass dessen Schwingungen verstärkt oder abgeschwächt werden. Gleiche oder ähnliche Frequenzen verstärken sich und entgegengesetzte Frequenzen heben sich in ihrer Wirksamkeit auf oder behindern einander.

Das Phänomen der Resonanz ist so alltäglich und selbstverständlich, dass wir es meistens nicht beachten. Beim Toning in Gruppen wird die Verbundenheit mit unserer Umgebung und unseren Mitmenschen besonders deutlich hörbar und körperlich spürbar. Die Verstärkung oder Auflösung von Schwingungen zeigt sich im Klang der Stimme. Ich habe häufig erlebt, dass ein einzelner Ton die Atmosphäre in einem ganzen Raum klären kann, dass Schmerzen spurlos verschwinden oder dass sich die Stimmung eines Menschen schlagartig verändert, wenn er erklingt. Sobald wir die Resonanz zwischen uns wahrnehmen, können wir lernen, sie bewusst einzusetzen.

Verschiedene Modi der Wahrnehmung

Die wohl folgenreichste Entdeckung in Bezug auf das universelle Energiefeld geht auf das berühmte Doppelspalt-Experiment der Quantenphysik zurück. Dieses Experiment markiert einen Wendepunkt im Denken und in der Wahrnehmung unserer Welt. Es besagt, dass Licht sowohl als Teilchen als auch als Welle existieren kann und dass die Erscheinungsform, in der es sich zeigt, vom Bewusstsein des Beobachters abhängt. Das führte schließlich zu der Überzeugung, dass die Realität, die wir wahrnehmen, nur so lange existiert, wie wir sie aktiv beobachten. Wenn diese Behauptung wahr ist, was liegt dann jenseits unserer Wahrnehmung?

Dem indisch-amerikanischen Arzt Deepak Chopra, der die Übereinstimmung zwischen den Erkenntnissen der Quantenphysik und den Weisheiten der indischen Veden erforscht, gelingt es, die Eigenschaften des universellen Feldes prägnant und einfach darzustellen. Vor allem die Feststellungen, dass Materie nur dann existiert, wenn sie als solche beobachtet wird, und dass durch fühlende Anteilnahme eine Wechselwirkung zwischen sichtbaren und unsichtbaren Schwingungsmustern entsteht, sind für das Toning relevant.

Chopra beschreibt verschiedene Welten, in denen unser Bewusstsein existiert. Er spricht in diesem Kontext von einem An-/Aus-Modus der Wahrnehmung. *An* betrifft unsere alltägliche Realität, die Wahrnehmung über die fünf Sinne, die Verarbeitung und die Interpretation dieser Informationen durch bewusst ablaufende Denkprozesse im Gehirn. *Aus* geht über die sinnliche Wahrnehmung hinaus, zeigt sich in Trancezuständen, beispielsweise in Hypnose und tiefer Meditation. Im Aus-Zustand, das heißt während man passiv und ohne Erwartung beobachtet, offenbaren sich die Wirkungen der Eigenschaften des universellen Feldes.[4] Der Aus-Modus wird manchmal auch No-Mind genannt. Beim Toning verschiebt sich die Wahrnehmung kontinuierlich vom An-Modus in den Aus-Modus. Hierzu schlage ich ein weiteres Experiment vor.

An- und Aus-Modus der Aufmerksamkeit

Suche dir einen Ort, wo du ungestört bist und genug Platz hast, um dich mit deinem ganzen Körper zu bewegen. Spüre deinen Körper, während du die Augen offen hast. Worauf richtet sich deine Aufmerksamkeit? Was nimmst du mit offenen Augen wahr? Bewege dich dann leicht und entspannt, aber expressiv. Stelle dir vor, du wärest ein Dirigent, ein Pantomime oder ein Tänzer. Wie fühlen sich diese bewusst geführten, expressiven Bewegungen an? Welche Formen erzeugen sie im Raum? Wie hören sie sich an? Dies entspricht dem An-Modus!

Jetzt schließe die Augen und realisiere den Unterschied in der Wahrnehmung deines Körpers. Wie ist es jetzt mit geschlossenen Augen? Was ist diesmal anders, welche Sinne sind nun aktiv? Wie verändert sich dein Hören? Stelle dir vor, dein Körper wäre leer und der dich umgebende Raum voll wie auf einem Fotonegativ. Beobachte, wie dies deine Wahrnehmung und deinen Atem verändert. Dann bewege dich wieder wie oben. Diesmal ist es jedoch der umgebende Raum, der deine Bewegungen auslöst – wie Wasser, das die Meeresalgen bewegt, oder der Wind, der die Blätter tanzen lässt. Registriere die Andersartigkeit dieses Zustands und deiner Art, dich zu bewegen. Welche Bilder, Gefühle, Erinnerungen, Informationen tauchen auf? Hier öffnet sich der Bereich des Aus-Modus. Wenn du möchtest, bewege dich tiefer in die Trance hinein.

Wenn du die Stimme dabei loslässt, merkst du vielleicht, wie sich ihr Klang verändert und du beginnst, sie als mit der Bewegung verbundene Vibration zu fühlen. Dieses Fühlen der tönenden Stimme ist eine Tür zum universellen Energiefeld!

Das Energiefeld des Herzens

Das Herzfeld entspricht dem Wesensstern aus unserem Modell und scheint der Schlüssel zu sein, der den Zugang zum universellen Feld öffnet und das unglaubliche Energiepotenzial aktiviert, das in jedem von uns latent vorhanden ist. Das Energiefeld des Herzens setzt einen umfassenden Transformationsprozess zwischen den Ebenen des individuellen und universellen Bewusstseins in Gang, sobald wir die Erlaubnis dazu geben.

Das Herz wird als Sitz der Weisheit, Intuition, der Heilkraft, des Mutes und der Liebe gesehen. In schamanischen Traditionen ist die Rede von einem inneren Raum des Herzens, einem heiligen Raum, der eine magische Anziehungskraft ausübt. Der Physiker Nassim Haramein geht sogar so weit, das Herz als ein schwarzes Loch zu bezeichnen, als Vakuum mit einer immanenten, geometrischen Struktur. Dieses Vakuum hat einerseits eine magnetische Sogwirkung, andererseits generiert es ein expandierendes Feld in Form eines in sich gewundenen Doppeltorus. Durch sein Pulsieren hält sich das System selbst in Bewegung. Gleichzeitig entsteht eine fortwährende Feedbackschleife der Information. Es verhält sich wie ein Anker und Verteiler der Energie. Diese Merkmale sprechen dafür, dass unser Herz ein selbstintelligentes, sich entwickelndes Kraftfeld hat.[5]

Der Doppeltorus ist das stärkste elektromagnetische Feld unseres Organismus. Seit Jahrzehnten erforscht das Heartmath-Institut in Boulder/USA Struktur, Wirkung und Eigenschaften des Kraftfeldes des Herzens. Dort entdeckte man, dass die Elektrizität des Herzfeldes etwa 60 Mal und sein Magnetismus sogar bis zu 5000 Mal stärker sind als die elektromagnetischen Komponenten des Gehirns. Es kann sich mehrere Meter über den Körper hinaus ausdehnen.[6]

Die energetische Ladung des Herzfeldes ist messbar an der Aktivität und Dichte seiner Schwingungen. Diese Ladung kann sich jederzeit verändern, da sich Schwingungen kontinuierlich bewegen und miteinander interagieren. Die stärksten Veränderungen werden durch Gefühle und Überzeugungen ausgelöst, etwa durch Liebe, Frieden und Wertschätzung am positiven Pol oder durch Angst, Scham und Schuldgefühle am negativen. In spezifischen Experimenten wurde beobachtet, dass die Strahlkraft des Lichts in den Zellen unseres Körpers in Verbindung mit Wertschätzung, Liebe oder Dankbarkeit ansteigt. Dasselbe geschieht in Verbindung mit positiven Erinnerungen, Gebeten und Meditation. Die rhythmischen Schwingungsmuster im Energiefeld nehmen dabei eine harmonische, gleichmäßige Form an.[7] Durch die Vibrationen der Stimme, den klingenden Atem sozusagen, werden das Herzfeld und die Welt der Gefühle sehr direkt und intensiv stimuliert, vor allem, wenn wir Vokale wie AH tönen oder Lieder singen, die wir besonders mögen und die uns tief berühren.

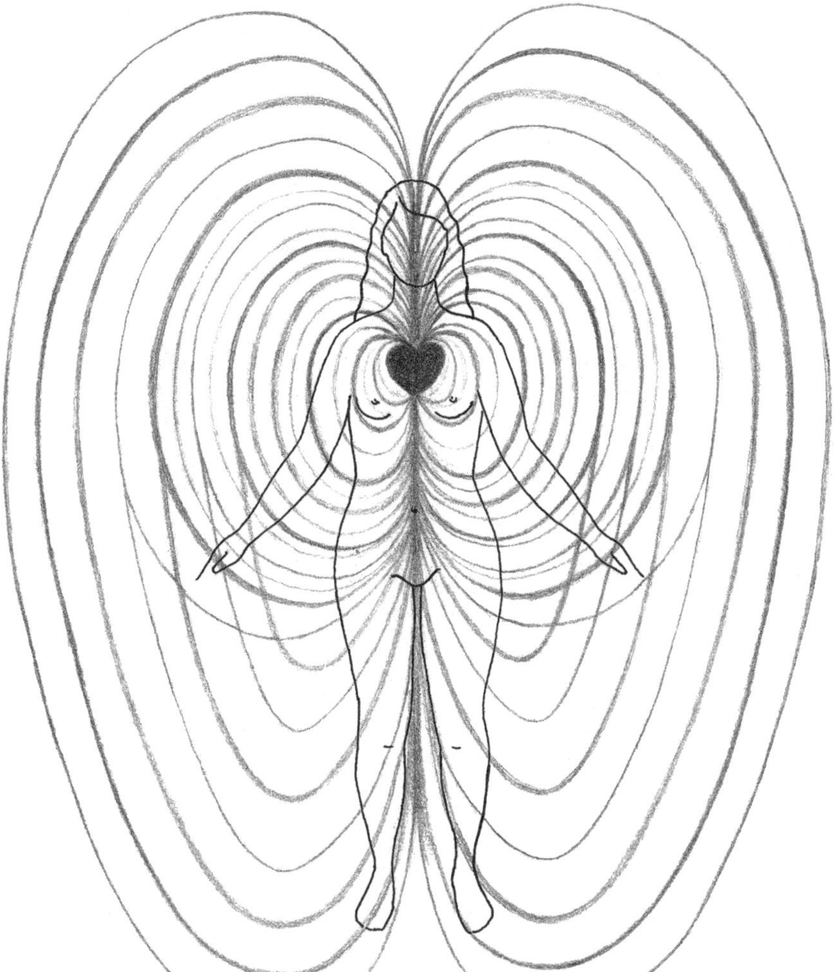

Das Energiefeld des Herzens

Das Energiefeld des Herzens spüren

Lenke deine Aufmerksamkeit vom Kopf ins Herz. Du kannst dir vorstellen, dass du in einem imaginären Fahrstuhl vom Kopf bis in die Mitte des Brustkorbes und ins Herz sinkst. Wenn du möchtest, tu dies mit deiner Stimme, beispielsweise mit einem tiefer werdenden Seufzer auf AH.

Stelle dir vor, dass du direkt durch dein Herz langsam ein- und ausatmest. Wenn diese Art des Atmens selbstständig läuft, rufe dir eine besonders angenehme Erinnerung ins Gedächtnis: ein schönes Naturerlebnis, ein Musikstück oder Kunstwerk, das dich erhebt, oder eine sehr schöne menschliche Begegnung. Bewege dich von den Bildern in das Körpergefühl dieser Erinnerung: »Wenn ich es noch mal spüren könnte, wie würde es sein, was würde ich wahrnehmen?« Bleibe eine Weile damit verbunden, während du weiter bewusst durch dein Herz atmest und einfach nur bemerkst, was du bemerkst.

Sammle deine Aufmerksamkeit im Herzen, während du deinem Puls lauschst. Töne oder atme mehrere Male mit dem Vokal AH und stelle dir dabei vor, wie sich dein Doppeltorus-Herzfeld immer weiter in den Raum ausdehnt. Das AH fällt wie ein Stein in einen Teich, und sein Feld dehnt sich in konzentrischen Kreisen um deinen Körper herum aus.

Schließe die Übung bewusst in Dankbarkeit ab und bleibe anschließend noch ein bis zwei Minuten in der Stille. Danach bewege dich ein wenig und erde dich, bevor du wieder in den Alltag gehst.

Jede Toning-Session beginnt und endet mit der bewussten Verbindung des Atems und der Stimme mit dem Herzfeld. Mit dem Atem tauchen wir ein in die Tiefe unseres Seins. Mit der Stimme verfügen wir über ein Instrument, durch das sich dieses Sein in der Welt ausdrücken kann. Beim Tönen verändern sich die Qualität der Stimme und die Wirkung ihres Klanges. Es scheint, als bewege sie sich durch die vier Energiedimensionen hindurch auf ihren Kern zu. Sie klingt zunehmend durchdringend, individuell und gleichmäßig schwingend, je näher wir der Energiequelle im Herzen kommen. Ihre Resonanzfähigkeit und ihre Anziehungskraft steigern sich enorm, selbst bei ganz zarten Tönen. Aus dem Wesensstern, dem Zentrum des Herzfeldes, heraus klingt die Stimme strahlend, voll, wie aus einem unermesslichen Raum kommend, häufig kindlich androgyn, intim, berührend. Sie spricht direkt unsere innerste Gefühlswelt an mit einer tiefen Authentizität und kraftvollen Präsenz. Manchmal ist sie dabei leise, manchmal leidenschaftlich und manchmal wird sie ganz plötzlich still. In der Tiefe dieser Stille scheint der Raum selbst zu sprechen.

Das Energiefeld des Herzens wird in Beziehungen besonders stark beeinflusst. Es reagiert mit rhythmischer Aktivität in unseren Beziehungen, sowohl in denen zu unseren Mitmenschen als auch in denen zu unserer Umgebung. An bestimmten Orten in der Natur oder an heiligen Stätten, etwa an Wallfahrtsorten, kann das eigene Feld regelrecht aufgeladen werden. Nichts kann unser Energieniveau so schnell anheben oder senken wie die Interaktion mit anderen Menschen oder die Ausstrahlung eines Ortes. Positive, harmonische Beziehungen schaffen nicht nur Empathie und Wohlempfinden, sie heben auch das Energieniveau aller Beteiligten exponentiell an. Die Synchronisierung der Herzenergiefelder von zwei oder mehreren Menschen innerhalb des universellen Feldes gilt bei vielen Geist- und Klangheilern sogar als Voraussetzung für einen erfolgreichen Heilprozess.[8]

Eine Zunahme an Energie zeigt sich besonders deutlich beim Toning mit Partnern oder in der Gruppe. Eine tönende Gruppe, die eine starke gemeinsame Intention verbindet, kann eine große und beschleunigte Transformation bewirken. Ein solch hohes Kraftpotenzial kann man als Einzelperson kaum in so kurzer Zeit aktivieren. Ich führe das darauf zurück, dass andere Menschen uns die Schwingungen unseres tatsächlichen und häufig unbewussten Gefühlszustands spiegeln. In unserer subjektiven Welt können wir uns da viel mehr vormachen. Ob wir sie mögen oder nicht, andere Menschen unterstützen uns dabei, unsere Masken und überholten Gewohnheiten abzulegen. Beziehungen helfen uns, miteinander zu wachsen, zu lernen und uns zu öffnen. Im Spiegel unserer Beziehungen erkennen wir, ob wir wirklich im Herzen präsent sind.

Die authentische Stimme eines offenen Herzens wirkt immer stärker als eine wohlklingende Stimme, der es an Echtheit fehlt. Diese Stimme ist magnetisch aufgeladen und verfügt über eine große Reichweite. Sie kann sehr leise, ja sogar still sein und wird trotzdem gehört. Sie kann auch konfrontierend und unbequem sein. Und sie wirkt tiefer und nachhaltiger als die Stimme an der Oberfläche des Bewusstseins.

3 Körper und Stimme – Grundwissen

> Die Singstimme ist ein Schloss der Lüfte. Imagination ist der Architekt. Die Nerven setzen die Pläne um, die Muskeln sind die Arbeiter. Die Seele bewohnt es.
>
> GIOVANNI BATTISTA LAMPERTI

Man muss den Mechanismus der Stimmgebung nicht intellektuell verstehen, um sprechen, singen oder tönen zu können. Das Instrument Stimme ein wenig genauer kennenzulernen, erweist sich jedoch als ausgesprochen hilfreich für unsere Vorstellungskraft und das Erspüren der inneren Prozesse, die während des Tonings ablaufen.

Die multidimensionale Stimme

Hörbare stimmliche Vibrationen werden zwar nur in der Kehle durch die Schwingung der Stimmbänder erzeugt, doch der gesamte Körper und alle Dimensionen des menschlichen Energiefeldes bilden den Resonanzboden dafür. Der Körper ist das Instrument für den Ausdruck. Intensität, Dynamik und Farbe der Stimme kommen aus den tieferen energetischen Dimensionen – Aura, Hara und Wesensstern –, von denen im letzten Kapitel die Rede war. Darüber hinaus kann die Stimme ein

Kanal für Informationen aus dem universellen Feld sein, das aus unzähligen weiteren Dimensionen besteht. Aus diesem Grund nenne ich die Stimme multidimensional.

Technische Stimmübungen und Gesangs- oder Sprechhandwerk arbeiten von außen nach innen. Dabei lernt man, vom Bauch und vom Zwerchfell her zu atmen, wie der Atem in der Kehle in Stimmklang übersetzt wird und wie dieser Klang schließlich durch die Räume in unserem Mund und Kopf moduliert und artikuliert wird. Der Stimmapparat selbst ist ein hochkomplexer Mechanismus, ein selbstregulierendes System, das mit dem Körper als gesamtem Organismus interagiert.[1] Je weniger man sich in die natürlichen Abläufe einmischt, umso besser funktioniert dieses System. Die Vorgänge in der Kehle über das Denken kontrollieren zu wollen, gleicht dem Versuch eines Tausendfüßlers, herauszufinden, mit welchem Fuß er losgehen soll. Schlimmstenfalls führt das zu Verspannungen. Die Stimme verliert dabei ihre Natürlichkeit und büßt einen Teil ihrer Resonanzfähigkeit ein.

In der gängigen Stimmausbildung gibt es bestimmte Klangideale, deren Muster je nach Gesangs- oder Vortragsstil variieren. Diese bringt man dem Körper so lange bei, bis er sie verinnerlicht hat. Es dauert eine Weile, bis die Information mit der Erfahrung verschmilzt und automatisch abrufbar wird. Leider sind nicht alle dieser Klangideale organisch. Manche schaden dem Stimmapparat sogar offensichtlich, sodass es zu recht ernsthaften Problemen kommen kann.

Toning wirkt in der umgekehrten Richtung, von innen nach außen. Es umfasst die Schwingungsmuster unserer gesamten Erfahrungswelt. Hier geht es darum, den von innen kommenden Klangmustern, den Mustern unserer Empfindungen, Gefühle und Gedanken, Raum zu geben, damit sie sich über den Kanal der Stimme ausdrücken und entfalten können. Dieser Vorgang hat eine harmonisierende und integrierende Wirkung. Der Weg führt durch mehrere Schichten zum Ursprung der

Stimme, an den Ort in unserem Bewusstsein, wo der Impuls entsteht, sich der Welt wahrhaftig mitzuteilen. Wir gehen über zum tatsächlichen *Fühlen des Singens beziehungsweise Tönens, während wir es tun.* Dabei wird sehr viel Energie freigesetzt, die dem Körper und der Stimme dann zur Verfügung steht. In diesem Prozess lernen wir auch, die frei gewordene Energie durch den Einsatz von Intention zu lenken und nutzen.

Bewusstsein und Stimme sind potenziell immer gleichzeitig in allen vier Dimensionen des Seins anwesend. Durch aufmerksame Zuwendung wird die Schwingungsenergie innerhalb einer Dimension aktiv. Eine im Wesensstern konzentrierte Stimme kann außerdem zum Kanal für Informationen aus dem universellen Energiefeld werden.

Für mich persönlich ist durch Toning die innere Gewissheit entstanden, dass das sogenannte *Höhere Selbst* eine universelle, harmonische Kraft ist. In diesem allumfassenden Bewusstsein sind sowohl das kollektive Bewusstseinsfeld der Menschen als auch unzählige individuelle Bewusstseinsfelder enthalten. Es führt und schützt uns, sobald wir uns ihm hingeben. Indem wir der Kraft des Selbst bedingungslos vertrauen, erlauben wir ihr, durch unsere Stimme wirksam zu sein.

Jeder kann die Multidimensionalität der Stimme beim Tönen in vollem Umfang und ohne große Vorbereitung erfahren. In Verbindung mit handwerklichem Können ist Toning ein Weg zur Meisterschaft. Das gilt sowohl in Bezug auf das Singen als auch in der Fähigkeit, das eigene Selbst und das von anderen Menschen über Resonanz zu stimmen. Je regelmäßiger wir tönen, desto tiefer tauchen wir in das Selbst ein und desto mehr klingende Räume entdecken wir in unserem Inneren und in unseren Beziehungen.

Die drei zentralen Bereiche des Körpers

Organische Prozesse drücken sich durch drei grundlegende Kräfte aus. Im Menschen sind sie durch drei spezifische Antriebe, Gehirne oder Zentren repräsentiert: Das Bewegungszentrum hat zu tun mit unserem Drang, zu handeln und zu überleben, das Gefühlszentrum mit dem Drang, man selbst zu sein, und das Denkzentrum mit dem Drang, zu erkennen und die Welt zu verstehen.[2] Wir finden diesen organischen Dreiklang auf allen Ebenen unserer Erfahrung, in der Form unseres Körpers, im Atem und auch in der Funktionsweise der Stimme. Sie spiegeln sich außerdem auf verschiedenen Beziehungsebenen.

Körper

Die Beine und das Becken bis hin zum Solarplexus entsprechen dem physischen Ort des Bewegungszentrums. Es ist der Motor der Bewegung. Im Gehirn ist dieses Zentrum durch das Stammhirn repräsentiert. Der Brustkorb, die Arme und die Hände spiegeln das Gefühlszentrum. Dieser Bereich hat mit Beziehung und mit dem Atmen zu tun. Das Gefühlsgehirn wird mit dem limbischen System unseres Gehirns assoziiert. Der Hals und der Kopfbereich des Körpers stehen für das Denkzentrum, für unsere Ausrichtung, die Orientierung im Raum und die Fähigkeit, Bilder und Klänge zu erschaffen. In diesem Modell entspricht es dem Großhirn.

Stimme

Unsere Stimme reflektiert die drei Kräfte ebenfalls. Das Bewegungszentrum nimmt stimmliche Vibration und Pulse wahr, die wir im ganzen Körper spüren können. Das Gefühlszentrum zeigt sich direkt im Ton beziehungsweise im Timbre der Stimme. Dabei unterscheidet man drei Register, in denen sich dunkle und helle Frequenzen auf spezifische Weise mischen.

Das Denkzentrum manifestiert sich in unserem Drang, etwas zu erzählen, eine Botschaft zu vermitteln und zu kommunizieren. Es drückt sich aus durch Fokus und Absicht. Auch das Hören gehört in diesen Bereich.

Beziehung
Die Beziehungsebenen, auf denen wir die drei Kräfte in Aktion beobachten können, sind die Beziehung zu uns selbst, die Beziehung zu anderen und die zur Welt. Erstere betrifft den gesamten Innenraum – unsere Gedanken, Gefühle, Träume, Ängste, Wünsche, Hoffnungen. In der Beziehung zu anderen konzentrieren wir uns auf den Raum zwischen uns. Hier geht es um ein Gegenüber, den Dialog, die Rollen, die wir spielen. Auch jede Form von Interaktion gehört hierher: Abwehr, Kampf, Austausch, Spiel. Die dritte Beziehungsebene betrifft den gesamten Umraum, die Umgebung, die Atmosphäre, die Gesellschaft, das Klima, die Landschaft, soziale und historische Bewegungen sowie kosmische und planetare Einflüsse.

Die Qualitätsunterschiede der Energiefrequenzen, die sich durch diese drei Körperbereiche und Beziehungsebenen äußern, sind sowohl von innen als auch von außen deutlich wahrnehmbar. Sie zeigen sich in Atem, Stimmklang, Bewegung, Imagination sowie in einer veränderten Ausstrahlung und Vitalität des Körpers.

Die sieben Resonanzzonen des Körpers

Die drei zentralen Körperbereiche lassen sich weiter in sieben Resonanzräume unterteilen. Diese Gliederung ist sowohl musikalisch als auch organisch. Sie entspricht dem Gesetz der Oktave. Physisch spiegelt sich die Oktave in den Hormondrüsen und den Nervengeflechten, energetisch in den Schichten der Aura und in den Chakras (siehe Kapitel 11). Dadurch, dass wir Energie in den Resonanzzonen unseres Körpers stimulieren, werden unterschiedliche Frequenzen in der Stimme verstärkt, und ihre Klangfarbe verändert sich hörbar, je nachdem, in welchem dieser Räume die Schwingungen aktiv reflektiert werden. Man bezeichnet diese unterschiedliche Klangprägung mit Begriffen wie Bauch-, Brust-, Misch- oder Kopfstimme.

Für die volle Resonanzfähigkeit der Stimme sind alle Hohl- und Zwischenräume des Körpers von Bedeutung, etwa Knochen, Gelenke und unsere inneren Organe. Abgesehen davon, ist es möglich, sich in Verbindung mit Imagination tönend durch sämtliche Gewebeschichten bis in die subatomaren Räume der Zellen zu bewegen – Atome und Zellen bestehen laut Quantenphysik sogar aus 99,99 Prozent Raum.[3] Dabei gilt, je leerer und durchlässiger ein Raum wahrgenommen wird, desto voller wirkt die Resonanz darin. Verspanntes Gewebe oder feste, unflexible Materie klingt dumpf. Durch physische Bewegung, bewusstes Atmen, über die Stimme sowie durch unsere aktive Vorstellungskraft und Sensibilität können wir mit allen Resonanzebenen in Kontakt kommen. Der Stimmklang ist dabei das verbindende Element zwischen Geist und Körper.

Sämtliche Probleme mit der Stimme zeigen sich als Blockaden oder Verzerrungen des Energieflusses in unserem Feld. Das kann sowohl auf der geistig-seelischen Ebene als auch im mentalen, emotionalen oder physischen Bereich der Fall sein. Meistens ist es eine Kombination davon. Der beeinträchtigte Energiefluss wirkt sich auf unsere Körperhaltung und Atemgewohnheiten aus und ist hörbar durch die eingeschränkte Resonanzfähigkeit der Stimme in einem oder mehreren Körperräumen.

Wenn sich eine Blockade als schmerzhafte Verspannung im Körper bemerkbar macht, können wir die Energie zunächst an der schmerzenden Stelle wieder in Gang bringen. Bei chronischen Verspannungen oder emotionalen Traumata ist es natürlich sinnvoll, mit fachkundiger Begleitung zu arbeiten. Dennoch denke ich, dass wir unsere eigenen Fähigkeiten zur Umwandlung von überholten Denkmustern und Abwehrmechanismen auch unabhängig von Experten entwickeln sollten. Unsere innere Kraft wird von uns selbst häufig unterschätzt. Wir können sehr viel mehr für uns selbst tun, als wir glauben. Mehr noch, wir sitzen sozusagen am Drücker. Denn auch der beste Lehrer kann uns nicht helfen, wenn wir nicht bereit sind, unsere innere Einstellung zu verändern. Regelmäßiges Tönen ist ein zuverlässiges Mittel, um überschüssige Spannungen abzubauen und chronischen Blockaden vorzubeugen, vor allem im emotionalen Bereich. Es kann sehr schnelle und große Veränderungen herbeiführen.

In den unzähligen Toning-Sitzungen, die ich inzwischen begleitet habe, beobachtete ich immer wieder, wie zuverlässig die Stimme unbewusste Einstellungen spiegelt. Sie zeigt mit erstaunlicher Präzision an, wie weit wir uns öffnen und wie viel Energiefluss wir im Augenblick zulassen können.

> Wie ein angeborener, innerer Kompass weist uns der seelische Kern der Stimme sowohl den Weg als auch das Maß an Transformation, den unser Organismus momentan verkraften und verarbeiten kann.

Die Beine, das Becken und der Beckenboden

Die Beine verbinden den Körper mit dem Boden. Sie vermitteln ein Gefühl von Sicherheit und Stärke. Besonders die bewusst gespürte Verbindung zwischen den Füßen und der Stimme ist dabei wichtig. Über die Sensibilität der Füße interagieren wir fortwährend mit der Kraft der Erde. Wir finden Halt, schlagen energetische Wurzeln. Gleichzeitig können wir die Energie unseres gesamten Organismus und unserer Stim-

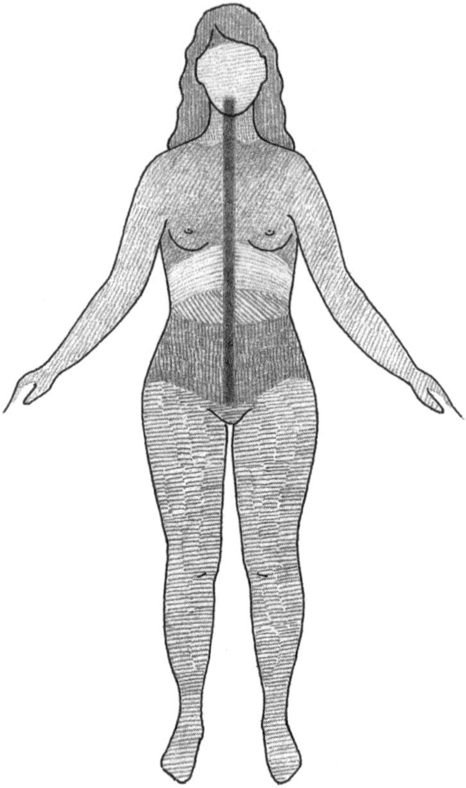

Körperbereiche und Resonanzzonen

me über die Reflexzonen der Füße stimulieren. Die Beine übertragen die Kraft des Bodens auf das Becken und den Rumpf. Die Aufrichtung des Körpers erzeugt ein dynamisches Kräfteverhältnis zwischen Schwerkraft und Fliehkraft, das über den Beckenboden *(Diaphragma pelvis)* und die Schwingung der Wirbelsäule auf die Skelettmuskulatur übertragen wird. Das wirkt sich sowohl auf unsere Haltung als auch auf die Atmung aus. Je besser wir diese beiden Kräfte nutzen und je ausbalancierter sie sind, umso ökonomischer und leichter bewegen wir uns und umso kraftvoller drücken wir uns stimmlich aus. Über die Knochen der Wirbelsäule wird die Resonanz der Stimme als Vibration im ganzen Körper spürbar. In diesem Bereich konzentriert sich das Bewusstsein für strukturierende, tragende Energie. Hier entwickeln wir die Fähigkeit, unsere Töne zu verwurzeln, zu verlängern und kraftvoll zu verstärken.

Wirbelsäule, Unterleib und Bauchmitte/Organe

Genau genommen verbindet die Wirbelsäule alle Resonanzräume miteinander. Sie ist in jeder Hinsicht zentral für den Stimmklang, und zwar in allen Dimensionen. Ich behandle die Wirbelsäule meist in Verbindung mit dem zweiten Resonanzraum, da sie im Becken entspringt. Das Becken ist ein Reservoir an vitaler Lebenskraft. Dieses Sammelbecken ist essenziell für die Energie, die im Atem wie in der Stimme konzentriert wird. Wenn Lebensenergie in der vertikalen Achse aufsteigt, wird sie Kundalini genannt. Beim Toning kann man diesen Aufstieg spüren, und zwar über die Vibrationen der Stimme, die entlang der Wirbelsäule nach oben pulsieren. Die Vitalität des Beckens wird mit dem Element Wasser in Verbindung gebracht, mit Flow, Eros und der Kraft der Ahnen. Durch die Öffnung dieses Resonanzbereiches entfalten sich eine große Fülle und Lebendigkeit im Stimmklang. Dieser kann erotisch, archaisch, wuchtig oder geheimnisvoll sein. Im Bauchraum oberhalb des Beckens befinden sich weitere Klangräume, die in Verbindung mit den Organen stehen. Ich bezeichne sie manchmal als emotionale Ladungen oder Energietanks. Sie wirken sich auf die Klangfarbe und Intensität der Stimme aus. Im Beckenbereich konzentriert sich das Bewusstsein für vitale, pulsierende Energie. Alle Fließsysteme des Körpers stehen damit ebenso in Wechselbeziehung wie der Atemreflex. Hier entwickeln wir Stimmmacht, Schwung, Lebendigkeit, Farbigkeit, Emotionalität und Fülle in unserem Klang.

Zwerchfell und Solarplexus

Das Zwerchfell ist der größte Muskel im Körper. Seine Beweglichkeit wirkt sich maßgebend auf Atem und Stimme aus. Über die Wirbelsäule und die Bauchmuskulatur ist es mit dem Beckenboden verbunden. Diese beiden Muskelgruppen interagieren miteinander. Außerdem reguliert das Zwerchfell den Atemdruck, ähnlich wie ein Wasserhahn. Es trennt den Körper in zwei Hälften: den erdbezogenen und den geistigen Menschen. Die Persönlichkeit und das Ego sind dem Solarplexus, dem Nervengeflecht um den Nabelbereich, zugeordnet. Der Solarplexus wird physisch mit den Nervensystemen assoziiert. Emotional-mental steht diese Körperregion für persönliche Ausstrahlung, Selbstbehauptung, Präsenz, Dynamik und Macht. Die Energie, die sich hier in der Stimmresonanz sammelt, hat eine umwandelnde, feurige und überzeugende Wirkkraft. Sie ist zielgerichtet und mächtig. Die Fähigkeit, Grenzen zu setzen, Mut und Motivation aufzubringen sowie Leidenschaft und Kampfgeist zu zeigen, liegt im Einflussbereich des Solarplexus. Zum einen entwickeln wir hier Flexibilität, Durchlässigkeit und Tragfähigkeit im Ton, zum anderen die Koordination von Atem und Energie. In diesem Raum lernen wir, unsere persönliche Kraft in der Stimme auszudrücken.

Brustkorb, Arme und oberer Rücken

Im Brustraum oberhalb des Zwerchfells verändert sich die Klangqualität der Stimme auffällig. Die Frequenzen, die sich hier sammeln, haben etwas Öffnendes und Heilsames. In diesem Bereich erleben wir Hingabe, Mitgefühl und Zuneigung. Wir nehmen Beziehung zu anderen und zu unserer Umgebung auf. Physisch hat der Bereich des Brustkorbes mit der Atmung zu tun. Es ist ein riesiger Hohlraum im Körper. Dementsprechend viel Klangfülle, Volumen und Sonorität kann hier für die Stimme verfügbar werden. Der Brustkorb wird mit dem Element Luft, mit Expansion und Raum ganz allgemein assoziiert. Der obere Rücken gibt Halt und Unterstützung. Die Arme und Hände erweitern den Klangraum durch Gebärden. Speziell die Hände und ihre Gesten sind aufs Engste mit der Stimme verbunden. Ich bezeichne sie gern als Verlängerung oder Botschafter des Herzens. In diesem Resonanzraum öffnet sich die Welt des Fühlens. Hier liegt das Tor zum Klang der Seele über das Herz. Hier entwickeln wir eine innige, berührende, gefühlvolle Qualität und menschliche Wärme im Stimmklang.

Ansatzrohr – Hals, Kehle, Zungengrund und Gaumen

Der Hals ist ein physischer Engpass, ein Durchgang zur geistig-seelischen Dimension. Dieser Resonanzraum wird mit Willenskraft, Kommunikation, Kreativität und dem Ausdruck der eigenen Wahrheit assoziiert. Die ganze Welt des Klanges und das Element Äther stehen mit dem Hals in Verbindung. Die Stimme kann hier ziemlich durchdringend werden. Der im Hals schwebende Kehlkopf gilt als ein sich selbst regulierendes System. Er spiegelt die gesamte Körperkoordination wider. Obwohl dieser Raum nicht besonders groß ist, bündelt er in einem komplexen Mechanismus Vibrationen, sodass sie sich als Töne und Laute weiter ausbreiten können. Durch die feinen Anpassungen der Stimmbänder an den Atemdruck und ihre unterschiedliche Spannung werden hier Tonhöhe und Lautstärke im Stimmklang reguliert. Man nennt den Raum oberhalb des Kehlkopfes das Ansatzrohr. Durch die sich verändernde Form des Gaumens und der Zunge entstehen darin die verschiedenen Vokalklänge. Im Halsbereich konzentriert sich das Bewusstsein für gestaltende, vibrierende und mitteilende Energie. Hier entwickeln wir unsere Fähigkeiten zu Tonregelung, Verdichtung des Atems zu Stimmklang sowie zu kreativer Improvisation im Ausdruck.

Artikulationsorgane – Mund, Zunge, Kiefer und Nase
In diesem Resonanzraum wird der Stimmklang moduliert und artikuliert. Es ist der zentrale Raum für Sprache, in dem sich Klarheit, Diktion und Fokus in der Stimme entwickeln. Manchmal wird die Resonanz wie eine klingende Maske vor dem Gesicht empfunden. Man kann sehr feine Unterschiede in der Klangmodulation erzeugen, je nachdem, welche der zahlreichen Kammern im Kopf – Nasenraum, Mundhöhle, Gaumen, Nebenhöhlen, Augenhöhlen – mitschwingen. Obertöne beginnen hier im Stimmklang aufzutauchen. In diesem Bereich konzentriert sich das Bewusstsein für mentale, integrierende Energie und die Kraft der Erkenntnis. Hier geht es um Information, Denkprozesse, Intention, Artikulation, die Schärfe von Gedanken und Bildern sowie um Komposition.

Kopfhohlräume – Schädel, Stirn, Jochbein, Augen und Ohren
Schädel, Hinterkopf und der Stirnraum bilden eine Klanghöhle, die ein enormes Resonanzpotenzial hat. Manchmal wird dieser Raum als innere Kathedrale bezeichnet. Und so klingt er auch, wenn man mit geschlossenen Ohren in ihn hineintönt. Der Klang wirkt heilig, sakral. Er hat etwas Erhabenes und Grenzenloses. Hier kann man sehr viele Obertöne hören – das sind die neben dem Grundton mitschwingenden Teiltöne. Die Stimme ist fokussiert und hat bisweilen sogar eine leuchtende Qualität. Ihr Ton klingt brillant, hell, transzendent. Viele Menschen erleben in diesem Resonanzraum das heilsame Gefühl, im Klang des Kosmos geborgen zu sein, ja regelrecht darin zu baden. Das Tönen in diesem Raum stimuliert die Zirbeldrüse und die Hypophyse. Es kann spirituelle Visionen, Ekstase und tiefe Glücksgefühle auslösen. Der Resonanzraum der Kopfhohlräume verbindet uns mit dem Klang des Universums. In diesem Bereich konzentriert sich das Bewusstsein für eine transzendierende, spirituelle Energie. Hier ent-

wickeln sich Brillanz, Obertonreichtum und das Licht im Stimmklang.

Resonanzräume und die Stimme

Stimmübungen, die dich in Kontakt mit den Klangräumen deines Körpers bringen, eignen sich hervorragend als regelmäßige Praxis. Auf der beiliegenden CD findest du eine ausführliche Variante, die es dir ermöglicht, jede einzelne dieser Resonanzzonen auf individuelle Weise und in deinem eigenen Rhythmus zu erforschen (Track 8 bis 15).

Stimme ist zu Klang verdichteter Atem

Wer sich mit der Stimme beschäftigt, kommt nicht umhin, sich auch mit dem Thema Atem auseinanderzusetzen, denn Stimme *ist* Atem, zu Klang verdichteter Atem. Unser Atem ist der Träger der Lebenskraft, und in der Stimme wird ebendiese Kraft zu Klang verdichtet. Im freien rhythmischen Pulsieren des Atems öffnet sich das Tor zur authentischen Stimme und zur Quelle unserer inneren Kraft.

Der erfahrbare Atem

Normalerweise atmen wir unbewusst und vollautomatisch. Wenn unser Energiefluss im Gleichgewicht ist, brauchen wir keinen Gedanken an unsere Atmung zu verschwenden. Erst in Stresssituationen zeigen sich Einschränkungen in unseren Atemmustern. Da wir leider die Fähigkeit besitzen, die subtilen Signale unseres Bewusstseins zu verdrängen, kann sich eine Art chronischer Stress entwickeln. Die Folge sind Verspannungen und beeinträchtigende Atemgewohnheiten. Der natürliche Weg, durch Stress verursachte Spannungen abzubauen, ist Bewegung und Ausdruck, unter anderem durch Tönen.

Wir können lernen, unseren Atem willkürlich zu beeinflussen, im positiven wie im negativen Sinn. Mit etwas Übung lässt er sich verlangsamen oder beschleunigen. Man kann ihn sogar anhalten. Willentlich gesteuerte Atemübungen sind in begrenztem Maß sinnvoll, weil sie unseren Energiefluss anregen und die Körperwahrnehmung vertiefen. Wird der natürliche Atemrhythmus jedoch dauerhaft kontrolliert, wirkt sich diese Praxis meiner Erfahrung nach eher belastend auf den Organismus aus.

Es gibt einen weiteren Weg, mit dem Atem umzugehen: der erfahrbare Atem. Dieser Begriff wurde von Ilse Middendorf[4] geprägt. Es bedeutet, den Atem über die Empfindung von innen wahrzunehmen und ihn einfach nur zu beobachten, ohne aktiv einzugreifen. So zeigt sich nach einer Weile ein individueller, organischer Rhythmus. Sobald der Atem unsere Aufmerksamkeit und genügend Raum bekommt, um sich zu entfalten, findet er von selbst in seinen natürlichen Puls zurück. Toning führt diesen Prozess weiter in die Welt des Klanges. Der erfahrbare Atem ermöglicht eine grundlegende Rückverbindung mit den energetischen Prozessen auf der physischen, emotionalen, geistigen und spirituellen Ebene. Mit dem Einsatz der Stimme wird dies hörbar erweitert und verstärkt.

Der äußere Atem, der innere Atem und die Atembewegung

Der äußere Atem ist das, was wir gewöhnlich als Atemvorgang bezeichnen. Über den äußeren Atem sind wir eingebunden in einen kontinuierlichen Energieaustausch mit unserer Umgebung. Die sauerstoffreiche Luft wird über Mund und Nase, Luftröhre und Bronchien in die Lunge eingeatmet. Dort gelangt der Sauerstoff aus der Luft in die Blutgefäße und dann weiter in die Zellen. Bei der sogenannten Zellatmung wird die Energie des nährstoffreichen Blutes umgewandelt und absorbiert. Die Abfallprodukte dieses Umwandlungsprozesses gelangen als Kohlendioxid über Blut und Lunge zurück in den Atemkreislauf und werden beim Ausatmen sozusagen entsorgt.

In diesem Kontext ist erwähnenswert, dass etwa 70 Prozent der Schlacken, die unser Stoffwechsel erzeugt, über den Atem abgebaut werden. Das macht deutlich, wie fundamental der Atem für Vitalität, Gesundheit und Wohlbefinden ist.

Im asiatischen Raum wird der Strom der Lebensenergie (Prana, Chi), die dem äußeren Atem zugrunde liegt, als innerer Atem bezeichnet. Die Luft, die von diesem Strom getragen wird, ist wahrnehmbar. Der Energiestrom selbst liegt jenseits der sinnlichen Wahrnehmung. Man kann ihn aber fühlen, und zwar über die Wirkung, die er auf unser körperliches und emotionales Befinden hat. Dieser Fluss bewegt sich in dem elektromagnetischen Feld, das den Körper umgibt, und steht in Wechselwirkung mit dem universellen Kraftfeld, von dem in Kapitel 2 die Rede war. Der innere Atem hat mit unserem angeborenen geistig-seelischen Energiepotenzial zu tun, mit der im Körper gespeicherten Information und mit der Wirksamkeit in unserer Stimme. Alle Funktionen des Körpers, der Psyche und des Geistes sind Ausdruck dieser Energie.

Die Atembewegung findet zunächst im Brustraum statt. Sie vollzieht sich rhythmisch in vier Phasen: Einatmen – Pause – Ausatmen – Pause. Das Weiten und Senken des Brustkorbes in Verbindung mit dem Zwerchfell ist der offensichtliche Aspekt dieser Bewegung. Da im Körper jedoch alles miteinander verbunden ist, können wir die Auswirkung dieser Pulsation im gesamten Körper spüren, ähnlich der Druckwelle bei einer Explosion. Mit gesammelter Aufmerksamkeit lassen sich die Auswirkungen der Atembewegung auf unseren Körper beobachten. Wenn bei einer Übung beispielsweise die Rede davon ist, dass man in den Bauch oder in die Füße atmen soll, dann ist das, was man dabei empfindet, die Auswirkung ebenjener Atembewegung. Manche Leute sind derart sensitiv, dass sie die von der Atembewegung ausgehende Welle sogar in ihrem Energiefeld, also weit über die körperlichen Grenzen hinaus, spüren können.[5]

Indem wir die verschiedenen Atemvorgänge über die Empfindung unterscheiden lernen, unterstützen wir unseren Körper dabei, ausgeglichen und effektiv zu funktionieren. Wir bemerken das an dem Grad der Entspannung und Leichtigkeit und häufig auch an der zunehmenden Vitalität, die wir durch bewusstes Atmen erleben.

Die Struktur der Atembewegung, das Was, ist prinzipiell bei allen Menschen gleich. *Wie* die Atemphasen ablaufen, das heißt, welche aktiv, welche passiv, welche betont und welche unbetont sind, ist bei uns allen individuell verschieden. Das spielt bei der Arbeit mit der Stimme eine bedeutsame Rolle.

Die Lehre von den Atemtypen

Auf der unterschiedlichen Betonung der Atemphasen baut die Lehre von den Atemtypen auf, die heute »Terlusollogie« genannt wird. Sie geht auf den Musiker Erich Wilk zurück und wurde in Zusammenarbeit mit der Kinderärztin Charlotte Hagena und ihrem Sohn Christian Hagena über einen langen Zeitraum hinweg weiterentwickelt und verfeinert.[6]

Dieses Konzept besagt, dass jeder Mensch einen angeborenen Atemrhythmus hat, der sich beobachten und berechnen lässt. Wilk bringt diesen Rhythmus in Verbindung mit dem Einfluss der Kräfte, die durch den Stand der Sonne und des Mondes auf uns einwirken. Zum Zeitpunkt unserer Geburt, ab dem wir selbstständig atmen, prägt dieses Kräfteverhältnis zwischen Sonnen- und Mondstrahlung das organische Atemmuster unseres Lebens. Jedes Atemmuster ist einzigartig. Man kann es jedoch, je nachdem, ob die Ausatmung oder die Einatmung betont ist, einem der beiden Grundtypen oder Pole zuordnen, die Erich Wilk den Einatmer oder Lunaren Typ beziehungsweise den Ausatmer oder Solaren Typ nannte.

Das individuelle Atemmuster wirkt sich maßgeblich auf die Konstitution eines Menschen aus. Es beeinflusst den Stoffwechsel, die Beweglichkeit und die Durchblutung des Körpers –

kurz, es sorgt für Balance und Gesundheit. Wird der ursprüngliche Atemrhythmus durch Erziehung, Stress oder Umwelteinflüsse beeinträchtigt, kommt es zu Störungen im Energiefluss oder zu Krankheiten. Erich Wilk entwickelte spezifische Körper-, Haltungs- und Atemübungen, die es dem Körper ermöglichen, in das organische Muster zurückzufinden und es zu stabilisieren.

In den 1990er-Jahren wurde das Konzept der Atemtypen von den Stimmpädagogen Romeo Aliva Kia und Renate Schultze-Schindler im Bereich der Stimmbildung und Musikerziehung eingesetzt. Sie erweiterten es durch Massagen und Stimmübungen, die auf den grundlegenden Prinzipien der Atemtypenlehre aufbauen.

Die Terlusollogie ist wissenschaftlich durchaus umstritten und wird kontrovers diskutiert. Dennoch ist sie aufgrund überzeugender Resultate im Bereich Heilung und Musikerziehung inzwischen weitverbreitet. Ich selbst habe viele sehr gute Erfahrungen mit den Atemtypen gemacht, insbesondere mit den Stimmmassagen und Körperübungen. Dieser Ansatz funktioniert, vorausgesetzt man geht kreativ damit um.

Für das Toning ist die Kenntnis des eigenen Atemtyps ausgesprochen nützlich. Unbedingt notwendig ist sie nicht. Nach einer Phase regelmäßigen Tönens zeigt sich das natürliche Atemmuster nämlich ganz von selbst, gleichgültig, wie man es nennt. Was daran ist also nützlich?

Zunächst veranlasst uns die Atemtypenlehre, in Betracht zu ziehen, dass wir alle unterschiedlich atmen und dass es grundlegende, organische Muster gibt, an denen sich unser Körper orientiert. Was den einen fördert, kann für den anderen kontraproduktiv sein. Wir beginnen unseren Körper und den Atem aufmerksamer zu beobachten und hinzuhören, was für uns individuell stimmt. Schwierigkeiten mit der Stimme zeigen sich in einer Störung und einem Abweichen vom angeborenen Atemmuster. Wenn man den Körper dabei unterstützt, sich daran zu erinnern, findet er von selbst zurück zu seinem organischen Kraftfluss. Das hat sowohl eine Regeneration und Befreiung der Stimme als auch eine Steigerung des körperlichen Wohlempfindens zur Folge.

Das Konzept der Atemtypen bietet eine Landkarte dafür, auf welche Weise sich die drei Körperbereiche und die sieben Resonanzzonen, von denen oben die Rede war, leicht und spezifisch öffnen lassen. Das geschieht auf unterschiedliche Weise für die beiden Atemtypen. An der zunehmenden Resonanz und Präsenz im Stimmklang und einem sich steigernden Energiefluss kann man hören, ob die Körperräume frei schwingen. Die Lehre von den Atemtypen spielt vor allem auf der Körper- und Auraebene eine Rolle, also in jenen Energiedimensionen, die mit polaren Kräften zu tun haben und über die Wahrnehmung zugänglich sind. Auf den tiefer liegenden Ebenen – Haraebene und Wesensstern – sind sie nicht mehr relevant.

Aspekte des Stimmklanges – Sprechen und Singen

Ton und Laut

Der hörbare Stimmklang hat drei zentrale Aspekte: Puls, Ton und Laut. Zunächst ist da unser Atem, der in einem bestimmten Rhythmus pulsiert. Aus der Verdichtung des Atempulses entstehen hörbare Stimmvibrationen, die Töne. Laute formen sich gleich danach aus dem Ton heraus. Sie bilden eine bestimmte Gestalt ab. Ton und Laut sind innerhalb eines pulsierenden Feldes wechselseitig miteinander verbunden wie zwei Beine am Körper. Manchmal überwiegt der Tonaspekt im Stimmklang, manchmal der Lautaspekt.

Beim Singen und Tönen ist der *Ton* der Stimme primär. Töne gehören in unserer gewohnten Vorstellung zur Musik. Wir hören sie aber auch überall in der Natur. Wir beschreiben einen Ton anhand von Parametern wie Lautstärke, Tonhöhe, Tempo und Klangfarbe (Stimmkanäle). Töne sind Gefäße für den Ausdruck von Gefühlen. Sie sind die Träger der Wirkung eines Klanges. Wir sagen beispielsweise, dass es angenehme oder unangenehme Töne gibt, dass ein Ton anziehend sein oder umgekehrt Stress auslösen kann. Der Tonaspekt ist mit den Empfindungen, der Körperbewusstheit und dem Einflussbereich der rechten Gehirnhälfte verbunden. In der menschlichen Stimme tauchen Töne meistens als Vokalklänge oder in der Harmonik (den Obertönen) auf. Sie artikulieren sich musikalisch in Kombinationen aus Rhythmus und Melodie.

Die *Laute* führen uns in Richtung der Sprache. Dort spielen sie die tragende Rolle. Laute sind Gefäße für Information. Sie stehen für den Ausdruck von Bild, Form beziehungsweise Gestalt oder Name. Der Lautaspekt ist verbunden mit unserer Vorstellungskraft, dem Denken und dem Einflussbereich der linken Gehirnhälfte. Rudolf Steiner bezeichnete die Laute als Träger universeller Kräfte. Die Vokallaute gelten laut Steiner als Gefäße archetypischer, seelischer Kräfte. Sie liegen dem Tonaspekt und damit dem Fühlen besonders nahe. Wir empfinden die einzelnen Vokale an unterschiedlichen Stellen im Körper. Die Konsonanten bilden Gefäße für die elementaren Kräfte unserer Welt. Sie beinhalten spezifische Gebärden und innere Bewegungen.[7]

Toning ermöglicht uns, diese beiden Aspekte bewusst zu erleben und einzusetzen. Es lohnt sich und macht Spaß, ein wenig damit zu spielen und zu beobachten, in welche Richtung die eigene Stimme führt. Manche Stimmen entfalten sich eher über den Tonaspekt, andere eher über die Laute. Wir alle haben spezielle Vorlieben, Stärken und Schwächen. Unsere Stimme spiegelt uns ein individuelles Laut-Ton-Muster. Die Klänge, die während eines Tonings in der Stimme auftauchen, sind vor allem zu Beginn nicht unbedingt ästhetisch oder ansprechend. Manchmal erinnern sie mehr an Geräusche oder

Gebrabbel. Mit der Zeit können sie jedoch sehr musikalisch werden und sich in einer expressiven, rhythmisch-melodischen Tonsprache artikulieren.

Sprechen, Rufen, Singen

Anhand der physiologischen Vorgänge in der Kehle können wir drei Funktionen der Stimme unterscheiden: Sprechen, Rufen und Singen.[8] Diese Stimmfunktionen lassen sich durch unterschiedliche Kombinationen von Puls, Atem, Energie, Ton und Laut charakterisieren.

Die *Sprechstimme* ist unsere gewohnte, persönliche Stimme, mit der wir uns im Alltag unterhalten. Viele Menschen kritisieren ihre Sprechstimme ebenso häufig wie ihren Körper: »Sie ist zu dies oder zu das!« Dann fangen sie an, ihre Stimme an bestimmte Vorlagen oder Rollenbilder anzupassen, ihr sozusagen eine Maske aufzusetzen. Die Sprechstimme verändert sich in Rhythmus, Ton und Laut entsprechend der Situation, in der wir uns befinden. Sie reagiert subtil auf Stress und auf Entspannung.

Die *Rufstimme* ist eine erweiterte Form der Sprechstimme. Man kann sie auch als öffentliche Stimme bezeichnen. Sie entwickelte sich durch die Notwendigkeit, größere Entfernungen mit der Stimme zu überbrücken oder Gefahren abzuwenden. Die Rufstimme basiert auf einem ausgedehnteren Kommunikationswillen. Sie reicht weiter in den Raum, ist tragfähiger als die gewöhnliche Sprechstimme und kann durch Gebärden vergrößert werden. Sehr viele Berufe erfordern eine gut entwickelte und belastbare Rufstimme. Leider ist öffentliches Sprechen trotz technischer Hilfsmittel für viele Menschen mit großen Ängsten verbunden.

Die *Singstimme* steht in Beziehung zu Ritual und Spiritualität. In der Singstimme können wir die drei Körperbereiche in den Registern – Brust-, Misch- und Kopfstimme – unterscheiden. Die Art der Singstimme (Sopran, Bass) wird unter anderem bestimmt durch Länge der Stimmbänder und den Registerwechsel (Passaggio), den hörbaren Bruch in einer Stimme. Sie kann durch Training im Umfang erweitert werden. Die tönende Singstimme hat einen natürlichen, einfachen Klang. Die klassisch ausgebildete Gesangsstimme ist eine durch Gebärde erweiterte und energetisch verdichtete Singstimme. Sie hat ein stärker ausgebildetes Vibrato als die natürliche Singstimme.

Die Funktionen des Sprechens, Rufens und Singens können über Puls, Laut und Ton positiv beeinflusst werden. Sowohl im Fall der ungeliebten oder unverbundenen Sprechstimme als auch beim Thema »Ich kann überhaupt nicht singen« hilft Toning, eine neue Sicht auf die eigene Stimme und ihre Fähigkeiten zu entwickeln. Beispielsweise kann man sich der natürlichen Sprechstimme mit Kauderwelsch und Fantasiesprachen annähern. Ein sehr guter Weg, die Rufstimme zu entwickeln, sind Jodeln und Stimmspiele. Chanten, Kraftlieder und freie Stimmimprovisation eignen sich dazu, ein gutes Verhältnis zur Singstimme aufzubauen.

Die sich erweiternde Bewusstheit für die Funktionsweise der Stimme ist der Beginn einer möglichen Transformation. In der Mehrzahl der Fälle ist nämlich gar nicht die Stimme das zugrunde liegende Problem, sondern der zumeist chronische Stress, der durch Erwartungs- und Leistungsdruck beim Sprechen oder Singen entsteht. Für mich ist es immer wieder ein Geschenk mitzuerleben, wie dieser Druck beim Tönen von Menschen abfällt und sich in ihren Stimmen in kreative Kraft verwandelt – wenn jemand auf seine Weise zu singen beginnt und die Stimme wie ein kleines Kind zuerst gehen, dann laufen und manchmal sogar tanzen und fliegen lernt.

Stimmkanäle

Durch aufmerksame Beobachtung lassen sich die Eigenschaften und der Charakter unserer Stimme verstärken oder sogar umwandeln. Manchmal fällt es uns jedoch schwer, stimmliche

Merkmale zu benennen, da sich Klang und emotionaler Ausdruck nur künstlich voneinander trennen lassen. Wir interpretieren subjektiv und bewerten ziemlich schnell, was wir hören. Und Bewertung kann sich leicht in Beurteilung wandeln nach dem Motto: *Das ist gut – das ist schlecht!* oder *Mag ich – mag ich nicht!* Die Krux dabei ist, dass die seelische Essenz, welche die authentische Kraft einer Stimme ausmacht, sich zurückzieht, sobald geurteilt wird. Es gibt unendlich viele Spielarten dieses Rückzugs, von der kompletten Verweigerung bis hin zu maximaler Verstellung der Stimme.

Es ist jedoch möglich, Stimmerfahrungen wie ein *anteilnehmender Zeuge* zu beschreiben, indem man auf das achtet, was ich Stimmkanäle nenne.

- Lautstärke: leise – laut
- Tonhöhe: hoch – tief
- Tempo: schnell – langsam
- Klangfarbe: nasal, warm, sonor, schrill, voll, rund, dünn, dumpf, hell …
- Stille: Pausen; Intensität/der Raum im, vor und nach dem Klang

Es lohnt sich, die dargestellten Informationen im Anschluss an die einzelnen Abschnitte dieses Kapitels praktisch zu untersuchen, um eigene Erfahrungen damit machen zu können. Probiere alles aus, was dich interessiert und anspricht. Wie und was erlebst du dabei mit und in deiner Stimme? Wie verändert sich deine Beziehung zu ihr? Mache dir Notizen dazu in deinem Stimmtagebuch. Auch später, wenn du schon voll in die Praxis des Tonings eingestiegen bist, kann dir das Hintergrundwissen in diesem Kapitel dabei helfen, deine Erfahrungen zu benennen und sie so in deinem Bewusstsein zu verankern.

4 Hören mit dem ganzen Sein

Wer vom Klang handelt, der handelt auch vom Hören!
JOACHIM ERNST BERENDT

Toning beginnt mit dem Hören, dem ganzheitlichen Hören. Im Italienischen wird »hören« und »spüren« mit demselben Wort bezeichnet: *sentire*. Diese beiden Sinne sind sehr eng miteinander verbunden. Wir sind in der Lage, Klangvibrationen mit unserem gesamten Körper zu empfinden. Das Besondere an den Schwingungen der Stimme ist, dass wir sie gleichzeitig von innen und von außen wahrnehmen. Potenziell können wir dieses spürende Hören immer weiter verfeinern bis in die subatomare Ebene hinein. Das sinnliche Hören geht über in ein inneres, intuitives Hören, das Spüren in ein Fühlen und weiter in ein inneres Wissen. Diese Art des Hörens umfasst sowohl physisch messbare als auch feinstoffliche und rein geistige Schwingungsbereiche.

Ganzheitliches Hören erweitert den Radius unserer Wahrnehmung. Im Klang der Stimme spiegelt sich diese Veränderung. Damit öffnen wir uns für den Raum als solchen – sowohl im Körper als auch außerhalb davon. Die inneren Räume sind geistiger Natur und entsprechen in etwa dem, was bisher über das individuelle Energiefeld gesagt wurde. Das Hören/

Spüren vermittelt uns eine konkrete Erfahrung von der Verbundenheit unserer individuellen Felder innerhalb des universalen Feldes.

> Was wir hören, können wir auch stimmlich ausdrücken. Dabei ist entscheidend, *wie* wir hören – wie vollständig wir etwas mit dem ganzen Sein aufnehmen.

Stadien des Hörens

Beim Toning durchläuft das Hören verschiedene Stadien. Mit regelmäßiger Praxis erweitert sich das Gehör dermaßen, dass wir tatsächlich lernen, mit dem ganzen Sein zu hören.

Aktives und passives Hören

Der erste Bereich bezieht sich auf die Ebenen des Bewusstseins und des Unterbewusstseins. Das aktive Hören ist sehr wach und bewusst. Am stärksten ist es, wenn wir Angst haben. In bedrohlichen Situationen hören wir automatisch mit dem ganzen Körper. Wir scannen den Raum dabei nach potenziellen Gefahrenquellen ab. Wir hören ebenfalls sehr aktiv und zielorientiert, wenn wir etwas lernen, wissen oder verstehen wollen oder wenn wir etwas genießen. Bewusstes, aktives Hören trainiert das Gehirn.

Passives oder unbewusstes Hören ist am stärksten nachts, wenn wir schlafen. Wir kriegen es zwar nicht bewusst mit, aber unser Energiefeld nimmt eine Unmenge von Geräuschen und Klängen unterhalb der Bewusstseinsschwelle wahr. Wir hören ebenfalls passiv, wenn wir bestimmte Klänge ausblenden oder verdrängen, etwa einen konstanten Lärmpegel oder die allgegenwärtige Musikberieselung in Kaufhäusern. Das passive Hören ist Segen und Fluch zugleich. Positiv daran ist, dass wir uns öffnen und empfänglich für Neues sind. Die negative Seite des passiven Hörens hat damit zu tun, dass wir in diesem Zustand unglaublich beeinflussbar sind. Wir werden anfällig für Konditionierung, Suggestion und Manipulation.

Äußeres und inneres Hören

Dieser zweite Bereich hat mit der Wahrnehmung des Raumes und den Unterschieden zwischen Innen- und Außenwelt zu tun. Unter äußerem Hören verstehe ich das Lauschen auf Klänge außerhalb des Körpers. Ich beziehe dabei die Hautoberfläche, also das Spüren von Schwingungen, mit ein. Wenn ich Teilnehmern in meinen Kursen vorschlage, mit den Händen, den Füßen oder dem Rücken zu hören, wissen ausnahmslos alle, was gemeint ist. Der Radius des Hörsinnes kann so erheblich vergrößert werden.

Das innere Hören richtet sich auf die Klänge und Räume innerhalb des Körpers. Wenn wir uns die Ohren zuhalten, hören und empfinden wir alle möglichen Arten von Gluckern, Rauschen, Pulsieren und Strömen in unserem Körper. Wir können unserem Atem zuhören. Auch in den inneren Räumen kann sich der Umfang des Hörsinnes enorm erweitern. Wir sind fähig, bis in die Zellen hinein zu hören sowie die Schwingungsmuster von Stimmungen, Gefühlen und Gedanken hörend zu unterscheiden.

Intuitives Hören

Hören und Zuhören, aktives, passives, inneres und äußeres Hören finden alle gleichzeitig in *einem* Raum statt, dem Raum des reinen Bewusstseins. Sie verschmelzen zu einem umfassenden Hörerlebnis. Dieses vollständige und erlaubende Hören verbindet sich mit dem Sehen und Fühlen innerer Eindrücke zu einem einheitlichen, seelischen Impuls. Das Denken in Wortfolgen ist ausgeschaltet und wird durch eine Art wachträumendes Bewusstsein ersetzt. Diese Wahrnehmungsweise wird der sechste Sinn, Sehen oder Intuition genannt. Ich nenne es einfach *Fühlen*. Sobald sich das intuitive Hören einstellt, weiß ich, dass Herz und Hirn in Übereinstimmung pulsieren.

Der Weg zum intuitiven Hören

Entspanne dich, setze dich aufrecht und bequem hin und schließe die Augen. Um deine Ohren anzuregen, kannst du sie eine oder zwei Minuten lang kraftvoll massieren.

Lenke deine Aufmerksamkeit auf den Raum, in dem du dich befindest. Was hörst du in deiner unmittelbaren Umgebung? Stelle dir vor, deine Ohren sind feine Antennen oder Satellitenschüsseln und können aufnehmen, was außerhalb des Raumes an Geräuschen und Klängen hörbar ist. Hörst du die Nachbarn, die Klänge von draußen? Erforsche, wie weit deine Ohrantennen hören. Dehne dein Hören dann auf den gesamten Körper aus, höre mit den Händen, dem Rücken, den Füßen … Töne ein wenig mit deiner Stimme und spiele mit der Akustik des Raumes. Schicke deine Stimme nach vorn, hinten, oben, unten, rechts, links. Stelle fest, wo die Resonanz stark ist und wo eher gedämpft, wie die unterschiedlichen Materialien (Stoff, Holz, Beton …) in diesem Raum klingen.

Jetzt richte die Aufmerksamkeit nach innen. Halte dir die Ohren zu und registriere, wie anders dieses Hören ist. Stelle dir vor, dass du auf einer unendlichen Spirale nach innen reist. Atme vollständig aus und lass dich überraschen von den Klängen, die auf deinem Weg auftauchen. Nach einer Weile töne wieder und spüre deiner Stimme in den Innenräumen deines Körpers nach. Wie weit kannst du dabei gehen? Kannst du von innen mit dem ganzen Körper hören, mit den Muskeln, den Blutgefäßen, den Zellen, den Orga-

nen? Möglicherweise tauchen schon von selbst bestimmte Assoziationen oder Bilder auf. Wie erlebst du die stimmlichen Vibrationen in deinem Inneren? Siehst du Farben oder fühlst du sie wie eine Flüssigkeit, ein warmes oder kühles Kribbeln? Kannst du die Vibrationen absichtlich in spezifische Bereiche lenken?
Lass dich von den stimmlichen Vibrationen tragen wie von einer Welle. Nimm die Hände von den Ohren und dehne deine Aufmerksamkeit aus, bis sie sowohl das Innere als auch die Umgebung deines Körpers umfasst. Höre, wo sich die Energieschwingungen hinbewegen möchten, und folge ihnen. Diese Bewegung wird sich verselbstständigen und dich führen. Das ist intuitives Hören. Spiele so lange mit der Vibration, bis du genug hast.

Die verschiedenen Stadien des Hörvorgangs lassen sich auch mit dem Modell der vier Energiedimensionen darstellen. Zunächst hören wir auf die messbaren Aspekte im Klang, dann auf das *Wie*. Zieht uns das, was wir hören, an oder stößt es uns ab? Empfinden wir es als harmonisch oder als disharmonisch? Schließlich hören wir auf die Absicht hinter dem eigentlichen Klang. Was bewirkt er bei uns? Und wenn wir auf die innerste Ebene gehen, fragen wir: Wer hört da eigentlich zu? Wir lassen uns in die Stille fallen, um die Antwort darauf über die Intuition zu erfahren. Wir wissen spontan von innen heraus, ob sie stimmt!

Störfrequenzen

Die moderne Welt hat zwei energetische Gesichter. Es gibt ein natürliches, organisches Energiefeld und ein künstliches, vom Geist des Menschen geschaffenes Feld. Sie unterscheiden sich in ihrem Frequenzspektrum. Die »illusionäre Matrix«[1] erzeugt die Natur störende, destabilisierende Schwingungsfelder, auch auf den subtilen Energieebenen. Wer feine Sensoren hat, kann den Unterschied hören/spüren. Unseren äußeren Sinnen zeigt sich ein anorganisch schwingendes, künstliches Energiefeld einerseits im Lärm, den es macht, und andererseits in der energieraubenden Wirkung, die es auf unseren Organismus hat. Es erzeugt Stress und macht auf Dauer krank. Unsere feineren, inneren Sinne reagieren noch empfindlicher auf jede Art von Störfrequenzen. Wir erfahren dies vor allem als emotionales Ungleichgewicht und in einer zunehmenden inneren Orientierungslosigkeit.

Akustische Verschmutzung

Ganz allgemein kann man behaupten, dass Lärm akustische Verschmutzung ist, sowohl objektiv als auch subjektiv gesehen.

Objektive Kriterien sind messbare Größen von Klängen, die nachweisbar schädlich wirken. Die Schmerzgrenze für das menschliche Ohr liegt bei etwa 120 Dezibel (db). Sehr laute Klänge versetzen unser gesamtes Bewusstsein in erhöhte Alarmbereitschaft. Dauerhaft einer hohen Lärmbelastung ausgesetzte Menschen sind deutlich anfälliger für Erkrankungen als durchschnittlich belastete Menschen. Je höher die Dezibelzahl, desto verheerender die Wirkung auf Gehör, Gehirn, Immunsystem und natürlich auch das Energiefeld.[2]

Subjektiv werden Störfrequenzen sehr unterschiedlich empfunden, zumal wir unglaublich anpassungsfähige Wesen sind. Wir bewerten Lärm weitestgehend nach Kriterien, die unserem persönlichen und kulturellen Hintergrund entsprechen. Ich selbst kann Lautstärke ziemlich gut vertragen. In Gesprächen, beim Singen, Feiern, Trommeln, Tanzen, bei spielenden Kindern, Tieren und in der Natur stört es mich gar nicht, wenn es laut ist. Doch extrem heulende Motoren, kontinuierlicher Baulärm, zeternde, aggressive Nachbarn, Heavy Metal, Techno und Monsterrap tun meinen Ohren richtig weh. Daneben reagiere ich äußerst empfindlich auf feinstofflichen Lärm, wie unausgesprochene negative Stimmungen und Feindseligkeit, kaum hörbar surrende elektronische Geräte und niederfrequente Bässe. Der subtile Lärm ist für mich sogar meist belastender als der hörbare, weswegen ich möglichst schnell versuche, mich seinem Einfluss zu entziehen.

Die Beeinträchtigung des Hörens und Fühlens

Wenn wir einem konstanten Lärmpegel ausgesetzt sind und ihm nicht entkommen können, ob er nun hörbar (in Dezibel) oder unhörbar (energetisch) ist, entwickeln wir eine Art kompensierendes Verhalten. Das kann sowohl positive als auch negative Auswirkungen haben, je nachdem, wie wandlungsfähig unser Organismus ist. Wir gewöhnen uns an die unterschwelligen Geräusche und empfinden sie mit der Zeit als normal. Bei manchen Menschen entstehen dabei schädliche oder suchthafte Symptome. Andere entwickeln bemerkenswerte Strategien, mit dem Lärm klarzukommen.

Lärm erzeugt Stress, und der bewirkt, dass sich die Zellen und Gewebe des Körpers zusammenziehen. Stress schlägt sich auf Dauer in Verspannungen, Blockaden und blinden Flecken in der Wahrnehmung nieder. Es kommt zu einer eingeschränkten Resonanzfähigkeit bestimmter Körperbereiche sowie zu einer Degeneration des Hörens. Äußere wie innere Alarmsignale werden von uns dann einfach nicht mehr wahrgenommen. Sie werden wie durch einen Filter geschluckt und ausgeblendet. Darunter leidet nicht nur das Gehör selbst, sondern besonders unser Einfühlungsvermögen. Mit dem Verlust des ganzheitlichen Hörens und der Fähigkeit, unseren seelischen Impulsen Gehör zu verschaffen, verliert auch unsere Stimme an Ausdruckskraft.

Die in meinen Augen gefährlichste Nebenwirkung dieser Situation besteht in der *Betäubung des Fühlens* durch Lärm. Anzeichen dafür sind beispielsweise Symptome wie Stumpfheit, Nervosität, Depression, innere Leere, Aggression, Hyperaktivität und Verwirrung. Die Beeinträchtigung des Fühlens setzt die Lebensqualität herab und ist die Ursache vieler zwischenmenschlicher Konflikte. Regelmäßiges Tönen kann diese Entwicklung umkehren, indem negativer Stress in positiven (Eustress) transformiert oder ganz aufgelöst wird.

Dissonanz und Konsonanz von Schwingungen wechseln sich ebenso rhythmisch ab wie alle anderen Pulse auch. Manchmal führt eine kreative Entwicklung durch eine Phase des Chaos, bevor sie auf die nächste Stufe einer höheren Ordnung gehoben wird. Jede Art von Störfrequenz ist eine Herausforderung – eine Aufforderung, uns weiterzuentwickeln. Ob sie uns nützt oder schadet, entscheiden wir selbst durch die Einstellung, mit der wir ihr begegnen.

5 Einstimmung

> Was wir zurückbekommen, hängt von der Qualität des Tons ab, den wir anschlagen!
>
> Reshad Feild

Eine Bühne für die Stimme

Die Wirkung des Tonings kann deutlich besser greifen, wenn die Aufmerksamkeit im Körper gesammelt ist. Wir trauen uns mehr zu, wenn wir wissen, dass unser Körper und unsere Stimme bereit sind. Die Einstimmung dient dazu, einen geeigneten Rahmen zu schaffen. Ähnlich wie beim Sport oder vor einem bedeutsamen Ereignis mobilisieren wir Energie, sammeln unsere Aufmerksamkeit und richten sie durch unsere Absicht aus. Ein höheres Energieniveau begünstigt kreative Impulse und Inspiration. Wir geben der Stimme sozusagen eine Bühne, ein Spielfeld, auf dem sie sich frei entfalten kann. Mit der Einstimmung schalten wir die Bühnenbeleuchtung ein.

Der »richtige« Ort

In den meisten Städten und Ballungszentren ist es nicht so ohne Weiteres möglich, in seinen eigenen vier Wänden ungehemmt vor sich hin zu trällern. Sei es, weil wir die ungehaltene Reaktion unserer Nachbarn und Mitbewohner fürchten oder ihr Urteil über unsere möglicherweise recht abenteuerlichen Klänge. Aus diesem Grund ist es wirklich ratsam, nach einem geeigneten Ort für das Toning zu suchen.

Dieser Ort sollte vor allem dir selbst ein Gefühl von Geborgenheit und Freiheit vermitteln. Ein Ort, an dem du dich ohne irgendwelche Einschränkung stimmlich ausdrücken kannst. Das kann drinnen sein: dein Zimmer, die Dusche, eine leere Kirche, ein Probenraum, eine alte Scheune … oder auch draußen: ein Platz im Wald, in den Bergen, eine Höhle, das Feld des benachbarten Bauern, ein Flussufer. Probiere unbedingt mehrere Orte drinnen und draußen aus. Das Toning in Innenräumen erleichtert den Kontakt mit den inneren Ebenen und deinen individuellen Themen. Ein Toning in der Natur oder in öffentlichen Räumen, etwa der besagten leeren Kirche, wird immer beeinflusst sein von den Schwingungen der Umgebung. Wenn es der »richtige Ort« ist, kann das einen ungeheurer positiven Effekt auf die Stimme haben. Sobald du den Ort bestimmt hast, an dem du tönen möchtest, nimm dir einen Augenblick Zeit, um nur auf die Schwingung dieses Ortes zu hören und dich auf seinen Puls einzustimmen. Du wirst genau spüren, wann du beginnen kannst.

Ablenkung minimieren

Der Zustand, in den wir uns beim Tönen begeben, macht sehr empfänglich für alle möglichen inneren und äußeren Reize. Dinge, die wir gewöhnlich ausblenden oder überhören, wirken plötzlich viel stärker. Manche Menschen erschrecken dann schon bei der kleinsten, unvorhergesehenen Irritation, beispielsweise beim Klingeln des Telefons. Darauf kann man sich jedoch vorher einstellen.

Äußere Ablenkungen wie Telefon, Hausklingel, Menschen, die was von einem wollen, kann man auf ein Minimum reduzieren. Innere Ablenkungen sind meistens schwerer abzustellen. Kaum ist man einigermaßen entspannt, fällt einem noch die wichtige E-Mail ein, die man doch schreiben wollte, oder der Streit mit dem Partner, über den man sich am Morgen so aufgeregt hat, und, und, und … Der Gedankenstrom kommt so richtig in Fahrt. Diese Art von Ablenkung lässt sich ganz gut durch das Hören auf den eigenen Puls und Atemrhythmus beruhigen. Der Gedankenstrom darf dabei einfach weiterlaufen und der Geist innen munter drauflos plappern. Er kriegt eben nur nicht die volle Aufmerksamkeit.

Wenn das nichts nützt, lass den Geist laut quatschen. Agiere deine Gedanken aus, übertreibe es, spiel mit Kauderwelsch oder normalen Worten, je nach Geschmack. Das befreit und dient gleichzeitig als Einstieg in das eigentliche Toning.

Gleichgewicht

Gleichgewicht auf allen Ebenen ist der Indikator für Harmonie und Gesundheit. Beim Tönen geht es um ein dynamisches Gleichgewicht. Das heißt, es entwickelt und erneuert sich ständig. Sowohl zu Beginn als auch am Ende des Tonings ist es sinnvoll, einen Zustand des Gleichgewichts herzustellen, beispielsweise durch die Übung »Die Anbindung« (siehe Seite 91). Dieser Zustand sieht bei jedem Menschen anders aus und variiert je nach Situation.

Sich auf den eigenen Puls einzustimmen, ist ein gutes Mittel für den Anfang. Finde vor jedem Toning heraus, wie viel du dir und deiner Stimme zumuten kannst. Wer eine Tendenz zu übermäßiger Vorsicht oder Hemmungen an sich beobachtet, sollte nach einem Weg suchen, die eigene Komfortzone zu erweitern, um das Gleichgewicht zwischen innen und außen wiederherzustellen. Auf der anderen Seite rate ich von Übertreibungen und exzessivem Tönen ab. Manchmal verlangt die Stimme jedoch einfach nach längeren, intensiven Ausdrucksphasen. Dann muss es eben sein.

In diesem Fall solltest du verstärkt auf dein inneres Gleichgewicht achten. Das heißt, wenn du besonders laut warst, gönne dir die entsprechende Stille danach. Wenn du sehr lange getönt hast, ruhe dich entsprechend lange aus, um die Erfahrung zu integrieren.

Körperhaltung

Toning wird am besten aufrecht im Stehen oder im Sitzen praktiziert. Für die Entfaltung der Stimmenergie sind diese beiden Haltungen optimal. Sollte das Tönen viel emotionale Energie freisetzen, ist es hilfreich, sich dabei mit dem ganzen Körper zu bewegen. Starke Emotionen kann man auf diese Weise viel leichter loslassen. Im Liegen ist Toning auf Dauer zu anstrengend für die Stimme. Wenn es gar nicht anders geht, empfehle ich, liegend nur mit Atemgeräuschen oder entspannenden Lauten (siehe Kapitel 6) zu spielen. Am Ende einer Toning-Session haben viele Leute das Bedürfnis, sich hinzulegen und in Stille zu entspannen. Das hilft, das Erlebte zu integrieren, und ist ganz im Sinne der Sache.

Die Zeit setzen

Kurze und regelmäßige Toning-Sessions bringen auf Dauer die besten Resultate. Am Anfang sind 20 bis 30 Minuten täglich oder etwa drei Mal in der Woche ideal. Die Vorteile einer regelmäßigen Praxis liegen darin, dass unser Unterbewusstsein die Erfahrungen schneller absorbiert und an unser Alltagsleben anpasst. Sich ab und zu mal ein längeres Toning zu gönnen eignet sich hervorragend, um frische Impulse zu wecken oder sich mit tieferen, emotionalen Themen zu beschäftigen. Längere Toning-Varianten sind für eine Gruppe oder zusammen mit einem Partner besonders lohnend.

Man kann in sehr kurzer Zeit große Veränderungen in der Stimme und im Energiefeld des Körpers bewirken, besonders wenn man sich Ziele in einem selbst gewählten Zeitrahmen setzt. Ich nenne das »die Zeit setzen«. Was ist damit genau gemeint? Zum einen benenne ich für mich selbst ein oder zwei aktuelle Themen, mit denen ich mich befassen möchte, beispielsweise so etwas wie akute Rückenschmerzen oder eine herausfordernde Beziehung. Zum anderen setze ich eine genaue Zeitspanne für das Toning fest, sagen wir insgesamt 30 Minuten. Dann steige ich ein und kann Thema und Zeit vollständig vergessen. Das Unterbewusstsein wird von selbst im Laufe der Session entsprechende Signale senden. Wir alle kennen diese Art der zeitlichen Einstimmung, wenn wir unseren Wecker stellen und dann, ein paar Minuten bevor er tatsächlich klingelt, aufwachen.

Über die Bedeutung der Intention

Die Einstimmung auf das Toning wäre ohne die Ausrichtung auf die Kraft der Intention unvollständig. Vor Beginn ist es sinnvoll, eine klare Absicht zu formulieren und die Aufmerksamkeit auf ein konkretes Ziel zu lenken. Im Grunde beruht alles, was wir tun, auf Intention. Was wir beabsichtigen, hat die Tendenz, sich zu realisieren. Wir können eine Absicht bewusst treffen. Der weitaus größere Teil unserer Intentionen läuft jedoch unbewusst ab. Uns interessiert hier in erster Linie, was die Kraft der Intention mit der Stimme zu tun hat.

Stimme und Intention

Die Gemeinsamkeit von Stimme und Absicht liegt auf der Ebene der Schwingungen. Licht, Information, Klang, Ideen, Elemente, Gefühle, Gedanken und auch unsere Absichten haben alle eine Frequenz, auf die wir energetisch reagieren. Das Besondere an der Stimme ist, dass sie sowohl die materielle als auch die geistige Ebene in ihrem Frequenzspektrum fassen kann. Sie ist ein äußerst präziser Spiegel unseres aktuellen Bewusstseinszustands.

Jede Stimme enthält eine individuelle Mischung aus hellen und dunklen Frequenzen. Sie drückt die einzigartige Identität einer Person aus wie ein klingender Fingerabdruck. Nicht nur ihr Klang ist bedeutsam, sondern auch dessen Wirkung. Diese Wirkung ergibt sich aus der zugrundeliegenden Intention. Da Intention schwingt, erzeugt sie auch einen Ton. Selbst wenn er nicht akustisch hörbar ist, können wir ihn innerlich über unser Fühlen wahrnehmen. Der Ton der Absicht schwingt sozusagen unterhalb des hörbaren Stimmklanges mit.

Bewusste und unterbewusste Absichten

Die Intention ist Ausdruck unseres freien Willens, unserer Fähigkeit, zwischen mehreren Möglichkeiten zu wählen. Sich bewusst für etwas zu entscheiden, setzt eine innere Auseinandersetzung voraus. Das ist ein kreativer Vorgang. In Stresssituationen, besonders bei drohender Gefahr, bleibt dafür jedoch keine Zeit. Was dann übernimmt, ist ein unterbewusst gespeichertes Programm, das in Sekundenschnelle reagieren kann und automatisch auf Flucht oder Angriff schaltet. In unserem Energiefeld sind unendlich viele solcher Programme gespeichert. Was nicht auf dem Radar unseres Wachbewusstseins erscheint, läuft im Verborgenen ab. Dann entscheidet die Macht der Gewohnheit, der Reflex, der Instinkt oder bestenfalls unsere Intuition.

Mitunter entscheiden wir uns für Dinge, die uns schaden.

Auf scheinbar unerklärliche Weise treffen wir eine Wahl, die dem gesunden Menschenverstand völlig zuwiderläuft. In diesem Fall sind bewusstes Denken und unterbewusstes Wollen einander entgegengesetzt. Die unterbewussten Muster realisieren sich schneller als die bewussten Programme, weil sie in der Regel stärker emotional aufgeladen sind. So kommt es, dass wir Situationen, die wir besonders fürchten oder hassen, geradezu magnetisch anziehen. Hier kann man von »negativer« Intention sprechen. Ihre Wurzel ist Angst. Es gibt jedoch auch »positive« unterbewusste Absichten, die wir Vorahnung oder auch Eingebung nennen. Der sprichwörtliche Riecher für ein gutes Geschäft oder der künstlerische Einfall aus heiterem Himmel sind gute Beispiele dafür.

Was liegt dieser Art von Intention zugrunde? Inneres Wissen oder Intuition würde ich sagen. Der sogenannte sechste Sinn liegt jenseits dessen, was über die körperlichen Sinne und das gewöhnliche Denken wahrnehmbar ist. Intuitive Eingebungen tauchen auf, wenn Herz und Hirn in Übereinstimmung miteinander pulsieren.

Bewusste Absichten bereiten uns normalerweise keine Probleme. Wir wählen und handeln entsprechend. Die den bewussten Entscheidungen entgegenstehenden unterbewussten Absichten sind das, was uns am meisten beschäftigt. Unterbewusste Intentionen begegnen uns häufig im Spiegel äußerer Situationen oder anderer Menschen.

Die verschiedenen Arten von Intention wirken sehr unterschiedlich auf das Energiefeld. Bewusste Entscheidungen, die wir tatsächlich realisieren, geben Kraft. Sie bündeln Energie. Sie nähren und verstärken den inneren, vertikalen Strom auf der Haraebene. Die unterbewussten »negativen« Programme zerstreuen Energie. Sie lenken ab und verlangsamen den Energiefluss in unserem Feld. Das kostet Kraft. Jeder kennt das ungute Gefühl, das sich einstellt, wenn man einen klaren Vorsatz getroffen hat und ihn nicht verwirklichen konnte. Die unterbewussten »positiven« Programme führen uns zu ungewöhnlichen Entscheidungen und überraschenden Lösungen. Sie lösen dann meistens einen wahren Energieschub (Shift) aus und verändern die Schwingungsmuster in unserem Feld nachhaltig.

Unterbewusste Absichten können aufgedeckt und ins Bewusstsein geholt werden. Die ihnen zugrunde liegenden negativen und positiven Programme hängen zusammen wie die beiden Seiten einer Medaille. Sobald diese Verbindung bewusst wird, kann die Ladung eines unbewussten Musters neutralisiert und Energie daraus zurückgewonnen werden. Manchmal gelingt es uns auch, ein negatives Programm direkt in ein positives umzuwandeln. Wir erkennen, dass wir jederzeit wählen können, wie wir mit unserer Energie umgehen und sie fortan nutzen wollen.

Das Loslassen der Absicht

Die Verbindung zwischen bewusster und unbewusster Intention spielt beim Toning eine sehr große Rolle. Wenn wir unsere bewusste Absicht loslassen, öffnet sich die Tür zur unbewussten Seite der Intention. Im Toning geben wir den Impulsen, die auf unterbewussten Entscheidungen beruhen, Raum, um sich auszudrücken. Wenn diese spontan auftauchenden Impulse – die nichts anderes sind als Energiemuster und Information – weder bewertet noch klassifiziert werden und doch volle Aufmerksamkeit bekommen, verändern sie sich von selbst, und zwar immer in Richtung der natürlichen Harmonie und des Gleichgewichts.

Das Loslassen ist der zentrale Aspekt beim Tönen. Es betrifft nicht nur den Atem und die Stimme, sondern auch das Denken und das Wollen. Es ist ein gezieltes, vollständiges Loslassen. Zuerst treffen wir eine Absicht, dann lassen wir sie los, dann nehmen wir bedingungslos an, was auftaucht, und lassen es erneut los. Das ist in etwa wie das Spannen eines Bogens, des Zielen und das Lösen des Pfeils. Wir stellen eine Frage und lauschen ohne Vorbehalt auf die Antwort – nicht mit dem Verstand, sondern mit dem Herzen.

Diese Art der Absicht erscheint uns paradoxerweise manchmal sogar als Absichtslosigkeit. Sie leitet jenen erweiterten Bewusstseinszustand ein, den Aus-Modus oder No-Mind, von dem in Kapitel 2 die Rede war. Der Fokus unserer Aufmerksamkeit verlagert sich vom Denken zum Fühlen, vom Energiefeld des Gehirns zum Energiefeld des Herzens. Sowohl die Aktivität der beiden Gehirnhälften als auch die Schwingungen von Herz und Hirn werden dabei synchronisiert.

Intention und Seelenweg

In Kapitel 2 habe ich bereits angesprochen, dass sich, vor allem wenn wir häufig und regelmäßig tönen, eine fundamentale Intention in der Stimme heraushören lässt. Diese steht in Verbindung mit dem Lebensweg eines Menschen und hat ihren Sitz in der Haraebene. Wie ein musikalisches Motiv zeichnet sich ein seelisches Prinzip im Stimmklang ab. Manche Stimmen sind Kämpfernaturen, andere leuchten, wieder andere Stimmen heilen, trösten und besänftigen. Stimmen können Geschichtenerzähler und Komponisten sein, sie können zaubern und bezaubern. Manche von ihnen lösen Träume und Visionen aus.

Diese zentrale Intention in der Stimme weist darauf hin, *wer* wir sind und *was* wir wirklich tun wollen. Es ist die Stimme unserer inneren Wahrheit. Sind wir in unseren bewussten oder unbewussten Absichten in Übereinstimmung mit diesem ureigenen Seelenprinzip, fühlen wir uns wohl, verbunden, glücklich, erfüllt, und das Leben fließt ohne Widerstand. Sind sie es nicht, fühlen wir uns unwohl, unglücklich, ohnmächtig und begegnen Hindernissen auf unserem Weg. Leider verdrängen oder betäuben wir diese seelischen Impulse recht häufig.

Beim Toning zeigt sich der Grad an innerer Übereinstimmung im Stimmklang. Wir können Einfluss darauf nehmen. Nicht durch aktiv eingesetzte Willenskraft, sondern durch die oben angesprochene, losgelöste Absicht. In unserem Unwohlsein finden wir Möglichkeiten, etwas zu heilen oder etwas Wesentliches zu lernen. Wir profitieren sehr davon, wenn wir die Herausforderung zur Transformation annehmen. Mit der Zeit beginnen wir schwierige Situationen immer mehr zu schätzen. Wir erkennen sie als Zeichen innerer Stärke. Hindernisse werden dann zunehmend als Gelegenheit für Wachstum und Entwicklung sowie für neue, kreative Lösungen wahrgenommen.

Unsere Lebensintention vereint in sich all unsere Wünsche, Träume, Ziele, Begabungen, Sehnsüchte und Herzensangelegenheiten ebenso wie unsere tiefsten Ängste, Verletzungen, Konditionierungen, Erinnerungen. Hier gibt es eine Menge zu entdecken.

Wenn du das Thema für dein Toning gefunden und formuliert hast, lass diese Absicht bewusst los, indem du sie in deiner Vorstellung vom Kopf ins Herz sinken lässt. Das Loslassen der Absicht gelingt umso leichter, wenn wir sie nicht so wichtig nehmen. Das Mantra »Ich bin weder dafür, noch dagegen« kann dabei sehr nützlich sein. Spiele damit, deine Absicht wie einen Stein in einen See zu werfen und die sich ausbreitenden Ringe im Wasser zu beobachten. Oder stelle dir vor, eine Absicht zu realisieren, sei genauso einfach, wie zu trinken, wenn man durstig ist. Beides eignet sich hervorragend als Einstieg ins Toning.

Warm-up für Körper und Stimme

Sobald der äußere Rahmen für das Toning geschaffen, das Thema gewählt und die Intention gesetzt ist, kann es losgehen. Ich empfehle ein Warm-up für Körper und Stimme, weil wir damit günstige energetische Voraussetzungen für die Stimmarbeit schaffen. Durch Bewegung, Berührung oder Massagen lässt sich die Energie im Körper besonders leicht mobilisieren. Bei Klangreisen oder einem Toning mit mehreren Leuten bietet es sich an, ein Thema für das Warm-up zu wählen. Das Aufwärmen dient sozusagen als verbindendes Element in der Einstimmungsphase. Es gibt unendlich viele Möglichkeiten, das Toning mit anderen Ansätzen der Körper- oder Energiearbeit zu kombinieren oder sich von Bildern und Geschichten zu gemeinsamen Themen inspirieren zu lassen.

Klassisches Warm-up für Körper und Stimme

Nimm dir ein paar Minuten Zeit an einem Ort, an dem es ruhig ist und du möglichst ungestört bist. Richte deine Aufmerksamkeit zuerst auf deinen Herzschlag und höre auf deinen Atem. Stelle oder setze dich hin und achte darauf, dass deine *Wirbelsäule aufrecht* ist. Mit geschlossenen Augen ist das Hören und Empfinden in dieser Aufwärmübung meist intensiver. Probiere aus, was für dich funktioniert.

Nimm Kontakt mit dem Boden auf. Stelle dir vor, dass Wurzeln aus deinen Füßen nach unten wachsen. Dann richte die Aufmerksamkeit auf den Scheitelpunkt des Kopfes und stelle dir vor, dass dort ein Faden befestigt ist, der senkrecht nach oben läuft. Der Körper hängt entspannt an diesem Faden, der ihn sanft nach oben zieht. Vergegenwärtige dir den Raum zwischen Scheitel und Fußsohlen. Atme dazwischen.

Lass den Oberkörper nach unten fallen. Das kann gerne mit einem Seufzen oder Stöhnen verbunden werden. Einfach

Atem und Stimme mit fallen lassen. Dann richte dich langsam auf, rolle Wirbel für Wirbel hoch. Währenddessen lass deinen Atem seufzend los, summe ein wenig auf MMM, SSS oder LLL und spüre der Vibration in deiner Wirbelsäule nach. Sobald du wieder aufrecht stehst, beginne den gesamten Körper von unten nach oben in Vibration zu versetzen. Ich stelle mir dabei gern vor, dass die Erde bebt und ihre Wellen durch meinen Körper schickt. Die vibrierende Bewegung von unten nach oben kann zunehmend stärker werden. Lass gleichzeitig dein Gewicht von oben nach unten in diese Vibration hineinsinken.
Öffne dabei den Mund, löse die Zunge und lass Atem und Stimme los. Das wird einen ÄH-Laut ergeben, der sich auf die vibrierende Körperbewegung setzt. Du kannst den Bauch, den Po und den Brustkorb zusätzlich massieren, um Energie für die Stimme zu lösen. Schüttle deine Hände kräftig und massiere den Zungengrund mit vibrierenden Bewegungen. Der Ton der Stimme wird dadurch von selbst voller klingen. Spiele mit verschiedenen Lauten und vibrierender Bewegung. RRR und SSS eignen sich besonders gut. Wo spürst du diese Laute? Wo kannst du sie hinschicken?
Zuletzt lass die Vibration kleiner werden, als würde sie sich nach innen zurückziehen. Atme und lausche dieser latenten inneren Vibration entspannt nach. Vielleicht kannst du sie auch auf der Oberfläche deiner Haut spüren. Folge der Vibration mit deiner gesammelten Aufmerksamkeit zu ihrem Ursprung in deinem Puls. Jetzt bist du ausreichend auf die erste Toning-Phase (siehe Kapitel 6) eingestimmt.

Achte darauf, dass du deine Stimme nicht übermäßig anstrengst oder zu viel Kraft beim Tönen einsetzt. Solltest du einen unangenehmen Druck in der Kehle spüren, gib weniger Stimme. Lass die Anspannung los, indem du deinen Atem löst oder dich frei bewegst. Richte deine Aufmerksamkeit immer darauf, wie und wo du die Vibrationen deiner Stimme im Körper *fühlst*.

Die Anbindung

Die Anbindung ist der schnellste Weg, den ich kenne, um das dynamische Gleichgewicht herzustellen, von dem am Anfang dieses Kapitels die Rede war. Durch das Warm-up mit Bewegung, Atem und Stimme haben wir unsere Bewusstheit für das Strömen der Lebenskraft im Körper bereits sensibilisiert. Die Lebensenergie ist jedoch nicht auf den Körper beschränkt. Sie durchzieht alle Reiche der Natur auf unserem Planeten und durchströmt das gesamte Universum.

In der chinesischen Medizin spricht man davon, dass Lebensenergie (Chi) auf feinstofflichen Energiebahnen durch den Körper geleitet wird wie in einem Stromkreis. Der menschliche Stromkreis ist an ein gigantisches Energienetz angeschlossen – das universale Energiefeld. Die zwei zentralen Energieströme in unserem individuellen Feld bilden den Hauptkanal und gewährleisten den Anschluss. Der von unten kommende Strom verbindet uns mit dem Energiefeld der Erde. Der von oben kommende Strom vernetzt uns mit der Energie des Kosmos. Auf dem vertikal verlaufenden Hauptenergiekanal befinden sich mehrere Energiewirbel, die Chakras. Durch die Chakras sind wir mit unseren Mitmenschen und unserer unmittelbaren Umgebung verbunden. Der Dreh- und Angelpunkt dieses komplexen Kreislaufs ist unser Herz. Sobald wir diesem Bild unsere entspannte Aufmerksamkeit schenken und es mit der Kraft in unserer Stimme aufladen, wird es für uns real und bewirkt einen enormen Zufluss an Energie. Das ist für jeden sofort hörbar und spürbar.

Die Anbindung an die universelle Ebene ist in der gesamten Praxis von StimmEnergetics essenziell. Wenn wir regelmäßig tönen, stellt sie sich mit der Zeit automatisch ein. Ich glaube, das geschieht, weil wir uns beim Toning auf natürliche Weise mit dem Energiefeld unseres Herzens verbinden. In den Klangreisen wird die Anbindung bewusst vollzogen, und damit erhöht sich das Energieniveau noch einmal um ein Vielfaches. Wir bekommen sozusagen eine Extraportion aus dem Universum dazu.

Die Anbindung

Am Anfang ist es am besten, sich durch diese Übung führen zu lassen. Du findest sie in voller Länge auf der beiliegenden CD (Track 6 und 7). Das erste Mal wirst du möglicherweise etwas länger dafür brauchen. Mit jeder Wiederholung läuft die Anbindung fließender ab und fügt sich ganz natürlich in deine Stimmpraxis ein. Sobald du den Ablauf verinnerlicht hast, kannst du dich auch ohne äußere Anleitung schnell und einfach anbinden.

Teil 2

Toning – der Schlüssel zur authentischen Stimme

6 Toning und seine Phasen

> Der geheimnisvolle Moment, wenn Energie zu Leben wird, liegt jenseits des Verstehens. Der magische Moment, in dem Vibration sich in Ton verwandelt, ist genauso rätselhaft.
>
> Giovanni Battista Lamperti

Der zweite Teil dieses Buches widmet sich dem Toning als bewusstseinserweiterndem Prozess. Wir wollen uns hier ein wenig genauer mit seinem Ablauf und verschiedenen Anwendungsmöglichkeiten beschäftigen.

Das Tönen ist der ursprünglichste Aspekt unserer Stimme. Praktisch nutzen wir dabei alle möglichen Klänge und Geräusche, die noch unterhalb der Strukturen von Sprache oder Gesang liegen. Das Wissen darüber ist angeboren. Wir alle kommen mit einem Ton zur Welt, der an sich schon vollkommen und heilsam für uns ist. Unbewusst tönen wir täglich, wenn wir Gefühle spontan und unzensiert zum Ausdruck bringen. Dann seufzen, stöhnen, grunzen oder gähnen wir. Wenn wir uns versehentlich die Hand verbrennen und lautstark darauf reagieren, ist auch das eine unbewusste Form von Toning. Lachen und Weinen zählen ebenfalls dazu. Der Organismus baut dabei auf natürliche Weise Stress ab.

Bewusst können Töne für alles Mögliche eingesetzt werden. Mittels stimmlicher Vibrationen lässt sich unser Wohlbefinden auf allen Ebenen beeinflussen. Wir können mit dem Ton in unserer Stimme sowohl Selbstheilungskräfte aktivieren als auch verborgene kreative Fähigkeiten wecken. Regelmäßiges Tönen erhöht unser alltägliches Energieniveau und verändert es dauerhaft. Unterschwellig bewirkt das eine bemerkenswerte Steigerung der Vitalität und damit eine Verbesserung unseres Gesundheitszustands. Wir können unsere Stimme auch einsetzen, um die Realisierung unserer Ziele zu fördern.

Im Augenblick interessiert uns erst einmal, wie der Toning-Prozess möglichst praktikabel und natürlich ablaufen kann. Wie gelangen wir an die Schwelle zwischen Bewusstsein und Unterbewusstsein, ohne dass unser Verstand dazwischenfunkt? Wie können wir Transformation auf Schwingungsebene geschehen lassen und doch als wacher Zeuge gegenwärtig sein?

Der gesamte Toning-Ablauf ist am Ende des Kapitels übersichtlich als Übungsanleitung zusammengefasst. Wenn du dich lieber hindurchführen lassen möchtest, findest du auf der beiliegenden CD für jede Phase des Toning-Prozesses eine einführende Übung mit Klangbeispielen (Track 16 bis 19).

Das JO-HA-KJU des Tonings

Als ich mit dem Tönen zu experimentieren begann, ergab sich dabei wie von selbst ein organischer Rhythmus. Ich kannte diese rhythmische Struktur aus meiner Ausbildung im Bereich der Bewegung, des Theaters und des freien Tanzes. Zeami, der Begründer des japanischen Nô-Theaters, gab diesem inneren Rhythmus sogar einen Namen: JO-HA-KJU – was so viel bedeutet wie Anfang, Mitte und Ende. Einer meiner Schauspiellehrer, der Japaner Yoshi Oida, erklärte das JO-HA-KJU auf praktische Weise mit einem Experiment. Er ließ uns, eine Gruppe von etwa 25 Leuten, im Kreis sitzen und mit geschlossenen Augen klatschen. Die einzige Aufgabe, die er uns stellte, war, einen gemeinsamen Anfang und ein gemeinsames Ende zu finden. Das einfache Klatschen entwickelte sich zu einer anschwellenden Klangwelle, die auf einen dramatischen Höhepunkt zusteuerte, dann urplötzlich aufhörte und die Stimmung im Raum schlagartig veränderte.

Energetisch betrachtet, ist JO-HA-KJU ein Geschehen, in dem Energie in der Phase des JO zunächst gestaut oder zurückgehalten ist, dann in Bewegung kommt und einen Widerstand zu überwinden versucht, wie Wasser, das gegen einen Damm drückt, der seinen Fluss behindert. Die zweite Phase, das HA, beschreibt den Übergang zum freien Fließen der Energie, das Brechen des Widerstandes. Die Energie nimmt gehörig an Fahrt auf und steigert sich. Wer einmal die Kraft des Wassers nach einem Dammbruch erlebt hat, weiß, was ich meine. In der letzten Phase, dem KJU, erreicht die Energie ihren Höhepunkt. Die Schwingung wird hier enorm beschleunigt, bis sie überraschend abbricht und in einen neuen Zustand springt. Die Qualität der Energie verändert sich dabei vollständig. Hier beginnt ein neuer Kreislauf, sozusagen auf einer anderen Ebene oder Frequenz.

Diese dreigliedrige innere Struktur begegnet mir in jeder Toning-Session, egal, ob ich allein, mit Partnern oder mit Gruppen töne. Zunächst habe ich bei mir selbst beobachtet, dass diese Abfolge den Übergang in jenen Aus-Zustand des Nichtdenkens begünstigt, den ich in Kapitel 2 vorgestellt habe. Schließlich nutzte ich JO-HA-KJU zur Gestaltung von Partner- und Gruppen-Sessions – mit demselben Effekt für alle Beteiligten. Offenbar vermittelt diese natürliche Sequenz unserem Selbst, dass wir geborgen sind, und erleichtert damit das Loslassen und die Transformation von Schwingungsmustern. In allen Berichten, die ich über Toning gefunden habe, taucht ebenfalls eine Struktur mit drei unterschiedlichen Phasen im Ablauf auf.

Der amerikanische Klangheiler Wayne Perry hat das JO-HA-KJU des Tonings aus der Perspektive der Töne und Klangmuster beschrieben. In jeder Phase tauchen spezifische Klänge auf, die bestimmte Funktionen erfüllen. Seine Darstellung ist sehr präzise.[1] Meine eigenen Erfahrungen und Beobachtungen weisen in eine ganz ähnliche Richtung.

Das JO-HA-KJU des Tonings lässt sich mit einer einfachen Formel zusammenfassen:

Entspannen,

Loslassen

und Erneuern.

Die Übergänge zwischen den einzelnen Abschnitten sind fließend. Auch innerhalb der einzelnen Phasen kann sich die JO-HA-KJU-Sequenz in mehreren Wellen wiederholen. In der Praxis kommt es darauf an, dieses Wissen in der eigenen, fühlenden Erfahrung zu verifizieren.

Die Phase der Entspannung

Die Entspannungsphase des Tonings beginnt mit einer Einstimmung und dem Warm-up. Damit erreichen wir einen günstigen Ausgangspunkt für den eigentlichen Prozess. Das Bewusstsein wird auf ein selbst gewähltes Thema fokussiert. Wir sind dabei wach und in einem aufnahmebereiten, dynamisch entspannten Zustand.

Danach bewegen wir uns mit gesammelter Aufmerksamkeit durch den ganzen Körper und lokalisieren die Bereiche oder Stellen, die uns besonders auffallen oder anziehen. Sei es, weil sie sehr verspannt sind oder weil spezifische Empfindungen auftauchen: Schmerzen, Erschöpfung, Taubheit oder Unruhe, Widerstand, Nervosität, Druck und dergleichen mehr. Natürlich können es auch positive Empfindungen sein wie Hummeln im Bauch oder Freude, die unbedingt ausgedrückt werden möchte.

Aufmerksamkeit wird am stärksten von einem Ungleichgewicht angezogen, von Situationen und Zuständen, die ein energetisches Gefälle erzeugen. Unsere Natur strebt jedoch unablässig danach, das Gleichgewicht im Energiefeld wiederherzustellen. Schieben wir die Signale unseres inneren Gleichgewichtssystems beiseite oder verdrängen sie sogar, wird der Ruf nach Auflösung der Spannung mit der Zeit immer lauter. In der JO-Phase nehmen wir daher Kontakt mit den dringlichsten Signalen auf und geben ihnen eine Stimme.

Die Geräusche, Töne und Laute der Entspannungsphase entsprechen den emotionalen, stimmlichen Äußerungen, die wir unterbewusst von uns geben. Es gibt eine ganze Menge davon: Seufzen, Gähnen, alle Arten von hörbaren Atemgeräuschen, Summen und so weiter (siehe Seite 105). Viele Menschen unterdrücken die Laute der Entspannung, weil sie gelernt haben, dass es unhöflich ist, sie zu äußern. In den Toning-Gruppen, die ich begleite, ermutige ich die Teilnehmer immer, die Geräusche, die hochkommen, möglichst unzensiert zuzulassen und ihnen Raum zu geben. Ich freue mich beispielsweise, wenn mich jemand herzhaft angähnt, und gähne entsprechend ausgiebig zurück, was meistens für allgemeine Erheiterung sorgt. Die sich lösende Energie und die Erleichterung danach sind geradezu greifbar. Am Anfang kommt einem das vielleicht kindisch vor. Der Verstand ist gewöhnlich so sehr damit beschäftigt, das Selbstbild, mit dem er sich identifiziert, aufrechtzuerhalten, dass er körperliche Schmerzen und Unwohlsein in Kauf nimmt, um nur ja nicht aus der Rolle zu fallen. Der Körper und unser tieferes Selbst atmen jedoch befreit auf, wenn die Zügel etwas gelockert werden und diese unwillkürlichen Laute endlich raus dürfen.

Die erste Phase baut intensiven Kontakt mit dem Energiefeld auf und entspannt Körper und Geist. Wir stellen eine Verbindung her zu unseren gegenwärtigen Bedürfnissen, Wünschen, Fragen und Themen. Unsere Aufmerksamkeit geht vom Denken über zum Fühlen. Wir werden dabei zum beobachtenden Zeugen der energetischen Vorgänge in unserem Körper.

Berichte aus der ersten Toning-Phase

Geschichten sind oft viel aussagekräftiger und anschaulicher als Erklärungen. Die folgenden Berichte schildern, wie unterschiedlich die Entspannungsphase beim Toning ablaufen und was dabei passieren kann.

»Mein Thema heute ist Gelassenheit. Ich höre meinem Atem zu und fühle den Rhythmus meines Pulses. Mit meinem Puls reist meine Aufmerksamkeit in die Füße und wandert dann weiter nach oben. Heute fühlt es sich so an, als würde mein Körper von innen mit einem flüssigen Leuchtmittel gefüllt. In meinem rechten Zeh und dem linken Knie hinten spüre ich ein leichtes Zwicken. Dieses Zwicken flackert in mehreren Körperbereichen nacheinander auf wie ein umherirrendes Licht. Das interessiert mich, und ich gebe meinem Knie in meiner Vorstellung meine Stimme. Wenn mein Knie sprechen könnte, was würde es sagen? Darauf entfährt mir erst ein rülpsendes, dann ein krächzendes Geräusch. Es bringt mich zum Lachen. Es löst Kribbeln aus. Ich fühle, wie das Strömen in meinem Körper zunimmt und er sich insgesamt größer anfühlt. Jetzt läuft meine Wahrnehmung schneller, und ich lande im Bauch. Dort fühle ich eine sehr dichte, fast harte Stelle. Meine Stimme geht spontan in ein tiefes Stöhnen und Ächzen über. Ich verstärke es und merke, wie meine gesamte Aufmerksamkeit in meinen Bauch hineingezogen wird. Ich gehe dem nach, indem ich mir von meinen Händen zeigen lasse, was diese Energie im Bauch machen will. Die rechte Hand ballt sich zur Faust, drückt intensiv nach innen und öffnet sich danach leicht und sanft. Ich lasse den Körper diese Bewegung vergrößern. Dabei lösen sich mehrere aufstoßende Atemgeräusche und danach ein ziemlich volles OH. Die Vibration von diesem OH kann ich im ganzen Bauch fühlen. Sie breitet sich von innen nach außen aus wie die konzentrischen Kreise auf einer Wasseroberfläche. Meine Stimme ist bereit, sich ganz in diesen Vokal hineinfallen zu lassen.«

Dieses Beispiel macht hoffentlich deutlich, dass die Toning-Phasen nicht so systematisch und linear ablaufen, wie es in einer Übungsanweisung erscheinen mag. Hier ist der Zugang zur Energie der Stimme eine *körperliche Empfindung*. Die Aufmerksamkeit wandert von den Füßen zum Kopf. Wenn eine Tür auftaucht, wie hier der Impuls im Bauch, ist dies das Signal, weiterzugehen. Natürlich kann auch etwas vollkommen anderes passieren.

»Ich habe einen anstrengenden Tag und ein komisches Telefonat hinter mir. Statt mich hinzulegen, beschließe ich, ein Toning zu machen, um mich wieder aufzuladen. Ich lasse meinen ganzen Körper herzhaft gähnen und öffne meine Gelenke durch kleine Bewegungen. Mein Puls verlangsamt sich und zieht sich nach innen zurück. Ich folge ihm. Er führt mich an eine Stelle zwischen meinen Schulterblättern. Hier empfinde ich eine unendliche Schwere, einen Sog nach unten. Eine tiefe Traurigkeit überkommt mich. Mein Atem geht über in ein Seufzen, und das Seufzen wird zum Jammern. Ich folge dem Atem, lasse das Gefühl durch meinen Körper sprechen, winselnde Laute, Wimmern, Klagen, sich selbst Bemitleiden – das volle Programm. Währenddessen kullern mir Tränen über die Wangen. Ich gehe mit meiner Aufmerksamkeit zurück zu meinem Puls und höre ein inneres Gefühl, das mir empfiehlt, weder dafür noch dagegen zu sein. Nur beobachten und weiterjammern! Also gut, wird eben weitergejammert. Ich verstärke den leidvollen Ausdruck in meinen Tönen und fühle mich zunehmend leichter. Es befreit. Es beginnt mir sogar zu gefallen. Ich lächle. Ich stehe auf. Ich bin sehr wach und klar. Plötzlich klingt meine Stimme wie ein heulender Wolf. Sie kommt von woanders. Das ist für mich die Tür zur Phase des Loslassens.«

In diesem Fall zeigt sich, wie essenziell die Verbindung zum Energiefeld des Herzens ist – hier durch die Verbindung mit dem eigenen Puls. Unter der körperlichen Erschöpfung liegt ein *Gefühl,* das den Zugang zum Toning darstellt. Innerhalb sehr kurzer Zeit wandelt es sich zu einer Kraftquelle, weil es so angenommen wird, wie es ist. Der Wandel zeigt sich eindeutig in der Veränderung der Stimmqualität und der Gefühlsstimmung. Außerdem erscheint ein kraftvolles inneres Bild – der Wolf – als Wegweiser.

Wenn es uns gelingt, den Impulsen und Informationen, die auftauchen, zu vertrauen, sie nicht zu bewerten oder verändern zu wollen, sondern ihnen einfach nur Raum zu geben, werden diese Schwingungen sich selbst regulieren, und zwar von innen heraus. Besonders bei starken Gefühlen ist es leichter, wenn man sie aus der Perspektive der Energie beobachtet.

In Kapitel 5 habe ich bereits darauf hingewiesen, dass es nicht immer so einfach ist, den inneren Dialog, die Urteile und Denkprozesse abzustellen, die mit starken Gefühlsimpulsen einhergehen.

»In meinem Kopf herrscht ein ziemliches Durcheinander, so als würden mehrere Filme gleichzeitig abgespielt. Zu viele geistige Baustellen und zu wenig Zeit, die Information zu verdauen, fordern ihren Tribut – mein Verstand kommt nicht mehr mit ... Du musst dieses ... du solltest jenes ... du bist zu ... das schaffst du nicht ... doch schaff ich wohl? ... Und so weiter. Ich will ein Toning machen, um mich von diesem Gedanken- und Urteilemix zu befreien. Doch in dem Augenblick, in dem ich versuche, meine Aufmerksamkeit auf meinen Atem und Puls zu lenken, verstärken sich die verschiedenen Stimmen in meinem Kopf, und alle reden wild durcheinander. Das macht mich unruhig, nervös, mein Puls wird schneller. Ich möchte, dass es aufhört. Plötzlich beginnt meine rechte Hand zu gestikulieren, und meine Stimme knurrt. Dann kommt eine weitere Stimme in Kauderwelsch schimpfend daher. Ich kann den inneren Widerstand als Druck im Kopf spüren ... Ich gebe auf! Also gut, dann werde ich mich von diesem Chaos tragen lassen! Sofort kommt ein Bild. Ich sehe einen Eisblock – nein, ich fühle mich wie ein Eisblock, ein schmelzender Eisblock, der sich in eine wehende weiße Fahne verwandelt. Breites und noch breiter werdendes Grinsen ... Jetzt taucht eine Frage auf: Was wäre, wenn das alles ein Spiel wäre? ... Das ist es!!! Das ist die Intention! Ich beginne, die Energie in meinem Kopf durch Bewegung und verrückte stimmliche Laute auszudrücken, was mich direkt in die nächste Toning-Phase führt, mir einen enormen Schub an Kraft gibt und plötzlich großen Spaß macht.«

Die Dynamik der Energie kann sich innerhalb kürzester Zeit ins Gegenteil verkehren. Dieses Beispiel spielt im Bereich des *Denkzentrums*. Es zeigt sich in der überaktiven linken Gehirnhälfte. Die Energie wirkt bedrohlich, einengend, übt Druck aus. Durch das Annehmen des Gedanken-Chaos entsteht eine Verbindung zur rechten Gehirnhälfte, was sich in den sich traumartig verändernden Bildern ausdrückt. Die Entscheidung aufzugeben, kommt aus einer tieferen Ebene. Sie verlangt Mut, der eine Eigenschaft des Herzens ist. Die Energie dreht ihre Richtung um und verwandelt sich in Motivation. Die Frage, die Erkenntnis der Intention und der darauf folgende Umschwung des Grundgefühls kündigen die nächste Toning-Phase an.

Die erste Toning-Phase in Stichworten

Laute

Seufzen, Stöhnen, Gähnen, Grunzen, Lachen, Kichern, Weinen, Rülpsen, Wiehern, Zischen, Giggeln, Schnarren, Aufstoßen, Wimmern, Ächzen, Klagen, Sich-Erschrecken, Laute des Staunens, Schmunzeln, Jammern, Heulen, Gurren, Aufschreien, Bellen, Knurren, Räuspern, Schnurren, Zwitschern, Summen, Hauchen, Husten, Pusten, Pfeifen, Schnarchen und so weiter.

Intention

- Den Körper entspannen, befreien, vorbereiten. Energie mobilisieren.
- Das Herz öffnen. Kontakt mit Gefühlen und Stimmungen aufnehmen.

- Den Geist beruhigen. Kontakt mit inneren Bildern und Erinnerungen aufnehmen.

Wege der Aufmerksamkeit
- Körperliche Signale: Schmerz, Wärme, Kälte, Kribbeln, Räuspern, Verspannung ...
- Emotionale Signale: Albernheit, Traurigkeit, Groll, Belastung, Verlangen ...
- Geistige Signale: Zweifel, Unruhe, Sorge, Urteile, Wünsche, Fragen, Erwartungen ...

Die Phase des Loslassens

In der Phase des Loslassens findet eine Transformation auf der Ebene der Schwingungen statt, und zwar durch die Handlung des Tönens selbst. Sie kündigt sich durch eine Steigerung des Energiepegels an. Wir nehmen das in unserem Fühlen und körperlichem Empfinden wahr. Ein starkes, bedingungsloses Verlangen steigt aus der Tiefe auf. Es scheint auf die Impulse, die von unseren Bedürfnissen ausgehen, antworten zu wollen. Dieses Gefühl lässt sich mit der Metapher eines überlaufenden Kelches oder eines Vogels, der zum Flug abhebt, ausdrücken. Die Schleusen zwischen Innen- und Außenwelt werden geöffnet und lassen unserer Kraft freien Lauf. Dabei lassen wir buchstäblich alles mit der Stimme los und folgen ihr einfach nur mit unserer Aufmerksamkeit.

Der italienische Belcanto-Meister Giovanni Battista Lamperti pflegte seinen Schülern zu sagen: »Singe erst dann, wenn du sterben würdest, wenn du es nicht tätest!«[2] Damit macht er auf die innere Dringlichkeit aufmerksam, welche die Stimme nach außen treibt. Sie muss singen. Laurel Elizabeth Keyes, die Pionierin des modernen Tonings, sagt etwas ganz Ähnliches. Es ist die Stimme des Körpers, die aufsteht, sich von unten nach oben aufrichtet und sich unaufhaltsam ihren Weg nach außen in die Freiheit bahnt.[3] Beide versuchen in Worten zu beschreiben, wie es sich anfühlt, wenn die Macht der Stimme, die eine natürliche, angeborene Macht ist, losgelassen wird. Toning und Singen sind in diesem Fall Synonyme. Sie entspringen derselben Lebensquelle.

In der zweiten Phase übernimmt eine existenzielle Kraft in unserem Unterbewusstsein das Kommando, sobald sie genug Raum bekommt, sich zu entfalten. Das Bewusstsein bleibt als neutraler, nicht eingreifender Zeuge präsent. Es ist im Herzfeld zentriert und hellwach. In diesem Teil des Tonings zeigen sich sowohl die negativen als auch die positiven Aspekte unserer energetischen Schwingungsmuster in der Stimme. Im Augenblick des Loslassens verändert sich jedoch die Perspektive darauf. Sobald wir vollständig eintauchen in das Fühlen des Tons, nehmen wir alles nur noch als Energie wahr, als reines Kraftpotenzial ohne Vorzeichen, Wertung oder Ladung.

Die Laute der Entspannung verdichten sich in dieser Phase zu vollen Vokalklängen. Sie entwickeln ein Eigenleben. Manchmal beginnt das Loslassen als sirenenartiger Ton, der sich auf eine bestimmte Lautstärke und Tonhöhe einschwingt und dabei rhythmisch pulsiert. Die Klangfarbe dieses Tons ändert sich sprungartig und überraschend. Die Stimme bekommt zunehmend Schwung und Resonanz. Der Spin (Drehmoment) der Energie, die sie trägt, wird beschleunigt. Das heißt nicht zwangsläufig, dass die Stimme lauter wird. Oft wird sie sogar leiser. Es bedeutet jedoch immer, dass die Schwingungsdichte und die Intensität der dem Ton zugrunde liegenden Kraft zunehmen. In der HA-Phase hat man häufig das Gefühl, dass die Stimme nicht mehr auf den Körper begrenzt ist. Sie scheint aus einer anderen Raumdimension zu kommen und gleichzeitig überall präsent zu sein, wie ein Licht, das plötzlich in der Dunkelheit auftaucht.

Anfangs kann die zweite Toning-Phase ziemlich chaotisch klingen. Doch im Laufe des Loslassens, und vor allem wenn wir häufig und regelmäßig tönen, entwickelt sich unser Stimmklang kaskadenartig und bewegt sich durch ungeahnte musikalische und sprachliche Regionen. Die Stimme wird zum Komponisten und Dichter. Sie experimentiert, sie spielt mit unterschiedlichen melodischen Mustern und mit abenteuerlichen Fantasiesprachen. Ich habe auch schon Leute erlebt, die dabei spontan Verse erfinden. Die auftauchenden Melodien klingen manchmal sehr alt, wie Musik aus einer anderen Kultur oder bisweilen sogar von einem anderen Stern. Und mit großer Regelmäßigkeit erscheinen Obertöne von hoher Intensität und Strahlkraft im Gesamtklang der Stimmen.

Die zweite Phase bewirkt eine Öffnung der zentralen Energiekanäle, reinigt, transformiert und klärt das Energiefeld. Dabei wird die Schwingung unserer Energie beschleunigt. Die gesammelte Kraft wird mit der Stimme losgelassen wie ein Pfeil. Sie bekommt Raum, um sich zu bewegen und selbst zu regulieren. Wir steigen voll in den Transformationsprozess ein, ohne damit identifiziert zu sein. Das heißt, wir erleben und beobachten das Geschehen simultan. Gegen Ende dieser Phase wandelt sich das ursprüngliche Bedürfnis in ein klares Gefühl. Es zeigt sich als Neuorientierung oder wegweisende Erkenntnis.

Die Umwandlung von Schwingungen in dieser Toning-Phase läuft nicht immer ausschließlich über den Kanal der Stimme ab. Manchmal ist eine Stimme einfach noch nicht bereit, aber der Körper und der Atem schon. Wenn also eher das Bedürfnis auftaucht, zu tanzen, sich zu bewegen oder die gespannte Kraft über Atemgeräusche loszulassen, würde ich diesem Impuls unbedingt vertrauen.

In den Toning-Gruppen, die ich begleite, unterstütze ich das Loslassen häufig durch atemtypische Bewegungen und Massagen (siehe Kapitel 3). Besonders am Anfang hilft das den stagnierenden Energien im Körper, wieder frei zu strömen. Abgesehen davon, sind die inneren Kräfte manchmal ziemlich stark geladen. Durch Bewegung werden diese Impulse verteilt und der Spielraum, in dem sie sich ausbreiten, vergrößert. Auf diese Weise kann die hochkommende Energie leichter verarbeitet werden. Sie wirkt weniger abstrakt und bedrohlich. Die Stimme folgt dann von selbst und ganz natürlich der Bewegung des Körpers.

Berichte aus der zweiten Toning-Phase

Was energetisch beim Loslassen geschieht, ist nicht so einfach zu beschreiben. Zum einen bewegen wir uns hier immer tiefer in den Bereich des Unterbewusstseins hinein. Zum anderen läuft diese Phase in extremer Geschwindigkeit ab – so schnell, dass das Denken und die Worte nicht mehr mitkommen. Dass es dennoch möglich ist, dokumentieren die folgenden Erfahrungsberichte. Der erste Bericht zeigt, wie schon ein einzelner Vokal eine ganze Welt von Klängen für uns öffnen kann.

»Heute habe ich einfach Lust zu tönen. Nach einer kurzen Einstimmung ergibt sich in meiner Stimme ein angenehm voll klingender AH-Sound. Ich habe Lust, mich von diesem Klang durch mein Energiefeld tragen zu lassen. Die Stimme geht unter die Füße, die Beine entlang, ins Becken, den Bauch, die Wirbelsäule, die Organe ... In jedem Bereich, den ich passiere, verändert sich der AH-Klang, wird lauter, leiser, höher, tiefer, rhythmisch, scharf. Die Resonanz in der Stimme nimmt dabei fortwährend zu. Das bemerke ich vor allem in den leiseren Tönen, die dennoch den ganzen Raum mit Vibration füllen. Es geschieht, ohne dass ich irgendetwas Besonderes tue. Ich bin wie ein Instrument, durch das sich eine AH-Musik hindurch bewegt. Im Brustraum macht sich schließlich eine Stelle bemerkbar, die dumpf und verschleimt klingt. Sie ist fühlbar, wie ein Engpass an dem Punkt, wo sich die Bronchien teilen. An dieser Stelle folge ich meiner Stimme in die Tiefe. Was ist hinter dem Schleim? Dort pegelt sich der Ton in einer bestimmten Frequenz ein und beginnt zu pulsieren, als wolle sich die Vibration von innen durch diese Wand aus Schleim bohren. Nach etwa zwei Minuten tut sich was. Das Druckgefühl löst sich, und der Ton wird sehr klar und voll. Die Stimme fängt jetzt an zu improvisieren, bewegt sich durch melodische und rhythmische Muster, als wolle sie ihren Durchbruch feiern. Sie schraubt sich jubelnd in die Höhe, um dann wie ein Adler nach erfolgreicher Jagd auf seinem Horst zu landen. Mit einem erfüllten Seufzer komme ich wieder in der Gegenwart an. Mein Brustkorb ist frei, warm, weit und klar – und mein Gefühl: Wow – sehr groß, frei und lebendig!«

Die HA-Phase des Loslassens ist für jeden Menschen vollkommen einzigartig. Es ist zwar nützlich, aber nicht unbedingt notwendig, intellektuell zu verstehen, was hier geschieht. Die Transformation ist immer wirksam. Ihre Wirkung wird vertieft, wenn es gelingt, bewusst zu *bezeugen,* was sich verändert. Dadurch wird das Erlebnis im Bewusstsein *verankert.* Das geschieht schon allein dadurch, dass man den Wandlungsprozess durch die bewusste Wahrnehmung stimmlicher Vibrationen körperlich fühlt und ihm aufmerksam zuhört. Hier eine Variante des Loslassens, in der ein Gefühl transformiert wird.

»Schon während des Einstimmens kam das Bedürfnis hoch zu weinen. Der Körper fühlt sich so müde an. Ich seufze, wimmere, stöhne, lasse den Körper klagen. Durch das Loslassen des Atems und der Stimme wird mir leichter ums Herz. Die Stimme wird leiser und lauter zugleich. Ich fühle, dass ich innen mehr Raum bekomme. Mein Körper beginnt sich nach hinten zu lehnen, und da überkommt mich plötzlich so ein wellenartiges Gefühl. Die Stimme geht wie eine Sirene hoch. Sie bleibt eine Weile in diesem vollen, durchdringenden Klang. Es fühlt sich so an, als wäre dieser Ton eine Blase, in der ich mich befinde und die mich nährt. Ich spüre ganz genau, wann es zu Ende ist – und der Ton bricht unvermittelt ab. Danach eine unglaubliche Stille. In meinem Inneren zuckt es noch und pulsiert wie wild. Meine Gefühle sind aufgewühlt. Ich beobachte sie jedoch still, so wie ein Fisch von unten aus sicherer Tiefe auf die vom Sturm bewegte Wasseroberfläche blickt. Ich höre in dieser Stille, wie sich der Sturm legt. Danach bin ich erleichtert, der Körper fühlt sich gereinigt, irgendwie erlöst und viel vitaler an. In meinem Inneren hat sich ein großer Raum aufgetan, der voller Frieden und Zuversicht ist.«

In diesem Beispiel kann uns das Modell der vier Dimensionen aus Kapitel 2 helfen zu erkennen, wie die verschiedenen Schichten des Energiefeldes unterhalb des Wachbewusstseins zusammenspielen. Die Ton-Blase, in der die Transformation stattfindet, entspricht der Auraebene. Das Herausblicken aus der Tiefe ist eine Metapher für ein im Wesensstern zentriertes Bewusstsein, und der große innere Raum sowie die neue Gefühlslage sind klare Anzeichen für ein aktiviertes Herzfeld.

Jedem Loslassen geht ein Annehmen voraus. Schließlich ist Loslassen nicht dasselbe wie Loswerden. Loslassen bedeutet vielmehr, sich einem bestimmten Thema zu stellen und ihm zu erlauben, sich zu verändern. Die Energiemuster darin folgen der Spur unserer Aufmerksamkeit. Die Stimme macht diese Spur hörbar. Mit einer akzeptierenden Haltung gegenüber unserer emotionalen Natur und einer positiven mentalen Einstellung ist es wahrscheinlicher, dass die Veränderung in eine wünschenswerte Richtung läuft.

»Ich höre meinen Puls wie das Rauschen eines Flusses, der immer näher kommt. Plötzlich bin ich ein Teilchen, das in einem roten Strom wirbelt. Er ist warm, dickflüssig und fühlt sich sehr real an. Ich weiß, dass dies mein Blut ist, und lasse mich mit meiner Aufmerksamkeit von meinem Blutstrom durch meinen Körper tragen. Nach ein paar Sekunden, die mir wie eine Ewigkeit vorkommen, fällt der Fluss einem Wasserfall gleich in eine dunkle Tiefe hinunter. In diesem Gefühl des Fallens löst sich meine Stimme in einem kraftvollen, großen Ton. Sie ist überall. Ich bade in diesem Ton. Er bewegt sich durch mein gesamtes Blutsystem, in jede Ader, jede Zelle hinein. Ich sehe Farben, regenbogenartige Spiegelungen auf der Oberfläche von Wasser. Ich weiß, dass diese Farben mit dem Ton in die Zellen gelangen. In der Stimme bemerke ich viele filigrane Obertöne, und mein Körper fühlt sich sehr transparent an. Schließlich sehe ich meinen ganzen Körper wie ein Gebilde aus flüssigen Kristallen, die in brillanten Regenbogenfarben schimmern. Der Ton in der Stimme passt dazu. Er ist sehr rein, klar, brillant. Mit einem Akzent beendet die Stimme diese traumartige Vision, so als wolle sie sagen: Es ist getan!«

Diese Geschichte zeigt ein Phänomen, das ziemlich häufig in der zweiten Phase des Tonings auftaucht. Zunächst ist die Aufmerksamkeit ganz eindeutig mit körperlichen Empfindungen und Bildern verbunden. Doch je tiefer wir nach innen gehen, in die atomare oder subatomare Welt hinein, desto traumartiger, farbiger und surrealer erscheinen die inneren Bilder und Wahrnehmungen.

Die Phase des Loslassens trägt uns in die Welt des Fühlens von Schwingungszuständen. Am negativen Pol, an der Oberfläche unseres Bewusstseins, sind diese Zustände gekennzeichnet von polaren Kräften, die miteinander ringen. Wir erleben das als emotionale Bewegung, Kampf oder Aufruhr. Am positiven Pol, an der Quelle unseres Seins, werden diese Kräfte versöhnt, verschmolzen zu einer Einheit. Dies zeigt sich in einem tiefen und wissenden Gefühl der Verbundenheit, des Friedens, des Erlaubens und Vertrauens.

Die zweite Toning-Phase in Stichworten

Laute

Schreien, Lachen, Rufen, Singen, Kauderwelsch-Sprache oder spontanes Dichten; alle Arten von Vokalklängen: A, E, I, O, U, Ö, Ü, Ä, AI, EU, AU ...; sehr dynamische Klänge, spontan entstehende Melodien und komplexe rhythmische Klangmuster.

Intention

- Den Körper reinigen, befreien entlasten. Energie loslassen und beschleunigen.
- Das Herz erleichtern. Gefühle ausdrücken und sich entladen lassen.
- Die Psyche (Mind) leeren. Bilder und innere Filme ablaufen lassen. Spielraum geben.

Wege des Loslassens

- Körperlich: Energie loslassen in Bewegung und Stimme. Beschleunigung.
- Emotional: Ausbruch der Energie, Entladung, Erleichterung, Hingabe.
- Geistig: Annehmen, was kommt. Urteile und Widerstand aufgeben.

Die Phase der Erneuerung

Wenn ich alleine töne, gehen die Phasen des Loslassens und der Erneuerung fließend ineinander über. Dieser Übergang lässt sich an der Veränderung der Atmosphäre und des Klanges im Raum erkennen. Da ist auf einmal eine Art innere Stille, Weite und Freiheit präsent, manchmal auch so etwas wie Erlösung. Die Grenzen zwischen Raum, Körper und Stimme lösen sich auf in die Erfahrung eines allumfassenden, schwingenden Bewusstseins.

Der Klang der Stille ist einer der heilsamsten überhaupt. Es kommt durchaus vor, dass die gesamte dritte Phase in vollkommener Stille abläuft. Manche Menschen schlafen hier ein und wachen nach einigen Minuten ziemlich erfrischt wieder auf. Gegen Ende der Phase des Loslassens hat sich der innere Raum im Wesensstern geöffnet. Durch den Kanal der Stimme wurde etwas von innen heraus geklärt und bereinigt. In der Stille danach realisieren wir, was da eigentlich passiert ist. Wir empfangen, bezeugen und integrieren die transformierten Schwingungen in unserem Feld.

Die Phase der Erneuerung ist meines Erachtens die entscheidende Phase beim Toning. Wir sind in jenem kraftvollen Zustand des No-Mind angekommen, der sich mit der vollen Aktivierung des Herzfeldes einstellt – jenseits des Denkens und doch vollkommen gegenwärtig. Hier erkennen wir unseren Standpunkt, unsere Potenziale und Möglichkeiten. Hier überblicken wir diese aus der Vogelperspektive und spüren die Verbundenheit mit dem Kraftfeld des Universums. Hier fühlen und wissen wir, dass wir wählen und etwas Neues erschaffen können.

Dies ist der Ausgangspunkt für regenerierende und aufbauende Impulse. Hinweise darauf zeigen sich schon in der Phase des Loslassens. Da tauchen spezifische Erkenntnisse und Haltungen in Verbindung mit Vokalen, Intervallen, Melodien oder Rhythmen auf, die als besonders wohltuend empfunden werden. Sie sind sowohl inspirierend als auch heilsam. In der Erneuerungsphase formen wir diese Eindrücke um in Bilder. Wir geben ihnen eine Gestalt oder ein geistiges Symbol, das wir dann mit der Stimme verstärken und aufladen. Schließlich steigen wir mit unserem Körper in diese Klangbilder ein und erleben ihre Schwingung mittels stimmlicher Vibration in unserem Energiefeld. Damit werden sie in unserem Bewusstsein verankert. Das ist unglaublich kraftvoll.

Die Laute dieser Phase kündigen sich an durch die Veränderung der Resonanz im gesamten Raum. Diese Laute sind durch die *Schwingung der Intention* hinter dem hörbaren Klang charakterisiert. Das macht ihre tief gehende Wirkung aus. Die Schwingung der Intention beruht auf einer Wahl, die intuitiv auf Seelenebene getroffen wird und Bewusstes und Unbewusstes in Übereinstimmung miteinander bringt. Dabei stellt sich ein unmissverständliches Gefühl von Präsenz ein.

Unsere Stimme lässt sich in dieser Phase des KJU auf vielfältige Weise einsetzen, denn Intention kann von allen möglichen hörbaren Klängen getragen werden. Wayne Perry unterscheidet in seinem Buch *Sound Medicine* fünf verschiedene Arten von regenerierenden Lauten. Zunächst erwähnt er die Obertöne oder Harmonik des Klanges. Wenn wir auf den Gesamtklang einer Stimme achten, sprechen wir von ihrer Klangfarbe. Hören wir jedoch etwas genauer hin, können wir mehrere verschiedene Töne in ihr hören, die sich fortwährend verändern. Die mitschwingenden Töne werden als Obertöne oder Teiltöne bezeichnet. Dabei handelt es sich um bestimmte Frequenzbereiche, in denen akustische Energie konzentriert wird. Obertöne wirken sehr stark auf das Gewebe, die Zellebene des Körpers und unsere Imagination.

Dann gibt es die »gestimmten« Töne, die mit den Körpersystemen in Verbindung gebracht werden. Hierfür eignen sich Vokale, Silben, Mantras, Chakra- und Meridiantöne, Intervalle, Dreiklänge und Skalen. Es gibt sehr unterschiedliche Zuordnungssysteme. Diese Töne wirken auf die feinstoffliche Anatomie des Körpers (siehe Kapitel 11). Die Klänge der dritten Art heißen bei Perry kohärente Klänge. Ich nenne sie Herztöne, denn sie zeigen die Aktivierung des Herzfeldes an. Diese Töne entstehen in Beziehung zu positiven Gefühlen wie Dankbarkeit, Wertschätzung, Vertrauen, Liebe oder Freude. Sie haben eine öffnende, aufladende und erhebende Wirkung, vor allem auf unsere Emotionen und Beziehungen. Die Töne, die mit einer Intention verbunden sind, wurzeln in der Haraebene. Sie sind Ausdruck von grundlegenden, seelischen Prinzipien. Man könnte sie als Schwingungen der Absicht bezeichnen. Häufig erscheint diese Intention im Gewand einer Gebärde oder eines inneren Bildes. Die letzte Variante sind die sogenannten heiligen Klänge oder Gebete, die in stark aufgeladenen, kollektiven Bewusstseinsfeldern wurzeln. Ich bezeichne sie als Archetypen. Heilige Klänge enthalten sehr subtile, ordnende Schwingungsmuster. Manche von ihnen sind so machtvoll, dass sie das Bewusstsein spontan in einen höheren Schwingungszustand versetzen können. Im Toning gehen wir in Resonanz mit diesen Klangfeldern. Besonders alte, traditionelle Mantras und schamanische Kraftlieder und Chants entfalten schon nach ein paar Wiederholungen eine aufbauende Wirkung.[4]

Die Phase der Erneuerung kündigt sich durch das Erleben von Stimmigkeit, innerer Stille und einem Wandel der Atmosphäre im Resonanzfeld des Raumes an. Sie beginnt mit der Aktivierung des Herzfeldes und schafft eine grundlegende Übereinstimmung innerhalb des eigenen Energiefeldes. Darüber hinaus wird unser individuelles mit dem universellen Feld synchronisiert. In Verbindung mit der Quelle in unserem Wesensstern setzen wir bewusst neue kreative Impulse. Diese laden wir mit der Kraft unserer Stimme auf und erleben die Schwingung der neu gewählten Muster in und durch unseren Körper.

Wenn unser Unterbewusstsein keine klaren, neuen Eingaben bekommt, greift es auf Gewohntes zurück, gleichgültig, ob es uns schadet oder fördert. Damit erlauben wir den alten, überholten Schwingungsmustern zurückzukehren. Die Intention in Phase drei füllt den frei gewordenen Raum im Energiefeld mit einer bewusst gewählten neuen Schwingung. Das ist der entscheidende Schritt für die nachhaltige und tief gehende Wirkung eines Tonings.

Berichte aus der dritten Toning-Phase

Die Phase der Erneuerung zeichnet sich vor allen durch Subtilität aus. Der Klang der Stimme wird plötzlich feinstofflicher, transparenter und zugleich durchdringender als zuvor. Diese Veränderung der Stimmung im Raum geschieht spontan und ist doch unglaublich zart – wie ein Lichtwechsel in der Natur. Selbst wenn die Töne gegen Ende des Loslassens noch mal an Fahrt aufnehmen und die Stimme laut wird, sind eine besondere Stille und ein besonderer Frieden im Raum präsent.

In der folgenden Geschichte taucht die Stille der dritten Phase zugleich als äußerer und innerer Klang auf. Aus dieser

Stille steigen dann spezifische, heilende Laute auf, welche die Erneuerung auf der Schwingungsebene in Gang setzen.

»Während des Tonings erinnere ich mich an eine schon etwas länger zurückliegende Begegnung und an das eigenartige Gefühl, das diese Situation bei mir hinterließ, ohne dass ich es mir erklären konnte. Die Erinnerung taucht völlig unvermittelt auf und hat Einfluss auf den Klang meiner Stimme. Sie scheint sich gegen etwas zu wehren. Ich höre Druck und Anspannung im Ton. Ich gebe den Widerstand auf und lasse mich von meiner Stimme in die Stille tragen. In dieser Stille taucht zuerst ein Rauschen, dann ein ganz hoher Glockenton auf. Ebenso unvermittelt wie die Erinnerung vorhin beginnt meine Stimme, auf JIÜ Obertöne anzustimmen, die meinen gesamten Kopfraum klären. Etwas später taucht ein tiefer gestimmtes NGANG auf, das den oberen Brustraum, vor allem in der Schultergegend, reinigt. Es fühlt sich an, als würden Saugnäpfe entfernt. Nach etwa fünf Minuten des Tönens bleibe ich in Stille sitzen und höre ziemlich erstaunt nach. Nun taucht wieder ganz unvermittelt eine Vision auf. Ich sehe ein Amulett mit einer Hand drauf. In dieser Hand liegt ein Davidstern, in dem Stern ein Pentagramm und in der Mitte des Pentagramms ein Auge. So etwas habe ich noch nie gesehen. Es ist ein äußerst klares Bild, das mich mit Ruhe erfüllt und ein Gefühl von Schutz und Sicherheit vermittelt. Der Klang dieses Gefühls bleibt innerlich. Und doch weiß ich, dass ich über die mitschwingenden Obertöne der beiden Silben, die ich empfangen habe, jederzeit Zugang zu diesem Gefühl habe! Später finde ich heraus, dass das Amulett in meiner Vision tatsächlich existiert. Es ist ein uraltes Schutzsymbol und wird traditionell verwendet, um den bösen Blick, Neid und Missgunst abzuwehren. Da erkenne ich intuitiv die Botschaft hinter meiner Erinnerung, bekomme einen Schub an Energie und fühle große Dankbarkeit.«

Das unvermittelte Auftauchen von Erinnerungen, archetypischen Bildern und Klängen zeigt an, dass die letzte Toning-Phase eingeläutet ist. Die regenerierende Wirkung wird in dieser Geschichte spürbar durch die klärende Empfindung in den Körperräumen und hörbar in den überraschenden, obertonreichen Lauten, welche die Stimme hervorbringt. In dem obigen Bericht erscheint die Schwingung der Intention als intuitive Vision, die ein Gefühl vermittelt. Meiner Beobachtung nach zeigt sich die Absicht überhaupt viel häufiger als Bild, eher wie ein Hinweis in einem Traum und seltener als ein in Worten ausformulierter Gedanke. Manchmal taucht sie jedoch tatsächlich als eindeutiges Kommando der inneren Stimme auf. Das sind Botschaften aus den tieferen Regionen unseres Unterbewusstseins oder Hinweise auf Störungsmuster in unserem Energiefeld, die wir übersehen oder verdrängt haben. Über Gefühle vermittelt die Seele Einsichten, welche die Kapazitäten des gewöhnlichen Denkens überschreiten.

Indem wir den intuitiven Gefühlen und Bildern in dieser Phase eine konkrete Gestalt geben, in die wir mit allen Sinnen einsteigen können, wird sie für unser Unterbewusstsein real. Das ist ein schöpferischer Vorgang. Diese Gestalt wird durch das Erleben, das Empfinden von Schwingungen, in unserem Körper lebendig.

»Ich spüre eine innere Unruhe, mit der ich mich befassen möchte. Meine Stimme läuft wie von allein durch alle möglichen Klangmuster, Tierlaute, verrücktes Kauderwelsch-Gequatsche, Comicstimmen. Es ist laut und schnell und schrill, doch es fühlt sich gut und befreiend an. Plötzlich wird meine Stimme leiser und durchdringender. Ich kann ihr Echo im gesamten Raum wahrnehmen. Da sehe ich den Ton meiner Stimme wie eine stehende, vertikale Lichtwelle entlang meiner Wirbelsäule vibrieren. Ich bin hellwach und klar. Ich möchte mehr darüber wissen. Es ist ein flötenartiger Klang auf Ü. Er ist leuchtend hellgelb-grün und pulsiert die Wirbelsäule auf und ab. Dieses Bild fasziniert mich. Es vermittelt ein Gefühl von Zuversicht. Genau dieses Gefühl will ich aus tiefster Seele verstärken. Ich wähle das Bild eines Baumes, der sowohl in der Erde als auch im Himmel Wurzeln schlägt. Den gelb-grünen Stamm dieses Baumes bildet meine Wirbelsäule. Dann spiele ich auf meiner Flöte den Ton, bei dem ich vorhin gelandet bin. Es ist eigentlich ein Intervall, eine kleine Sekunde aufwärts. Dieses Intervall töne ich auf Ü in Verbindung mit dem Bild des Baumes. In meinem Körper breitet sich eine inspirierende Mischung von Ruhe und Bewegung aus. Er wird von einer angenehmen Wärme erfasst. Das Ü entwickelt sich zu einer einfachen Melodie, und aus der Zuversicht öffnet sich Freude wie eine zarte Blume!«

Je regelmäßiger man tönt, desto klarer werden die inneren Eindrücke. Manche Menschen sind von Natur aus eher visuell veranlagt, andere eher auditiv oder kinästhetisch, das heißt, sie nehmen bevorzugt über Empfindung wahr. Bei mir selbst sind das Hören und Empfinden sehr genau. Das Sehen hat sich erst mit der Zeit entwickelt. Meistens weiß ich einfach, dass Bilder da sind. Indem ich ihnen durch Aussprechen, Schreiben oder einfach Tönen meine Stimme gebe, kann ich die Gestalt darin deutlich erkennen und ausdrücken.

Insgesamt habe ich beobachtet, dass sich mit der kontinuierlichen Praxis des Tonings alle inneren Sinne weiterentwickeln und einander annähern. Die traumartigen, visionären Bilder des Unterbewusstseins haben zunehmend eine holografische Qualität, das heißt, sie erscheinen dreidimensional. Unsere innere Wahrnehmung liefert eine Fülle von Einzelheiten. Die Intelligenz im Herzfeld scheint auf alle ihr zugänglichen Informationen für eine bestimmte Frage oder Situation zurückzugreifen und genau die auszuwählen, die eine Antwort oder Lösung herbeiführen. Das geschieht völlig unabhängig von unserem Denken. In spirituellen Traditionen wird diese Intelligenz als der immanente Aspekt des Göttlichen bezeichnet.

»Heute hat sich eine Menge über den Körper gelöst. Ich beginne das Toning mit einem flauen Gefühl im Magen. Irgendetwas stimmt nicht mit meiner Verdauung. Beim Loslassen geht es dann auch echt zur Sache. Der Knoten im Solarplexus löst sich im Klang, und der Bereich der Organe wird sehr lebendig in der Stimme. Jetzt ist alles leicht und freier. Ich habe das Bedürfnis, diesen Körperraum aufzuladen. Dazu kommt mir sofort eine Farbe in den Sinn: Sonnenblumengelb. Ich spüre, dass es um das Solarplexus-Chakra geht. Für die Phase der Erneuerung töne ich ein OH auf einem tiefen G, das dem Ton der Erde entspricht. Ich stelle mir vor, wie dieses satte Gelb in einer wirbelnden Bewegung mit dem Klang in meinen Körper fließt. Während des Tönens spüre ich eine sehr starke Verbindung nach unten. Meine Füße werden heiß. Nach etwa zwei Minuten fühle ich mich komplett genährt, erfüllt und zufrieden. Und mein Bauch ist wieder in Ordnung, als wäre nichts gewesen!«

In diesem Beispiel kommen die Informationen wie Anweisungen. Über den Erdton wird eine Verbindung mit dem universellen Feld hergestellt. Die Intelligenz des Herzens ist in Resonanz mit der Intelligenz des universellen Energiefeldes, dem transzendenten Aspekt der schöpferischen Kraft. In der erneuernden Phase des Tonings erleben wir ein Verschmelzen von Natur und Geist.

Die dritte Toning-Phase in Stichworten

Laute

Obertöne, Rhythmen und Melodien. Gestimmte Töne, Pulse und Vokale, die heilsam auf spezifische Körperregionen wirken. Klänge, die mit positiven Gefühlen wie Liebe, Dankbarkeit, Wertschätzung aufgeladen sind. Mit einer bestimmten Intention verbundene Klänge, Vokale, Intervalle, Melodien, Skalen, Rhythmen. Heilige Klänge wie AH, OM und HU, Mantras, Chants, Jodeln, Heil- und Kraftlieder …

Intention

- Den Körper heilen, wieder aufbauen. Seine Schwingung erneuern, ausgleichen.
- Das Neue im Herzen verankern. Regenerieren, erlösen, heilen, wählen.
- Das Neue im Mind integrieren. Die positive Absicht erkennen. Neue Bilder setzen.

Wege der Erneuerung

- Körperlich: Die Schwingung des Körpers auf einer neuen Stufe stabilisieren.
- Emotional: Eine neue Wahl aus dem Herzen treffen und sie verankern.
- Geistig: Das ganze Bild sehen und die Perspektive ändern.

Das Toning bewusst abzuschließen, ist ebenso empfehlenswert wie die Einstimmung. Ein bewusst gesetztes Ende vervollständigt den Rahmen und unterstreicht den Charakter des Besonderen. Und unser Unterbewusstsein, das den weitaus größten Teil unseres Bewusstseins einnimmt, liebt solche Rituale.

In der Gruppe werfen wir zum Abschluss meistens einen gemeinsamen Ton ins Universum. Wenn ich alleine töne, schalte ich innerlich kurz ab, bedanke mich bei meinem Selbst und meiner Stimme und steige dann ganz bewusst aus.

Integration – die Kraft der Stille

Stille ist ein wesentlicher Bestandteil des Tonings. Das mag paradox erscheinen, weil es in der Praxis ja in erster Linie darum geht, innere Impulse über die Stimme *hörbar* zu machen. Wie kann etwas, das laut ist, auch still sein?

In der Stille verschmelzen der Hörende und die Stimme zu einer ganzheitlichen Erfahrung, bevor sie sich im nächsten hörbaren Ausdruck wieder voneinander entfernen. Wir können innere und äußere Stille unterscheiden. Äußere Stille erleben wir so gut wie nie, jedenfalls nicht, wenn wir in einer Stadt leben. Immer gibt es noch irgendwo ein kleines Geräusch oder Rauschen. Wir bringen äußere Stille am ehesten mit Naturerfahrungen in Verbindung. Ich erinnere mich an eine sehr beeindruckende äußere Stille, die ich während eines Saisonengagements in einem Skiort in den Alpen erlebte. Spätnachts, wenn das Leben sich in die Hotels und Discotheken zurückgezogen hatte, wanderte ich in den klaren Nächten alleine die Skipisten hinauf. Dort spürte ich eine seltene Magie. Man konnte die Berge sprechen hören, und die Sterne waren zum Greifen nah. Wenn es außen still ist, beginnen wir auf innere Klänge zu lauschen. Unsere Sinne erholen sich, und wir hören schließlich den symphonischen Klang des Raumes, der uns umgibt.

Die innere Stille kommt aus der Tiefe unseres Wesenssterns. Sie zeigt sich in einem ruhigen, zentrierten Gewahrsein. Obwohl sie immer vorhanden ist, wird sie meist überlagert von dem Dauergespräch unseres (Ego-)Verstandes, das wir alle mit uns selbst führen. Es gibt Menschen, die nach außen hin sehr still wirken und doch auf der geistigen Ebene sehr laut sind. Umgekehrt kann man lernen, inmitten großen äußeren Lärmes innerlich still zu sein. Zugegeben, das ist eine Kunst. Es zeichnet den Meister aus, der seinen Geist beherrscht. Innere Stille ist nicht abhängig von äußerer Stille. Sie ist wie ein heiliger, innerer Raum. An diesem Ort erwacht die Intuition. Wir werden empfänglich für die Botschaften und Wahrheiten unserer Seele. Wenn es innen still wird, erleben wir Frieden und vollkommene Gegenwärtigkeit. Das Ideal der inneren Stille wird in jeder Meditationspraxis angestrebt.

So absurd es klingen mag, Toning ist ein Weg zu innerer Stille. Ich habe erstaunt beobachtet, dass es mit zunehmender Toning-Praxis immer stiller in mir wurde. Selbst im größten Trubel begann ich auf die immer vorhandene Stille des Hintergrunds zu hören. Es geschah ganz von selbst, ohne dass ich es angestrebt hätte. Heute bin ich unendlich dankbar für diese Erfahrung. Der stille Zeuge im Wesensstern ist ein machtvoller Verbündeter und weiser Führer. Wenn alles gesagt und ausgedrückt ist, gibt es keinen Grund mehr, laut zu sein.

»Das Gefühl von Gegenwärtigkeit in der Stille erwachte in mir spontan während eines Gruppen-Tonings. Es ist mir seitdem jederzeit zugänglich, sobald ich mich daran erinnere. Wir befanden uns in der Phase des Loslassens, und es ging ziemlich hoch her. Der Klang im Raum war heftig, emotional, chaotisch, aufgeladen. Plötzlich, von eben auf jetzt, wurde es in mir ganz still, obwohl meine Stimme noch aktiv war. Sie wurzelte in dieser Stille. Meine Stimme ging an den Punkt, wo sie gerade noch hörbar war, um dann von einer Welle unglaublicher Resonanz aus jedem Winkel des Raumes zurückzustrahlen. Sie breitete sich mit einem machtvollen Ton aus, so mühelos, wie ich es noch nie zuvor erlebt hatte. Meine Stimme war überall und nirgends. Ich fühlte mich wie im Auge eines Hurrikans. Ich spürte die Gegenwart eines stillen Zeugen in mir und sah einfach zu, wie diese köstliche Stille, die ich mit jeder Faser spüren konnte, den emotionalen Tumult im Raum regulierte. Ich ließ jeglichen Widerstand los, verlor jegliche Angst und wurde von bedingungslosem Vertrauen getragen. Ich wusste, dass eine intelligente Kraft in dieser weiten Stille, die meine Stimme umgab, für Harmonie und Ordnung sorgen würde. Dann stimmte die Gruppe plötzlich wie auf ein gemeinsames Kommando einen berührenden Gesang an.«

Das Hauptmerkmal von Stille im Toning-Prozess ist, dass sie allgegenwärtig im Hintergrund pulsiert – so selbstverständlich, dass wir keinen Gedanken daran verschwenden. Wir beachten sie nicht und bemerken ihre enorme Kraft erst, wenn wir alles losgelassen haben. Und dennoch ist sie die ganze Zeit da. Ich glaube, dass die Stille jenseits des Verstandes vervollständigt, was die Stimme in Bewegung gebracht hat. Hier schließt sich ein Kreis.

Eine subtile Stille zeigt sich zum ersten Mal während der Einstimmung auf das Toning, wenn wir Verbindung mit dem Raum in unserem Inneren aufnehmen. Sobald wir beginnen, auf den Rhythmus von Atem und Puls zu hören, öffnet sich fast unmerklich eine Lücke. Diese Lücke zwischen den Atemzügen und Pulsschlägen ist die Tür zum Energiefeld des Herzens. Und genau in dieser Lücke offenbart sich die Schwingung, die dem Klang der Stimme zugrunde liegt. Der Ton entsteht von selbst und bahnt sich seinen Weg nach draußen. Er wird von einer unsichtbaren Kraft getragen.

Auch während der Übergänge zwischen den einzelnen Phasen des Tonings taucht Stille auf, häufig sogar innerhalb der Phasen selbst. Diese Übergänge haben etwas Magisches. Der Klangstrom der Stimme wandert durch Berge und Täler. Er hält bisweilen inne, macht eine Pause, um dann an anderer Stelle weiter zu schwingen.

Zwischen Loslassen und Erneuerung ergibt sich meistens von selbst das Bedürfnis, eine Weile still zu sein. In diesem Moment kann unser Energiefeld die Erlebnisse des Tönens absorbieren. Am Anfang der Toning-Praxis ist es häufig eine passive Stille, eine Art Abschalten, bei dem wir uns einfach erholen wie im Schlaf. Nach ein paar Toning-Sessions wird das Bewusstsein innerhalb der Stille aktiver. Es ist entspannt und zugleich hellwach. Wir fangen an, auf die in dieser stillen Weite auftauchenden Zeichen zu achten. Wir werden empfänglich für intuitive Bilder und Informationen aus dem Unterbewusstsein.

Und schließlich gelangen wir in eine umfassende, nährende Stille. Sie ist voller Frieden, Kraft und Segen. Ich habe keine Worte für die Köstlichkeit und Erfrischung, die sie bereithält. Dieses Gefühl vertieft sich mit jedem Toning. Der Klang der umfassenden Stille ist wie ein unendlicher Raum, der die Stimme umgibt. Dieser Raum erscheint leer, ist es aber nicht. Er ist voller Energie. Wenn ich mir dessen während des Tönens bewusst werde, nehmen die Resonanzfähigkeit, die Authentizität und die Strahlkraft der Stimme signifikant zu, ganz ohne mein Zutun. Ebenso verstärkt sich ihre Wirksamkeit in Bezug auf Heil- und Transformationsprozesse. Ich habe da schon so manches kleine Wunder erlebt.

Die Wirkung des Tonings steht in direktem Zusammenhang mit dem Bewusstsein für den Ozean der Stille, aus dem es hervorgeht und in den es mündet. Denn in der Lücke nach dem Tönen geschieht die eigentliche Transformation der Schwingungsmuster – jenseits unserer gewöhnlichen Wahrnehmung durch die Sinne. Die Erfahrungen und die daraus gewonnenen Erkenntnisse werden in der Tiefe unseres Seins integriert.

Auf die Stille hören

Diese Übung kannst du überall machen, ganz gleichgültig, ob es in deiner Umgebung tatsächlich still oder laut ist. Am besten, du probierst sie an allen möglichen Orten und zu verschiedenen Tageszeiten und Gelegenheiten. Ich empfehle, diese Übung so oft wie möglich zu machen. Warum nicht auch mal einen ganzen Tag lang?

Zu Beginn ist es hilfreich, wenn man ungestört üben kann und nichts ablenkt. Wenn du mehr Praxis hast, kannst du Herausforderungen angehen, beispielsweise indem du beim Telefonieren, im Gespräch, beim Musizieren, beim Spielen mit deinem Kind, beim Kochen oder Joggen innere und äußere Stille praktizierst.

Setze dich an dem Ort deiner Wahl hin und schließe die Augen. Was hörst du? Registriere die Stimmen, die Geräusche, den Klang des Raumes, in dem du dich befindest. Höre einfach nur zu! Was hörst du, wenn du auf den Klang hinter den Geräuschen, Stimmen … hörst?

Halte dir für einen kurzen Augenblick die Ohren zu und lausche auf die Klänge im Inneren deines Körpers – das Rauschen im Kopf, deinen Atem, deinen Puls, die Stimmen in deinem Verstand, den Klang deiner Empfindungen. Höre

einfach zu. Wie klingt der Raum, in dem diese Klänge zu hören sind? Vor welchem Hintergrund erscheinen sie?
Lass den stillen Hintergrund im Inneren deines Körpers expandieren und mit der hintergründigen Stille des Raumes verschmelzen. Vielleicht spürst du sogar, dass der Klang der äußeren und inneren Stille deinen Körperraum durchdringt. Höre einfach nur zu und bade in diesem Klang.

Bezeugen und Verankern

Der Vorgang des Bezeugens und Verankerns ist organisch in den Ablauf des Toning-Prozesses eingebaut. Damit ist gemeint, dass wir die Veränderungen in unserer Stimme und unserem Bewusstsein wahrnehmen, sie benennen und schließlich in unsere Erfahrung integrieren.

Vianna Stibal beschreibt in ihrem Buch *Theta Healing™. Die Heilkraft der Schöpfung,* wie entscheidend der Akt des Bezeugens für Heilung und Manifestation ist. Ich teile ihren Gedanken, dass wir etwas erst dann vollständig angenommen haben, wenn wir es uns konkret vorstellen können.[5] Die Vorstellung beginnt oft unsichtbar als Gefühl oder Vorahnung. Sie entspringt im reinen Bewusstsein des Wesenssterns jenseits der Wahrnehmung. Das ist der seelische Akt des *Bezeugens*. Der Verstand, unser Wachbewusstsein, spricht jedoch eine andere Sprache. Er braucht Bilder und Worte, um zu glauben, was das Gefühl vermittelt. Er will es beobachten und erkennen. Der Akt des *Verankerns* macht den Verstand zum Komplizen. Es besteht darin, intuitive Gefühle in die Sprache des bildhaften Denkens zu übersetzen.

Indem wir die aus unserem Fühlen entstandenen Bilder uns selbst oder anderen mitteilen, verstärken wir die Wirksamkeit der Transformation durch Toning ganz erheblich. In Partner- und Gruppensessions wird das Bezeugen und Verankern allein dadurch vergrößert, dass mehrere Menschen ihre Erfahrung miteinander teilen und darüber sprechen können. Je mehr Leute eine Veränderung beobachten, desto realer erscheint sie unserem Wachbewusstsein und desto tiefer wird der Eindruck sein, den sie hinterlässt. Wenn man alleine tönt, kann man die Wirkung durch das zusätzliche Dokumentieren in einem Tagebuch verstärken. Das hat unzählige Vorteile. Ich selbst habe die besten Erfahrungen mit dem Schreiben gemacht, kenne jedoch einige Leute, die lieber zeichnen und malen.

Seine Erfahrungen nach dem Toning aufzuschreiben, ist in gewissem Sinne wie das Anlegen eines Bankkontos, in das kontinuierlich eingezahlt wird. Schon nach ein paar Sessions stellen wir fest, wie viele wertvolle Botschaften auftauchen, wie kraftvoll die kreative Quelle im Inneren sprudelt, wie reich die Intuition uns beschenkt. Auch die Fähigkeit, die verschiedenen Energiedimensionen klarer wahrzunehmen und die Unterschiede präzise zu benennen, entwickelt sich dabei. Manche der Informationen, die auf diese Weise empfangen werden, schreien geradezu danach, in sichtbare Formen umgesetzt zu werden. Damit sind sie nicht nur für uns selbst, sondern auch für andere Menschen von Wert. Durch Schreiben oder Malen, durch Gespräche und Austausch mit anderen, erschaffst du ein Gefäß für die Erinnerung an diese Schätze. Es ermöglicht dir, einen größeren Zeitraum zu überblicken und Veränderungen in deinem Bewusstsein und in deiner Stimme zu messen. Damit hast du etwas Greifbares, was dein Verstand sehen und glauben kann.

Ich habe meine Toning-Erlebnisse von Anfang an regelmäßig dokumentiert. Dabei ist mir aufgefallen, dass das Geschriebene auch einen Klang zwischen den Worten enthält und dass dieser sich ab einem gewissen Punkt verändert. Man kann unterschiedliche Stimmen in den Aufzeichnungen unterscheiden, Stimmen von Überzeugungen, die von innen, und solche, die von außen kommen. Dann taucht so etwas wie eine Leitlinie auf, ein roter Faden in den Erinnerungen, Vorstellungen, Träumen, Wünschen, Erkenntnissen und Botschaften. Diese Stimme weist auf spezifische Informationen hin. Sie wählt aus und verfolgt Ziele. Es ist die Stimme der Seelenintention (siehe Kapitel 5). Sie hat selbst im geschriebenen Wort einen ganz eindeutigen Charakter.

»Für meinen Verstand wurde über das Schreiben sehr deutlich, was meine Seele wirklich will, und er begann mit ihr zu kooperieren. Es entstanden regelrechte Dialoge zwischen diesen beiden Aspekten des Bewusstseins. Ich nenne sie Seelengespräche. Mein Verstand ist der Dolmetscher und die Seele das Sprachrohr. Ich staune jedes Mal, wenn ich nach dem Tönen in so kurzer Zeit seitenweise Information aufs Papier fließen sehe. Dabei erinnere ich mich oft an viele Details, präzise Bilder und Informationen. Manchmal sind es sehr tiefe und wegweisende Botschaften. Manchmal entstehen dabei Lieder oder Gedichte. Das Schreiben setzt das Toning auf der geistigen Ebene fort. Ich habe auf diese Weise massenhaft lebensverändernde Erkenntnisse und ein wahres Füllhorn an kreativen Ideen erhalten. Der in mir erwachte Zeuge vermittelte manchmal sogar genaue Anweisungen, wie diese Ideen umzusetzen seien. Ohne das Schreiben hätte ich einen Großteil dieses inneren Reichtums wieder vergessen. Mit dem Schreiben erinnere ich mich wenigstens, wo in meinem Energiefeld ich die Erinnerung wiederfinden und sie bei Bedarf abrufen kann.«

Das Dokumentieren erweitert das Toning und läutet einen kontinuierlichen Lernprozess ein. Zum Abschluss dieses Kapitels möchte ich dir noch eine Übung zum Schreiben vorstellen.

Sie hat zwei Teile, die unabhängig voneinander funktionieren oder nach Belieben kombiniert werden können. Meine Erfahrung hat mir gezeigt, dass die Kombination von Reflexion und Rezeption die besten Resultate bringt.

Reflektierendes Schreiben

Reflektierendes Schreiben ist vor allem eine Tätigkeit der linken Gehirnhälfte. Die linke Gehirnhälfte fügt Informationen in Sequenzen zusammen wie bei einem Film. Sie verarbeitet Eindrücke linear, analytisch und rational.

- Baue dir eine einfache Struktur für deine Aufzeichnungen.
- Das kann beispielsweise ein stichwortartiges Protokoll des Ablaufs der einzelnen Toning-Phasen sein und was du dabei für Informationen erhalten hast.
- Variante 1 – Thema: Warm-up / Entspannen / Loslassen / Erneuern / Erkenntnisse.
- Variante 2 – Thema: Vorher, Nachher / Ablauf / Beobachtungen / Erkenntnisse.
- Variante 3 – Zeugenbericht in zwei Spalten. Rechts schreibe ich, was ich gemacht und beobachtet habe, und links, wie ich es empfunden, gefühlt und erlebt habe.

Rezeptives Schreiben

Empfänglichkeit beim Schreiben stellt sich ein, wenn man den Strom der Worte automatisch wie durch einen Kanal fließen lässt, ohne darüber nachzudenken, was man schreibt. Dieser Teil der Übung bringt die rechte Gehirnhälfte ins Spiel, die Informationen über das Erkennen von Mustern und Zusammenhängen verarbeitet – ganzheitlich, parallel und intuitiv.

- Verzichte auf eine Struktur für deine Aufzeichnungen.
- Mache ein Spiel aus dieser Übung. Fange einfach an zu

schreiben. Je weniger du dabei nachdenkst, sondern einfach kommen lässt, umso besser.

- Variante 1 – Automatisches Schreiben. Mindestens drei Seiten schreiben; alles, was kommt, notieren ohne Zensor; dann weglegen und erst viel später reinschauen und auswerten.
- Variante 2 – Information herunterladen. Eine Hand öffnen, als würdest du die gesamte Toning-Session mit allen Details und Infos als Datenpaket aus der Matrix empfangen. Dann direkt aufschreiben, was dir spontan in den Sinn kommt.
- Variante 3 – Essenz. Nimm Kontakt mit deinem Puls und dem Ort der inneren Stille auf. Frage innerlich: Wenn es einen Spruch gäbe, der meine heutige Erfahrung zusammenfasst, wie würde er lauten? Warte auf die Antwort und schreibe sie sofort auf.

Zusammenfassung des Toning-Prozesses

Einstimmung: Wähle den richtigen Ort und komme in einen Zustand des dynamischen Gleichgewichts und der wachen Gegenwärtigkeit. Wähle dir ein Thema, lege Zeit und Absicht fest. Wärme Körper und Stimme ein wenig auf und bringe deine Energie in Bewegung.
Anbindung: Stelle dir die inneren vertikalen Energieströme vor und die Verbindung dieser Ströme mit den Kraftfeldern der Erde und des Kosmos.

Phase eins – Entspannung: Stelle dich entspannt mit aufrechter Wirbelsäule hin und schließe die Augen. Nimm Kontakt mit deinem Puls und deinem Atem auf. Reise mit deinem Puls in deine Füße. Durchleuchte deinen gesamten Körper von den Zehen aufwärts bis zum Scheitel mit deiner

Aufmerksamkeit. Verlasse dich dabei ganz auf dein Gefühl von Stimmigkeit.
Gehe mit deiner sinnlichen Empfindung ein paar Minuten lang durch deinen Körper. Stelle dir vor, dass du ihn genau im Spiegel betrachtest oder abscannst. Tu das mit Interesse für das, was du entdeckst, und ganz ohne zu urteilen. Beobachte, wie sich deine Körperempfindungen allein durch Zuwendung verändern. Dabei beginnt sich der Atem zu lösen oder das Bedürfnis, sich zu bewegen, zu gähnen oder zu seufzen, kommt auf. Lass es einfach zu!
Nun hast du einen oder mehrere Bereiche in deinem Körper lokalisiert, die deine Aufmerksamkeit besonders anziehen und die du tiefer erforschen, befreien oder klären möchtest. Wähle eine Region aus (z.B. die Schultern) und lausche in diesen Bereich hinein. Tauche mit deiner Aufmerksamkeit ganz ein. »Wie ist es? Was will mir dieser Bereich des Körpers sagen? Wenn er sprechen könnte und eine Stimme hätte, wie würde sie klingen?« Dann lass dich von deiner Stimme überraschen.
Wie nimmst du die Energie wahr? Zieht sie sich zusammen, dehnt sie sich aus? Folge der Empfindung mit deiner Bewegung und verstärke sie sanft mit deiner Stimme. Du wirst dabei bestimmte Eigenschaften beobachten können und bemerken, wie das Strömen der Energie im Körper zunimmt.

Phase zwei – Loslassen: Dein Gefühl wird dir zeigen, ob es noch weitere Stellen gibt, mit denen du Kontakt aufnehmen möchtest. Sobald der Energiefluss eine bestimmte Stärke erreicht hat, kommt von selbst das Bedürfnis auf, die Stimme loszulassen. Du kannst dir vorstellen, dass du an der entsprechenden Körperstelle eine Schleuse für die komprimierte Energie in deiner Stimme öffnest, während du tönst. Wenn du die Bewegung mit den Händen oder sogar mit

dem gesamten Körper vergrößerst, wird noch mehr Energie frei, die direkt in die Stimme fließt.
Lass deiner Stimme freien Lauf, bis du deutlich fühlen kannst, dass eine Erleichterung oder Befreiung eintritt. Wenn deine Stimme höher oder tiefer werden will, folge ihr einfach. Du wirst spüren, welche Tonhöhe stimmig ist und wie lange du sie beibehalten willst. Stelle dir vor, du hast einen Beobachter in dir, der darauf achtet, welche Töne und Laute in deiner Stimme erscheinen und welche Bewegungen, Haltungen oder Gebärden dein Körper ausdrückt. Möglicherweise tauchen in dieser Phase Farben, Bilder oder Erinnerungen auf.
Wiederhole das Ganze an einer anderen Körperstelle, bis du genug hast und dich erholt, geklärt und aufgeladen fühlst. Die Stimme zeigt das manchmal mit einem abschließenden Seufzer oder Akzent an.

Phase drei – Erneuern: Gib dir im Anschluss an das Loslassen ein bis zwei Minuten Stille, in der du nachhören und die Veränderung absorbieren kannst. Genieße den Raum, der entstanden ist. Entspanne dich vollkommen, höre auf deinen Puls und deinen Atem. Tauchen Informationen, Eindrücke, Gefühle, Intuitionen oder sogar seelische Impulse (z.B. grundlose Freude) aus dieser Stille auf? Wenn du wüsstest, was diese Bilder und Eindrücke dir vermitteln, welche Absicht hinter diesen Informationen steckt, was würde es sein? Wie fühlt es sich an? Lass deine Stimme und deinen Körper die Antwort auf diese Fragen finden!
Verbinde die Absicht, die du gefunden hast, mit einem Laut, Ton, Lied, Mantra, Chant oder Rhythmus deiner Wahl. Das kann ein Vokal sein, der im Toning aufgetaucht ist; eine Melodie, die dir das Gefühl deiner Absicht spiegelt, oder ein Mantra, das dir plötzlich in den Sinn kommt. Vertraue dem Gefühl von Stimmigkeit in deinem Herzen. Stehe zu deiner

gefühlten Wahrheit, selbst wenn dein Verstand sagt, er habe keine Ahnung, was hier passiert.
Verstärke das Ganze, indem du eine Form oder Gestalt für deine Absicht findest: eine Haltung, eine Gebärde, eine spezifische Bewegung. Frage, was die Energie der Absicht tun möchte, und folge dieser Bewegung mit Körper und Stimme. Töne so lange in dieser neuen Haltung, bis du ganz von dieser Schwingung erfüllt und durchdrungen bist, solange es dir angenehm ist und du es aushältst.

Ausklang: Ruhe dich danach am besten ein paar Minuten in kompletter Stille aus. Dann schließe das Toning ganz bewusst ab, beispielsweise indem du dich streckst und erdest, ganz bewusst ausatmest oder symbolisch aussteigst. Erschaffe dein eigenes Abschlussritual und bedanke dich bei deinem Selbst und deiner Stimme für das, was du empfangen hast. Dokumentiere deine Erfahrungen in deinem Stimmtagebuch, wenn du möchtest. Probiere sowohl reflektierende als auch rezeptive Wege des Aufzeichnens aus.

7 Üben und Spielen

Energie folgt der Aufmerksamkeit.

Wenn wir etwas Neues lernen, tragen häufiges Wiederholen und der Grad unserer Zuwendung dazu bei, dass wir dabei schneller Fortschritte machen. Toning bildet da keine Ausnahme. Es ist eine praktische Angelegenheit, die ihre positive Wirkung durch regelmäßiges Ausüben entfaltet. Auf Dauer sorgt es dafür, dass das Potenzial unserer Kreativität wie eine gut gepflegte Pflanze aufblüht. Die Art und Weise, *wie* wir üben, hängt zu einem großen Teil von unseren unbewussten Absichten und Konditionierungen ab. Teilnehmer meiner Toning-Sessions erzählen mir oft, dass ihnen das Üben alleine sehr schwerfällt oder dass sie es aus irgendeinem Grund vermeiden. Bei manchen Menschen löst schon das Wort »Üben« Stress und inneren Widerstand aus. Daher ersetze ich es gern mit dem Wort »Spielen«, das meistens positivere Gefühle weckt.

Das **Üben** nehme ich mir bewusst vor. Es ist vernunftgesteuert und ergebnisorientiert. Nach dem Motto: *Wenn ich etwas erreichen will, werde ich es Schritt für Schritt lernen und üben, um es schließlich zu meistern!* **Spielen** ist emotional motiviert. Hier folgen wir dem Ruf unserer Natur und den Impulsen des Unterbewusstseins. Das Verlangen, etwas Neues zu lernen, kommt von innen und treibt uns an. Das Motto hier lautet: *Das interessiert mich, ich will unbedingt wissen, was es damit auf sich hat. Ich habe Lust, das sofort auszuprobieren. Ich bin so neugierig und aufgeregt!* Das Spielen ähnelt dem Träumen. Es simuliert *Als-ob*-Szenarien, in die man ein- und aussteigen und in denen man etwas erleben kann. Es ist wirklich erstaunlich, dass wir ein Spiel, einen Traum, eine Erinnerung oder eine packende Geschichte ebenso tief miterleben können wie ein tatsächlich stattfindendes Ereignis. Mitfühlen und emphatisches Miterleben sind Eigenschaften des Herzens. Es ist ein tiefes, fühlendes Sich-Einlassen auf das Unbekannte.

Im Idealfall sind Üben und Spielen im Toning-Prozess ausgeglichen. Damit ist gewährleistet, dass man am Ball bleibt und gern übt, weil es so viel Freude macht zu spielen. Gleichzeitig vertieft es das Verständnis für den Sinn dieser Praxis im eigenen Leben. Bei allem Spielen ist eine Struktur vorhanden, die es möglich macht, bedeutsame Veränderungen bewusst zu erkennen, aus ihnen zu lernen und sie in die Erfahrungswelt des Alltags zu integrieren.

Die Kunst des Übens

Hier ein Vorschlag für Leute, die beim Üben unter Leistungs- oder Erwartungsdruck stehen.

- Wenn du jemand bist, der zwar sehr fleißig ist und viel, aber nicht besonders gern übt;
- wenn deine Stimme fest ist und du dazu neigst, eher zu viel Kraft aufzuwenden und auf die Stimme zu drücken;
- wenn Ergebnisse, Belohnung, Ziele und Leistung für dich im Vordergrund stehen;
- oder wenn du dich bei der Vorstellung, etwas zu üben, sofort unter Druck gesetzt fühlst:
- *Spiele* mehr beim Toning. *Mache verrückte Dinge.* Fange einfach an und töne entspannt und sinnlos drauflos …

- und zwar so lange, bis du dich wesentlich freier, vergnügter und lebendiger fühlst.
- Schreibe oder male danach automatisch auf, was dir in den Sinn kommt, ohne es zu lesen oder anzusehen und zu bewerten.
- Schaue dir nach ein paar Sessions deine Notizen oder Bilder genauer an. Kannst du einen roten Faden in dem »Chaos« erkennen? Manchmal taucht dieser rote Faden direkt während des Tonings als wiederkehrende Gebärde oder als Klang in der Stimme auf.
- Das ist *dein tieferes Motiv*. Sobald du dein Motiv gefunden hast, mache es zum Leitfaden deines Übens. Damit kannst du deine eigenen Spielregeln aufstellen.

Und hier eine Übung für Leute, die sich schwer damit tun, eine Struktur einzuhalten, systematisch und zielorientiert zu spielen.

- Wenn du generell gern spielst und es hasst, regelmäßig zu üben;
- wenn deine Stimme zwar frei klingt, aber nicht greifbar ist und du dazu neigst, mit deiner Stimme auszuweichen oder dich zurückzuziehen;
- wenn du in erster Linie Spaß, Vergnügen und intensive Erfahrungen suchst, aber keine Lust hast, dich mit deren Bedeutung und Kontext zu befassen;
- oder wenn du plötzlich das Interesse verlierst, wenn es ums Üben geht:
- Gib deinem Spiel während des Tonings eine klare Struktur, einen Rhythmus. *Mache aus einem Spiel eine Übung, die du wiederholen kannst.*
- Wiederhole deine Struktur mindestens drei Mal. Dokumentiere die Sessions unbedingt durch Schreiben oder Malen, auf jeden Fall etwas Sichtbares.

- Gehe anschließend alle deine Aufzeichnungen zu den Sessions durch und beachte, wie unterschiedlich sie sind, obwohl du immer das gleiche Thema hattest.
- Tu das so lange, bis dein Interesse oder deine Abwehr geweckt wird. Im Fall von Widerstand frage dich nach der positiven Absicht darin. Das ist *dein tieferes Motiv.*
- Mit diesem Motiv kannst du weiterspielen und auf Entdeckungsreise gehen.

Das tiefere Motiv steht in Beziehung zu der seelischen Intention hinter der Stimme.

Die Rolle der positiven Gefühle

In den Toning-Sessions, die ich begleite, betone ich die Notwendigkeit, vor und auch während des Tönens in einen verspielten, positiven Gefühlszustand zu kommen. Das heißt nicht, dass alles eitel Sonnenschein sein muss. Manchmal ist Aufrichtigkeit sich selbst gegenüber der positivste Zustand, zu dem man im Augenblick fähig ist. Oberflächliche Freude, die man sich selbst nicht glaubt, hat überhaupt keine Wirkung. Bei mir ist es gelegentlich sogar Galgenhumor, der mir hilft, mit der Quelle von Freude in meinem Inneren Kontakt aufzunehmen. Anfangs war das etwas schockierend. Inzwischen bin ich sehr dankbar für die Erkenntnis, dass Verrücktheit und eine Prise schwarzer Humor Türen zur Ebene meines Wesenssterns sind.

Mit der Feststellung, dass eine positive Gefühlslage den Unterschied beim Üben ausmacht, bin ich nicht allein. Es gibt viele Möglichkeiten, diesen Grundzustand des Glücks in sich zu erzeugen, den Aus-Zustand, den ich bereits ausführlich in Zusammenhang mit dem Energiefeld des Herzens beschrieben habe. Dabei reicht es leider nicht aus, sich eine positive Erinnerung ins Gedächtnis zu rufen. *Man braucht ein aufgeladenes Bild, das eine körperliche Reaktion hervorruft und ein starkes Gefühl weckt.*[1]

Toning als Alltagsritual

Es gibt kaum etwas, was besser geeignet ist, das Interesse unseres Unterbewusstseins zu wecken, als ein Ritual. Es hilft unserer Intuition zu erwachen. In Ritualen verbindet sich der Ernst des Übens mit der Freiheit des Spiels. Nicht jeder findet Gefallen an traditionellen oder exotischen Formen des Rituals.

Wenn man jedoch seinen Tagesablauf einmal genauer unter die Lupe nimmt, stellt man fest, dass er ebenfalls voll ist von Ritualen in Form von lieb gewordenen Gewohnheiten: das Frühstück im Bett am Wochenende, der gemeinsame Spaziergang mit den Großeltern, der Jour fixe beim Italiener, der Bummel auf dem Markt, die Yogastunde am Dienstagvormittag, Zeitunglesen im Café … Jeder schöpferische Mensch und jeder produktive Künstler erschafft und lebt seine eigenen kreativen Rituale des Übens.

Mache das Toning zu einem solch alltäglichen Ritual. Auf diese Weise gibst du deiner authentischen Stimme, deiner ureigensten Schwingung einen Platz in deinem Leben und ebnest du ihr den Weg, damit sie eines Tages dauerhaft in deiner hörbaren Stimme präsent sein kann. Es ist überhaupt nicht nötig, sich dabei an bestimmte Vorgaben zu halten oder in weite Ferne zu schweifen. Auch die Tipps in diesem Buch sind eher als Vorschläge und Inspiration zu sehen, an denen man sich orientieren kann, und nicht als Anweisungen, wie es gemacht werden sollte.

Tönen ist Fühlen! Niemand außer dir selbst fühlt es ganz genau so wie du. Das Wirkungsvollste, was du also tun kannst, ist, dein eigenes Toning-Ritual zu erfinden. Es gibt unendlich viele Möglichkeiten, es zu gestalten. Letztlich wird es hoffentlich ebenso einzigartig sein wie deine wahre Stimme.

Dein Ritual kann eine tägliche Verabredung mit deiner Stimme sein, ein Dialog mit dem tieferen Wesen deines Selbst. Ich habe die Form meiner Toning-Rituale immer wieder geändert, weil ich sehr neugierig bin und gern etwas Neues ausprobiere. Sie sind außerdem stark von meinem persönlichen Theater- und Musikhintergrund sowie von meinen Interessen geprägt.

Anregungen und Beispiele für Toning-Rituale:

- Schreibe dein Thema auf ein Blatt Papier, stelle dich drauf und lass 10 bis 15 Minuten intuitives Tönen und Improvisieren mit der Stimme folgen.
- Toning draußen im Wald, etwa nach oder vor einer Joggingrunde oder beim Wandern.
- Wenn du regelmäßig Yoga, Qigong oder Tai-Chi praktizierst, hänge ein paar Minuten Toning an.
- Toning auf dem Weg zur Arbeit – laut, wenn du mit dem Auto oder Fahrrad unterwegs bist, leise und innerlich in öffentlichen Verkehrsmitteln.
- Toning-Treffen mit Freunden einmal in der Woche.
- Toning vor oder beim Kochen, bei der Gartenarbeit, mit Kindern.
- Freies Tanzen oder Contact Improvisation mit dem Tönen verbinden.

Allein, mit Partnern und in Gruppen tönen

Das Tönen mit Partnern oder in einer Gruppe läuft zwar ebenfalls in drei Phasen ab, unterscheidet sich jedoch in der Wirkung von einem Einzel-Toning. Ich persönlich finde die Kombination aus verschiedenen Konstellationen am besten. Sie spiegelt das Leben, wie es ist. Wir brauchen sowohl Phasen der Einkehr als auch Phasen des Zusammenseins mit anderen. Wir wollen uns in nahen, vertrauten Beziehungen austauschen und ebenso den Zusammenhalt in einer größeren Gemeinschaft spüren.

Toning alleine ist unkompliziert und lässt sich so am einfachsten regelmäßig anwenden. Mit dieser Variante praktizieren wir Selbst-Gewahrsein. Am Anfang wird das Einzel-Toning von den meisten Leuten bevorzugt. Mit der Zeit kommt wahrscheinlich ganz von selbst der Wunsch auf, es auch einmal gemeinsam mit anderen auszuprobieren. Ob mit einem Partner, einer kleinen oder einer großen Gruppe, hängt letztlich vom persönlichen Geschmack und den eigenen Bedürfnissen ab. Jemand, der tagtäglich mit vielen Menschen zu tun hat, wird möglicherweise lieber in einer kleinen Gruppe oder mit einem Gegenüber tönen. Eine Person, die viel allein ist, wünscht sich vielleicht gerade das Zusammensein mit anderen als Ausgleich und genießt den umfassenden, chorischen Klang, der in einer größeren Toning-Gruppe entstehen kann.

Was in Gemeinschaft mit anderen Stimmen wirklich unersetzlich ist, ist das Erlebnis der Erweiterung unserer Resonanzfähigkeit. Alleine tönend erleben wir Resonanz in unseren eigenen Körpern mit unseren seelischen Impulsen und der unmittelbaren Umgebung. Mit einem Partner erschließt sich das schwingende Klangfeld zwischen uns Menschen. Und in einer Gruppe erlebt man das verbindende Resonanzfeld im Raum, das alle Teilnehmer einschließt. Dieses Gruppenfeld kann sich praktisch unbegrenzt ausdehnen. Manchmal führt dies zu einer beglückenden Erfahrung von Grenzenlosigkeit und tiefer Verbundenheit.

Mit anderen gemeinsam zu tönen erfordert mehr Mut, besonders wenn man die anderen Leute nicht kennt. Ein Partner-Toning bietet uns jedoch deutlich mehr Spielmöglichkeiten. Es macht die energetischen Interaktionen bewusst, die sich auf der Schwingungsebene die ganze Zeit zwischen uns abspielen. Unsere Stimmen spiegeln und ergänzen sich. Sie beginnen zu kooperieren und probieren neue Stile des Miteinander-Kommunizierens aus. Sie fordern einander heraus und kämpfen manchmal sogar regelrecht um eine Lösung, die beide Schwingungen harmonisch in sich vereint.

Eine Toning-Gruppe ist vergleichbar mit einem lebendigen Organismus, der viele verschiedene Perspektiven und Stimmen in sich vereint. Sie baut im Laufe des Prozesses ein sehr großes und kraftvolles Resonanzfeld auf. Je mehr Menschen daran beteiligt sind, desto wichtiger werden innere Struktur und Führung durch einen erfahrenen »Leiter«, der die Gruppenenergie bündelt und ihr Zentrum repräsentiert. Eine Gruppe beschleunigt und verstärkt die Wirkung des Tonings in einer Weise, die alleine nicht erreichbar ist. Das begünstigt große Entwicklungssprünge für alle Beteiligten.

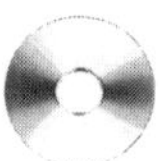

Die Übungen dieses Buches sind so aufgebaut, dass du sie alle sehr gut allein, später aber durchaus auch mit anderen gemeinsam machen kannst. Geführte Klangreisen sind die Toning-Übungen, die sich am besten für eine Gruppe eignen (Teil 3). Auf der beiliegenden CD findest du eine geführte Partner-Toning-Übung zum Mittönen (Track 20).

8 Wege der Anwendung

> Was hinter uns und vor uns liegt, sind Bagatellen im Vergleich zu dem, was in uns liegt.
>
> RALPH WALDO EMERSON

In diesem Kapitel geht es um die zentralen Anwendungsbereiche des Tonings im Rahmen von StimmEnergetics: die Wege der Heilung und der Kreativität. Sie ergänzen sich in einer multidimensionalen Wellenbewegung, dem schöpferischen Puls des Lebens. Außerdem stehen diese beiden Wege in Beziehung zu dem Motiv der Reise. Sie verhalten sich zueinander wie Hin- und Rückweg. Der Unterschied zwischen der äußeren Lebensreise unserer körperlichen Existenz und der inneren Reise der Seele (siehe auch Teil 3) besteht im Wesentlichen in ihrer Verlaufsachse. Die eine Welle bewegt sich in horizontaler, die andere in vertikaler Richtung. Die horizontale und die vertikale Achse des Lebens sind nicht voneinander getrennt, sondern interagieren wechselseitig miteinander. Sie treffen sich im Energiefeld des Herzens.

Heilung bedeutet Ganzwerden, Transformation, Lernen, Gleichgewicht. Dieser Weg führt uns nach innen, zurück in unseren ursprünglich vollkommenen Seinszustand. Wir bewegen uns aus der materiellen Realität und dem Ablauf der Zeit in die zeit- und grenzenlose Dimension unseres Wesenssterns und in die Verbundenheit mit dem universellen Bewusstseinsfeld. Hier bringen wir die Erfahrungen aus der Welt des Körpers mit unseren tiefsten, seelischen Impulsen in Übereinstimmung.

Kreativität bedeutet, etwas Neues zu erschaffen, Wahl und Wachstum. Sie spielt eine Rolle bei Problemlösungen, Manifestationen, Erfindungen und natürlich in Kunst und Wissenschaft. Dieser Weg führt im Idealfall von der Quelle des Seins im Wesensstern zurück in die Dimension der sichtbaren Welt. Hier drückt sich unsere seelische Essenz durch Handlung und Neuschöpfungen in sichtbaren Formen aus. Damit schafft sie einen Spiegel, in dem wir das höhere Selbst erkennen können. Heilung und Kreativität gehören zwar zusammen, aber eine der beiden Richtungen ist in unserem Leben meist stärker betont als die andere. Sie spielt einfach eine größere Rolle in unserem Handeln und Verhalten. Das bringt sich nicht nur in unseren Absichten und Vorlieben zum Ausdruck, sondern auch in dem Weg, den unsere Stimme sich aussucht.

Idealerweise befinden sich die beiden Wege in einem dynamischen Gleichgewicht, etwa so wie Ein- und Ausatmen fließend ineinander übergehen. Im Ablauf eines Toning-Prozesses entsprechen die Entspannung und das Loslassen dem Heilaspekt. In der Phase der Erneuerung sind Heilung und Kreativität verbunden und als *eine* Kraft präsent. In der Stille, in der Botschaften und intuitive Erkenntnis empfangen werden, und besonders beim Bezeugen und Verankern zeigt sich dann hauptsächlich das kreative Prinzip.

Wenn Heilung oder Kreativität unausgeglichen sind, empfinden wir früher oder später, dass etwas Wesentliches in unserem Leben fehlt. Kreativität, die nicht mit der spirituellen Essenz verbunden ist, kann trotzdem sehr produktiv und erfolgreich sein. Bei dauerhafter Überbetonung führt der Weg der Kreativität jedoch zu Künstlichkeit, Verstellung und einem Gefühl innerer Leere – im schlimmsten Fall zu einer Art von Burn-out. Wir vergeuden unsere Kraft in der Außenwelt. Diese Situation lässt sich durch den Weg der Heilung ausgleichen, indem wir uns nach innen wenden und der vertikalen, spirituellen Dimension in unserem Leben mehr Beachtung schenken.

Umgekehrt ist ein Heilprozess, der das äußere Leben nicht nachhaltig und wahrnehmbar transformiert, unvollständig. Lassen wir dem Heilaspekt übermäßige Bedeutung zukommen, wird durch fehlenden Mut, uns auszudrücken, durch Scham oder Befangenheit wertvolles Potenzial vergeudet. Potenziale wollen wahrgenommen werden, damit sie sich vollständig realisieren können. Im schlimmsten Fall führt diese Tendenz zu Depression. Hier erfolgt der Ausgleich über den Weg der Kreativität. Dabei wagen wir es, uns der Außenwelt so zu mitzuteilen, wie wir sind. Dabei erschaffen wir in der horizontalen, materiellen Dimension sichtbare Formen, die unsere Essenz spiegeln. Diese Formen dienen nicht nur uns selbst, sondern auch unseren Mitmenschen und der Welt.

Was hat das mit der Stimme zu tun?

Sehr viel! Die Stimme liegt an der Schnittstelle zwischen der Welt des Körpers und der Welt des Geistes, zwischen der horizontalen und der vertikalen Bewegung der Lebensenergie. Das gilt besonders für jenen ursprünglichen Stimmklang, den wir beim Tönen erfahren. Die Verbindung dieser Welten im Herzen spiegelt sich in unserem *Fühlen*. Damit meine ich die Wahrnehmungsweise, die ich mit dem ganzheitlichen, intuitiven Hören in Kapitel 4 angesprochen habe. Die Stimme ist das Instrument für das *Fühlen* auf allen Ebenen. Wir können unsere Stimme zurate ziehen, um herauszufinden, in welche Richtung wir uns gerade bewegen. Wir können sie darüber hinaus gezielt auf einem dieser Wege einsetzen, um die Balance in unserem System zu stabilisieren oder wiederherzustellen.

Der stimmliche Weg der Heilung führt tendenziell vom

Klang in die Stille. Er führt zum Hören mit dem ganzen Sein. Dieser Weg verbindet uns mit der inneren Stimme und dem symphonischen Klang der Welt. Er vereint uns mit unserer kreativen Quelle. Hier offenbart sich Schritt für Schritt die Intention, die wir in unserem Leben verwirklichen wollen.

Geht die Stimme den Weg der Kreativität, so gibt sie ebendieser Lebensintention eine sichtbare Gestalt und einen unverwechselbaren Klang. Der kreative Weg führt in den vollständigen Ausdruck der inneren Stimme des Selbst durch einen ihm angemessenen Kanal. Der erste Schritt zur Umsetzung in eine wahrnehmbare Form erfolgt durch den Ton unserer Stimme.

Die Wege der Heilung und der Kreativität mit der tönenden Stimme zu verbinden, ist eine ausgesprochen kraftvolle Praxis. Sie bilden das Herzstück der Kunst, das Selbst zu stimmen.

Die Goldman-Formel

Jonathan Goldman, ein bekannter US-amerikanischer Klangexperte und Obertonsänger, machte schon vor vielen Jahren auf die Bedeutung der Intention im Bereich der Klangheilung aufmerksam. Er prägte eine einfache Formel, die auch für das Toning gilt: **Frequenz + Absicht = Wirkung**.

Goldman entdeckte diese Formel, als er in den verschiedenen Ansätzen der Klangheilung nach Gemeinsamkeiten suchte. Seine Forschung ergab jedoch, dass jeder Heiler letztlich sein eigenes System nutzte. Im Gebrauch bestimmter Töne oder Skalen stimmten sie kaum oder gar nicht miteinander überein. In seiner zunehmenden Verzweiflung veranlasste ihn seine Intuition eines Tages, die Absicht in die Gleichung zu setzen. Damit hatte Goldman den gemeinsamen Nenner gefunden.

In seinem Buch *7 Geheimnisse der Klangheilung* stellt er verschiedene Varianten dieser Formel vor. In Verbindung mit der menschlichen Stimme lautet sie:

Stimmgebung + Visualisation = Manifestation und betrifft den hörbaren Aspekt der Stimme. Das ist eine ziemlich machtvolle Behauptung. Meiner Erfahrung nach funktioniert diese Formel einwandfrei und zuverlässig. Letztlich kommt es jedoch darauf, dass man sich in der eigenen Toning-Praxis durch Erfahrung von ihrer Wirksamkeit überzeugt.

In Verbindung mit der Ebene unserer Überzeugungen, also dem Aspekt unserer inneren Stimme, heißt die Goldman-Gleichung: **Klang + Glaube = Wirkung**. Das gilt im positiven wie im negativen Sinn. Gebete werden auf dieselbe Weise erfüllt wie unsere schlimmsten Befürchtungen. Alles basiert auf den Schwingungsmustern, die dem Klang zugrunde liegen.[1]

Es ist vollkommen gleich, ob man kreativ oder heilend mit der Stimme arbeitet, die Intention ist immer das Salz in der Suppe. Goldman erklärt seine Gleichung als die Verbindung des eigentlichen, hörbaren Tons als Frequenz und der Energie hinter dem Ton als Intention. Zusammen bringen sie eine Wirkung hervor.

Energie ist ein sehr allgemeiner Begriff. Wenn man es etwas genauer betrachtet, spricht Goldman die subtilen Schwingungsbereiche damit an. Wenn wir herausfinden wollen, welche unbewusste Intention hinter unserem Klang wirkt, sehen wir uns zunächst an, auf welcher Ebene wir ihre Wirkung wahrnehmen.

Im Bereich des Körpers haben wir es mit Themen zu tun, die Gesundheit, Vitalität und den jeweiligen Grad an Entspannung oder Stress betreffen. Wir alle wollen uns letztlich in unserem Körper wohlfühlen, wollen fit und entspannt durchs Leben gehen.

Der Bereich der Aura spiegelt den Zustand unserer Beziehungen, und zwar auf allen Ebenen – zu mir selbst, zu anderen und zur Welt. Die Themen hier haben mit energetischer und insbesondere mit emotionaler Balance zu tun.

Die Haraebene betrifft unseren Lebensweg. Hier zeigt sich, ob wir den Sinn unseres Daseins verstehen und in Übereinstimmung mit unseren seelischen Bedürfnissen sind. Alle Themen dieser Ebene beruhen auf Überzeugungen. Wir alle sind auf der Suche nach Überzeugungen, die uns auf unserem Weg voranbringen und fördern.

Die Ebene des Wesenssterns spiegelt uns, wie wir unser schöpferisches Potenzial leben und umsetzen. Die Themen auf dieser Ebene sind verbunden mit unserer Fähigkeit, bedingungslos zu lieben, und mit essenziellen Lebensfragen: Wer bin ich? Wozu bin ich hier? Was ist der Sinn des Lebens?

Im Verlauf des Toning-Prozesses geht es sowohl darum, wie wir negative in positive Intentionen umwandeln, als auch darum, unsere positive Absicht zu verstärken. Dabei beginnen wir an dem Punkt, der am meisten Aufmerksamkeit auf sich zieht. Meistens sind das eher negative Erfahrungen oder Situationen, die wir rasch verändern wollen, sei es ein Konflikt, Schmerz oder ein Problem.

Toning schafft einen Rahmen, in dem wir lernen, den Schmerz oder die Probleme als Verbündete zu erkennen und das Urteil loszulassen, sie seien ein Hindernis. Dann erst können wir unsere Angelegenheit bedingungslos annehmen, wie sie nun mal ist. Es ermöglicht uns, die Energie darin zu fühlen und die Information zu sehen, auf die sie uns hinweist. Das Annehmen von unerwünschten oder schmerzhaften Erfahrungen gelingt meistens, wenn wir nach der positiven Absicht dahinter fragen. Was ist die positive Absicht hinter diesem Ereignis? Was kann ich aus der Situation lernen? Diese Haltung bewirkt sofort eine Loslösung und bringt Bewegung ins Energiefeld. Der Klang der Stimme spiegelt das. Man kann es hören und fühlen, während man tönt.

Eine positive Absicht zu setzen, heißt also vor allem, die immanente, positive Absicht in den Dingen zu sehen, wie sie sich uns präsentieren. Es bedeutet, bedingungslos zu lieben, was auftaucht, und zwar genau so, wie es ist. Damit wären wir wieder im Energiefeld des Herzens angekommen. Eine bewusste Absicht, die mit Liebe genährt und mit der Kraft der Stimme aufgeladen wird, wirkt wie das konzentrierte Licht eines Laserstrahls.

Der Heilprozess – Weg zur inneren Ganzheit

Klangheilung und Schwingungsmedizin

Was das Thema Heilung betrifft, leben wir momentan in einer Zeit des Umdenkens. Alternative Therapien und geistige Heilmethoden erleben eine Renaissance sondergleichen. Es entstehen auch neue Behandlungsansätze, wie beispielsweise der gesamte Zweig der Schwingungs- und Informationsmedizin. Dazu zählen alle Formen der Klangheilung mit Instrumenten wie Klangschalen, Gongs, Stimmgabeln, elektronisch und stimmlich erzeugten Frequenzen, ferner Bachblütentherapie, Radionik, Aurasoma, Farbtherapie, Homöopathie, das Heilen mit Zahlencodes und so weiter. Sie alle beruhen auf feinstofflichen Schwingungsfeldern.[2]

Was geschieht eigentlich beim Heilen mit Schwingungen?

Im Wesentlichen werden dabei Energiemuster durch Schwingungen verstärkt oder aufgelöst. Beim Toning geschieht das mittels stimmlicher Vibrationen und Intention. Bei dieser Art des Heilens kämpft man weder gegen ein Symptom oder eine Krankheit an, noch wird versucht, etwas zu reparieren oder zu verbessern. Hier geht es nur darum, das natürliche Gleichgewicht wiederherzustellen. Die Schwingungsmuster einer Krankheit oder eines Problems erzeugen ein Ungleichgewicht. Sie werden durch harmonisch schwingende, gesunde Muster ersetzt.

Eine Veränderung der Schwingung wird durch das Prinzip der Resonanz erreicht. Oft führt der Weg dahin gerade durch ein »Problem« hindurch. Zuerst lösen wir die Resonanz mit überholten Mustern und befreien die darin gebundene Energie. Von dort aus gehen wir in Resonanz mit dem neuen, erwünschten Zustand. Das harmonische Muster von Gesundheit und Vitalität finden wir bereits vollkommen in unserem Wesensstern angelegt. Wir müssen es nicht erzeugen. Es ist eher etwas, an das man sich wieder erinnert und das zugelassen wird. Manchmal geht das ganz schnell mit einer einzigen Toning-Anwendung. Manchmal muss man das neu gewählte Schwingungsmuster wiederholt über längere Zeit mit der Stimme aufladen und verstärken, bis es sich manifestiert.

Da wir uns in unserer modernen, westlich orientierten Gesellschaft zunehmend von einer natürlichen Lebensweise entfernt haben, können wir heute in allen Lebensbereichen ein bisweilen sogar dramatisches Ungleichgewicht beobachten. Es drückt sich in den globalen, sozialen und persönlichen Krisen aus, mit denen wir konfrontiert sind. Nicht nur in unserem Körper, sondern vor allem in unserer Art zu denken, in unseren Beziehungen und in unserer Umwelt gibt es eine ganze Menge zu heilen. Es macht also Sinn, mit dem Weg der Heilung zu beginnen.

Der Weg der Heilung

Beim Toning-Prozess definiert sich die Ausrichtung auf Heilung durch die Intention. Unsere zentralen Motive auf diesem Weg sind: Harmonie, Einheit, Balance, Transformation, Lernen und Regeneration. Er führt uns von außen nach innen und von unten nach oben – vom Stoff zum Geist.

Laut Hazrat Inayat Khan ist der menschliche Körper der

größte und vitalste Resonanzraum überhaupt. Wo die Resonanz beeinträchtigt ist, entwickeln sich mit der Zeit wahrnehmbare Symptome. Wir beginnen daher unsere Reise bei einem ganz konkreten Ausdruck auf der Körperebene, einer Empfindung oder einem sichtbaren Problem. Von dort bewegen wir uns in die tieferen Schichten unseres Feldes in Richtung der dem Symptom zugrunde liegenden Überzeugungen.[3] Gleichgültig, ob es sich um ein physisches, emotionales, mentales oder spirituelles Heilthema handelt, unter der wahrnehmbaren Wirkung liegt immer eine tiefere Ursache im Bereich unserer Überzeugungen.

Genau genommen sind Krankheiten oder Probleme auch eine Art Schöpfung. Über den Weg der Heilung transformieren wir deren Energie und verteilen sie um. Es ist in gewissem Sinne ein *Ent*schaffen, Auflösen und Neustrukturieren von disharmonischen Schwingungsmustern.

Empfänglichkeit, Zuhören, Demut und Ehrlichkeit sind Voraussetzungen für diesen stimmlichen Weg. Die grobe Struktur des Heilprozesses entspricht dem Toning-Ablauf, den ich in Kapitel 6 ausführlich beschrieben habe. Hier gehe ich noch ein wenig detaillierter auf bestimmte Schritte und Wendepunkte ein. Diese Variante des Tonings ist ausgesprochen nützlich, wenn man sich mit persönlichen Themen beschäftigt, die einen hohen Leidensdruck erzeugen, etwa der Verlust des Jobs, des Partners oder der Gesundheit. Es eignet sich als Einzel- und als Partner-Toning. Letzteres funktioniert am besten, wenn einer der Partner den anderen unterstützend durch das Toning begleitet und ihm als Spiegel dient.

Einstimmung

Finde heraus, worum es geht und was geheilt, verändert oder transformiert werden möchte. Formuliere deine Heilintention so genau wie möglich. Taste den Körper innerlich mit deiner Aufmerksamkeit ab. Lass ihn sich von der schwächsten, undeutlichsten oder schmerzhaftesten Stelle aus in eine Körperhaltung hineinbewegen. Vergrößere diese Haltung zu einem klaren Ausdruck der Energie, die von dort ausgeht. Erkenne den physischen Ausdruck (das Symptom) deines Themas bedingungslos an. Achte dabei auf die beiläufigen Signale deines Körpers. Welche Informationen spiegelt dir diese Haltung? Sei bedingungslos ehrlich dir selbst gegenüber! Übernimm die volle Verantwortung für das, was du wahrnimmst. Jede Information ist nützlich. Akzeptiere alles ohne Urteil.

Phase 1 – Entspannung

Frage nach der Botschaft in den Hinweisen deines Körpers und deiner Stimme. Bist du bereit, die *positive Absicht* dahinter zu erkennen? Beginne mit Lauten der Entspannung und achte darauf, was sich verändert. Wenn dieses Symptom, diese Körperempfindungen ein Geschenk, eine Lehre, eine wichtige Information enthalten würden, welche wäre es? Lass Atem und Stimme entspannt los und öffne dich für die Antwort.

Welche Gefühle tauchen auf? Erlaube dir zu fühlen, was du eben fühlst, ganz ohne Urteil oder Bewertung. Nimm die Botschaft der Energie darin wahr! Kannst du diese Gefühle wertschätzen? Kannst du erkennen, auf welcher Überzeugung sie beruhen? Lege die Hände auf dein Herz. Fühle seinen Puls. Lass los. Gib deinem Gefühl mit jeder Wiederholung mehr Raum, sich über den Atem und die Stimme zu entfalten.

Phase 2 – Loslassen

Gib dir die Erlaubnis, dich von deiner Stimme ganz in das Fühlen hineintragen zu lassen. Gib jeden Widerstand auf. Verlasse deine Komfortzone! Fange an, dich zu bewegen, damit sich die Kraft hinter dem Gefühl zeigen kann. Bleibe einfach als Zeuge präsent. Sei weder dafür noch dagegen! Wenn dir das schwerfällt, nimm die zentralen Energieströme in der Mittelachse deines Körpers wahr. Lass die Stimme laufen, lass jedes auftauchende Gefühl mit deiner Stimme gehen. Höre einfach nur zu, wie eine liebevolle Mutter ihrem Kind zuhören würde.

So gehst du in Resonanz mit der vibrierenden Kraft unterhalb deines »Problems«. Spüre die Lebendigkeit ihrer Schwingung. Folge der Energie, als wäre sie ein Fluss. Gib dich der Strömung vollständig hin. Lass dich treiben und beobachte, was sich verändert. Lass die Strömung auch in der Stimme immer mehr zunehmen. Sie wird voller, voluminöser, präsenter. Vielleicht erlebst du Wellen. Überlass dich ihrer Bewegung. Wenn die Strömung wie ein reinigender Wasserstrahl durch dich hindurchfließen möchte, lass auch das geschehen. Was wäre, wenn diese Strömung genau das tut, was du brauchst, um Heilung zu erfahren? Lass es laufen. *Du* weißt, wann es genug ist.

Phase 3 – Erneuerung

Wo auch immer du gelandet bist, gönne dir ein bisschen Ruhe und erlaube dem Körper, sich zu entspannen. Höre auf deinen Atem, auf deinen Puls, auf den Unterschied in deiner Präsenz und deiner Körperempfindung. Höre auf die inneren Klänge, die auftauchen, auf die Bilder, die Gedanken … Höre dann auf die Stille, in der all dies stattfindet! Höre auf die Stille in deinem innersten Kern! Geh in die Lücke zwischen deinen Pulsschlägen.

Nach einer Weile komme zurück, dehne und strecke dich. Atme ein paar Mal kraftvoll ein und aus und komme wieder hier an. Jetzt kannst du etwas Neues schaffen. Wenn du allein bist, willst du deine Erlebnisse vielleicht aufschreiben oder malen. Mit einem Partner kannst du dich direkt austau-

schen: Was hast du erlebt? Was hast du erkannt? Was hast du gelernt?
Beobachte, welches Gefühl jetzt auftaucht, oder erinnere dich an das für dich wertvollste, aufbauende Gefühl während des Loslassens. Finde ein Bild, ein Symbol, eine Gebärde dafür. Was möchte das Gefühl tun? Was macht die Energie darin? Welche Absicht steckt dahinter? Sobald du das Symbol gefunden hast, frage dich: Wenn es einen Klang hätte, wie wäre er? Oder wähle dir intuitiv einen Vokal, ein Lied, ein Mantra – etwas, was dir besonders gefällt und für dich stimmig ist. Dann verbinde deine Gebärde mit dem Klang:
Frequenz + Absicht = Heilung!
Wenn du gemeinsam mit einem Partner tönst, kann er dich unterstützen und deine Frequenz verstärken, spiegeln oder ergänzen. So wie du es möchtest. Du triffst eine neue Wahl! Tu das ganz bewusst und entschlossen!

Ausklang
Schließe das Toning ebenso entschieden ab. Verbinde dich mit dem Ort, an dem du die Quelle deiner Heilung fühlen kannst. Wenn du diesen Ort kennen würdest, wo wäre er? Höre auf die Antwort und wisse, sie ist da, auch wenn dein Verstand es bezweifelt! Erkenne sie an und bedanke dich! Zeige deine Wertschätzung und deine Verbundenheit gegenüber dieser Quelle in dir selbst. Auch das bist *du*. Tu das in Stille oder mit einem Lied, einem Mantra, einem Tanz. Feiere deine Heilung wie ein Fest, als wäre sie schon geschehen, als wäre sie vollständig abgeschlossen. Zum Abschluss bedanke dich dafür!

Der Weg der Heilung entfaltet sich durch häufige Anwendung wie eine Blume. Diese Anwendung des Tonings ist aktive Gesundheitsvorsorge in allen Lebensbereichen.

Der kreative Prozess – Weg in die Manifestation

Die auffälligsten Merkmale einer mit dem Wesenskern verbundenen Kreativität sind ihre Einzigartigkeit und Authentizität. Sie drückt sich auf natürlichste Weise aus, ist wirksam, überraschend und beeindruckend zugleich. Wir werden damit geboren. In unserer Kindheit leben wir vollständig in diesem Modus. Dann vergessen wir allmählich. Wir hören auf zu spielen und zu entdecken. Bei Kreativen und Künstlern bleibt diese Verbindung in gewisser Weise erhalten. Doch sehr viele Menschen erleben durch Umstände, Erziehung oder den Mangel an Zuwendung eine schmerzliche Trennung von ihrem schöpferischen Potenzial. Denjenigen, die sich danach sehnen, den Zugang dazu wiederzufinden, kann Toning auf diesem Teil des stimmlichen Weges die Tür öffnen.

Kreativität geht weit über den Bereich der Künste hinaus. Dieser Weg, so wie ich ihn verstehe, betrifft sowohl die Gestaltung unseres individuellen Lebensweges als auch die Mitgestaltung von Gesellschaft und Kultur. Das menschliche Denkvermögen – besonders die Fähigkeit, querzudenken und sich etwas Neues vorzustellen – ist seinem Wesen nach kreativ. Leider ist es häufig in einem kritischen Zustand, denn wir haben uns angewöhnt, reaktiv, automatisch und gespalten zu denken. Manchmal einseitig mit einem Schwerpunkt in der linken, logischen Gehirnhälfte, häufig ganz direkt aus den älteren Gehirnregionen, dem Stammhirn und dem limbischen System. Dann kämpfen wir um unseren Standpunkt, als ginge es ums Überleben, oder reagieren übermäßig emotional auf die Situationen, in die wir geraten. Unsere Weltsicht gründet sich auf Überzeugungen, die wir gelernt oder übernommen haben. Wie oft überprüfen wir diese auf ihren Wahrheitsgehalt? Unser Geist ist so vollgestopft mit Konditionierungen, dass wir meistens erst mal Platz schaffen müssen, um die

Botschaften, Ideen und Signale unserer Intuition überhaupt wahrnehmen zu können.

Intuition meldet sich durch den Kanal der Imagination, die eine Funktion der rechten Gehirnhälfte ist. Dieser Teil des Gehirns ist mit dem Energiefeld des Herzens verbunden. Manchmal scheint es tatsächlich so, als würden geniale Einfälle aus einer anderen Dimension kommen. Sie tauchen spontan wie aus dem Nichts auf. Kreative sprechen in diesem Zusammenhang von Führung, und ich teile diese Überzeugung. Solche Eingebungen kommen, wenn die Zeit reif dafür ist. Man kann sie nicht absichtlich erzeugen.

Man kann jedoch günstige Voraussetzungen für den Fluss der Inspiration schaffen, indem man Denken und Fühlen in Einklang bringt. Man kann das Feld vorbereiten, sich den kreativen Impulsen des Unterbewusstseins öffnen. Toning eignet sich hervorragend dazu. Durch das Tönen werden nämlich beide Energiefelder, Hirn und Herz, gleichermaßen stimuliert und synchronisiert. Ein weiterer nützlicher Nebeneffekt ist die Mobilisierung unserer Tatkraft durch Stimmenergie. Regelmäßig tönende Menschen sind zunehmend handlungsfreudig. Sie verbinden sich mit der Kraft, ihre Ideen auch praktisch umzusetzen.

Die Steuerung der Realität

So wie der Weg der Heilung uns mit dem verbindet, was wir fühlen, so führt der Weg der Kreativität zum Ausdruck dieses Gefühls. Wir gehen den Weg zurück vom Fühlen, über das bildhafte Vorstellen einer Idee bis auf die Ebene des Handelns und Umsetzens in eine konkrete, wahrnehmbare Form. Dabei spielt die Stimme eine Schlüsselrolle. Zuerst hören wir sie in unseren Gedanken. Schließlich ist die Stimme das Erste, was sich zeigt, wenn die Idee Gestalt annimmt – als Atem, Ton, Laut und Wort.Wenn Energie frei wird, verlangt unsere Seele danach, etwas Neues damit anzufangen. So gesehen, brauchen wir Krisen und Probleme, um überhaupt kreativ werden zu wollen. Ohne

Hindernisse würden wir vermutlich nichts lernen oder uns nur sehr langsam weiterentwickeln. Manche Menschen wählen enorme Herausforderungen in ihrem Leben und vollbringen dennoch kreative Glanzleistungen. Warum entstehen innovative Ideen, geniale Erfindungen oder großartige Kunstwerke so oft unter widrigen Umständen und angesichts scheinbar unüberwindbarer Schwierigkeiten? Was ist der Unterschied zwischen einem Menschen, der in einer herausfordernden Situation kreativ handelt, und einem, der an den Umständen zerbricht?

Ich glaube, der Kern der Antwort auf diese Frage liegt in unserer Fähigkeit, bewusst zu wählen. Zunächst müssen wir erkennen, dass wir *immer* wählen. Dem folgt die Erkenntnis, dass wir bekommen, was wir wählen, auch wenn es uns gar nicht bewusst ist. Schließlich können wir lernen, eine bewusste und kreative Wahl anstelle einer unbewussten, reaktiven zu treffen. Damit wird unser Leben in gewisser Hinsicht von innen steuerbar. Und genau so wird diese Fähigkeit sowohl von Wissenschaftlern als auch von Schamanen aus aller Welt bezeichnet, als Steuerung der Realität.

Sie behaupten, unsere äußere Wahrnehmung beruhe ausschließlich auf inneren Überzeugungen. Wir erschaffen unsere Realität durch die Projektion von Gedanken beziehungsweise inneren Bildern. Und wir steuern sie über unsere Überzeugungen – die Bedeutung, mit der diese Bilder aufgeladen sind. Die Ladung wird bestimmt durch das, was wir im Herzen fühlen und glauben. Wir erschaffen nicht nur unser Selbst, sondern auch die Welt, in der es lebt und sich ausdrückt. Das ist unser Geburtsrecht als Mensch.

Die Kunst der Manifestation

Wenn wir unser Leben selbst steuern – bewusst oder unbewusst –, wirft das die Frage auf, in welcher Welt wir leben wollen. Welche Erfahrungen, Dinge, Situationen, Beziehungen wollen wir darin sehen? Was wollen wir manifestieren? Können wir uns diese ideale Welt in allen Einzelheiten vorstellen? Denn das, was wir uns konkret vorstellen, was wir in unserem Denken bewegen, können wir auch verwirklichen.

Die Frage, die sich gleich anschließend stellt, ist die nach dem *Wie*. Wie können wir unsere Vorstellungen, Visionen, Ideen und Absichten umsetzen? Wie kann das, was wir uns wünschen, tatsächlich Realität werden? Diese Frage kommt auf, weil viele von uns erleben, dass es schwierig ist, etwas zu manifestieren. Wir alle haben die Erfahrung gemacht, dass es Widerstände gibt, dass sich uns manchmal beachtliche Hindernisse in den Weg stellen, wenn wir ein Ziel verfolgen und etwas erreichen wollen.

Bei näherer Betrachtung stellen wir fest, dass wir zwar häufig wissen, was wir *nicht* oder *anders haben wollen,* aber eben noch nicht genau, was die Alternative dazu ist. Sicherlich wird es etwas Neues sein, etwas, was der Verstand noch nicht kennt. Diesen neuen Impulsen den Weg in die Welt der Erscheinungen zu ebnen, ist die Essenz von Kreativität. Die ersten Schritte sind mit Gefühlen der Unsicherheit und Verwirrung verbunden, weil wir auf diesem Weg unsere Komfortzone verlassen müssen. Das kann unbequem und beängstigend sein.

Aus diesem Grund nenne ich das Manifestieren eine Kunst. Wenn Hirn und Herz an einem Strang ziehen, sind wir geborene Meister der Manifestation. Sobald wir den Entschluss, etwas Bestimmtes zu erschaffen, aus vollem Herzen gefasst haben, setzen wir damit Kräfte in Gang, die jenseits unseres Verständnisses liegen. Schwierigkeiten tauchen erst dann auf, wenn reaktives Denken und die damit verbundenen Emotionen den Prozess stören. In unserem Zellbewusstsein gibt es nämlich leider Programme, die sich jeder Veränderung widersetzen. Sei es durch Konditionierung, Negativität, Unklarheit, Ungeduld, Ehrgeiz, Vorurteile … Indem wir das anerkennen, uns dem stellen und es dann loslassen, können wir unser Denken ändern und es zu unserem Verbündeten machen.

In der Kunst der Manifestation beeinflusst unser Energieniveau, wie schnell und vollständig sich Visionen verwirklichen. Toning kann als Werkzeug eingesetzt werden, um unsere Vorstellungen über die Stimme mit der Kraft der Gefühle aufzuladen. Es wirkt wie ein Reaktionsbeschleuniger auf den Manifestationsprozess, besonders wenn man in Gemeinschaft mit anderen tönt.

Der Weg der Kreativität

Da jeder Mensch an sich so etwas wie ein Lebenskünstler ist, ist der Weg der Kreativität latent in uns allen vorhanden. Er offenbart sich durch Aktion. Die zentralen Motive auf diesem Weg sind: Intuition, Innovation, Freude, Spiel, Magie, Entdeckung, das Unbekannte, Wahl, Kommunikation, Gestaltung und Erfindergeist. Er führt uns von innen nach außen und von oben nach unten – vom Geist zum Stoff.

Der kreative Weg beginnt an einem Punkt kindlicher Unschuld im Wesensstern mit der Anerkennung von Nichtwissen. Er entfaltet sich durch die Kunst, offene Fragen zu stellen, sich auf ein Abenteuer einzulassen und empfänglich zu sein für intuitive Antworten. Wenn wir etwas Neues erschaffen, brauchen wir den Mut, uns dem Unbekannten so lange und ausdauernd hinzugeben, bis es sich vollständig offenbart. Dabei lernen wir spielerisch, durch Versuch und Irrtum. Wir treffen eine neue, bewusste Wahl. *Immer wieder.* Energetisch betrachtet, laden wir dabei wiederholt neue Schwingungsmuster auf. Wir tauchen immer vollständiger und mit allen Sinnen in unsere Vision ein, als sei sie ein realer Traum. Dabei werden wir zu dem, was wir sehen.

Auf dem Weg der Kreativität brauchen wir Eigenschaften wie Vorstellungskraft, Interesse, Ausdauer, Hingabe, Flexibilität, Vorurteilslosigkeit, emotionale Offenheit, Entscheidungskraft, Instinkt, Humor und innere Bereitschaft. Diese Anwendung des Tonings empfiehlt sich, wenn man mehr Energie für bestimmte Vorhaben und Ziele mobilisieren möchte. Sie ist ausgesprochen wirkungsvoll, wenn es darum geht, den inneren Zensor oder Schweinehund umzustimmen und zu einem Verbündeten zu machen. Kleinere Vorhaben können mitunter mit nur einer Anwendung realisiert werden. Größere Projekte, insbesondere solche, die wichtig und die mit bestimmten Herausforderungen verknüpft sind, brauchen mehrere Sitzungen und entsprechende Ausdauer.

Einstimmung

Entscheide, in welchem Lebensbereich du etwas Neues erschaffen willst. Wenn dir das, was du willst, noch sehr unklar ist, du aber weißt, was du nicht willst, frage nach Alternativen: *Was will ich stattdessen?* Nimmst du ein Gefühl, eine Energiebewegung oder sogar eine Art Bild wahr? Welche Haltung oder Gebärde verbindest du damit? (A)
Nimm Verbindung auf mit deinem Puls und lass die Aufmerksamkeit vom Kopf ins Herz wandern. Bist du wirklich davon überzeugt und damit einverstanden, deine Intention Realität werden zu lassen? Passe deine Intention so lange an, bis es sich vollkommen stimmig anfühlt! Du kannst innerlich eine Absichtserklärung geben: *Ja, ich tue es! Wer, wenn nicht ich?* Fange an zu träumen, wie es wäre, wenn deine Absicht schon verwirklicht wäre. Was wäre ideal? Skizziere den Zustand des erreichten Zieles mit all deinen Sinnen. Atme ihn, als ob er schon real wäre.

Phase 1 – Entspannung

Wo im Körper nimmst du deine verwirklichte Intention wahr? Sammle so viel Information in deiner Fantasie wie möglich. Welche Bilder, Farben, Töne, Ideen, Empfindungen, Eindrücke, Botschaften, Musik und so weiter tauchen auf? Wie äußert sich das in Bewegung und Stimme? Welche

Gefühle tauchen auf, wenn du entschlossen bist, dein Ziel bereits verwirklicht zu sehen? Hier beginne mit Lauten der Entspannung. Lass deinen Körper der Energie folgen und eine konzentrierte Haltung oder Gebärde für das Gefühl entwickeln, das du mit deiner verwirklichten Absicht verbindest. Damit schaffst du ein Gefäß für alle Informationen, die damit zusammenhängen. (B)
Jetzt bewege dich in einem ersten Durchlauf spielerisch von Haltung A nach Haltung B und lass dabei deine Stimme los. Beobachte, was sie dir auf dem Weg zeigt. Gibt es irgendwelche Hindernisse? Gibt es Orte, wo sich deine Aufmerksamkeit sammelt? Wiederhole den Weg von A nach B mehrmals. Du merkst, wie du allmählich immer tiefer in deine Schöpfung einsteigst, dich für sie interessierst und anfängst, darin zu leben. Das Spielen gibt deiner Motivation mehr Schwung. Das kannst du bei jeder Wiederholung in deiner Stimme hören.

Phase 2 – Loslassen

Während du immer tiefer eintauchst in die Welt deines Vorhabens, wirst du an einer bestimmten Stelle auf Widerstand stoßen. Das können zensierende Gedanken, plötzliches Desinteresse, Müdigkeit, Verwirrung oder sogar Unwohlsein und Angst sein. Tauche ganz in diese Gefühle ein, gib dem Widerstand eine Gestalt. Was will diese Energie tun? Geh in Resonanz damit, gib dich dem Widerstand hin, bis seine Energie in der Stimme hörbar wird. Verlasse deine Komfortzone.
Frage den Widerstand nach seiner *positiven Absicht* und achte darauf, was sich dabei in deiner Stimme tut. Erlaube dir einfach, alles zu fühlen, weder dafür noch dagegen zu sein. Der Widerstand ist ein Freund und Verbündeter. Sobald er anerkannt wird, schenkt er uns seine Energie und kooperiert mit uns auf dem Weg zu unseren Zielen. Finde heraus, ob und wie das für dich stimmt! Lass los, damit der Energiestrom

dich tragen kann und du nicht mehr gegen die Strömung ankämpfen musst. Wiederhole dies so lange, bis du Erleichterung und einen deutlichen Zuwachs an Energie spürst.

Phase 3 – Erneuerung

Erde dich und gönne dir ein paar Minuten Stille zum Nachhören. Danach schreibe oder male deine Eindrücke. Du kannst automatisch schreiben, Listen machen, Collagen, Gedichte, Lieder schreiben, was auch immer. Auf diese Weise bezeugst du die Erfahrungen und Eindrücke, die dir auf dem Weg zur Realisierung deiner Intention begegnen. Im Nachhören absorbierst du ihre Botschaft. Suche dir das heraus, was dich dein Ziel besonders stark fühlen lässt. Auch dieses Gefühl hat eine Gebärde (C).

Steige in diese dritte Gebärde ein wie in ein Bild. Wenn sie einen Klang hätte, einen Rhythmus oder eine Melodie und deine Stimme diesen Klang ausdrücken könnte, wie wäre das? **Stimmgebung + Visualisierung = Manifestation.** Lass den Klang sich von selbst entfalten. Bade darin, bis jede Zelle deines Körpers und deines Energiefeldes damit aufgeladen ist.

Ausklang

Verankere die Kraft, die du jetzt fühlst. Erfinde ein kleines Abschlussritual, beispielsweise ein Lied, einen Tanz oder einen besonderen Spruch. Drücke damit deine Wertschätzung und deine Freude aus. Wähle etwas, was dir Spaß macht und vermittelt, dass du bereits auf dem Weg bist. Erkenne an, was du erhalten hast, und bedanke dich dafür!

Auf dem stimmlichen Weg der Kreativität wirkt sich Toning transformierend und erweiternd auf das Leben, unsere Beziehungen und unsere Persönlichkeit aus.

9 Toning und Beziehung

> Ich war ein verborgener Schatz und sehnte mich danach, erkannt zu werden, also schuf ich die Welt, auf dass ich erkannt würde.
>
> Sufiweisheit

Jegliche Form von Stimmarbeit beruht auf Beziehung – Beziehung im weitesten Sinn des Wortes. Klang ist Schwingung, und Schwingung verbindet mindestens zwei Pole oder Punkte. Sie ist Ausdruck für die spezifische Beziehung, in der diese Punkte zueinander stehen. Der *Zwischenraum* ist bedeutsam. Stimme macht Beziehung hörbar und will in Beziehungen gehört werden. Sie führt immer in irgendeiner Weise zu Interaktion, ob wir nun allein sind oder mit geistigen Wesen, dem Universum, der Natur oder anderen Menschen kommunizieren. Mit jedem Schritt auf dem Weg der Stimme klären wir unsere Beziehungen auf allen möglichen Ebenen.

Hier liegt das in meinen Augen wertvollste Potenzial des Tonings. *Wir erweitern unser Bewusstsein in und für Harmonie in Beziehungen.* Selbst wenn wir zunächst nur die Beziehung zu uns selbst verbessern, wird sich das früher oder später auch in unseren Beziehungen zu anderen Menschen und zur Welt spiegeln. Interaktives Toning zeigt wie kaum eine andere mir bekannte Methode, in welch unvorstellbarem Ausmaß wir fortwährend auf der energetischen Ebene miteinander kommunizieren. Gemeinsames Tönen öffnet uns für das lebendige, vibrierende Gefühl, dass Trennung eine Illusion ist – auf der Ebene der Schwingungen ist alles miteinander verbunden. Es führt dazu, dass wir lernen, in Beziehungen achtsamer, toleranter und mitfühlender zu sein. Kurz, es macht uns zu liebevollen und damit erfüllten Menschen. Dabei wächst unsere Kraft und Reife, sämtliche Beziehungen auf positive Weise zu beeinflussen.

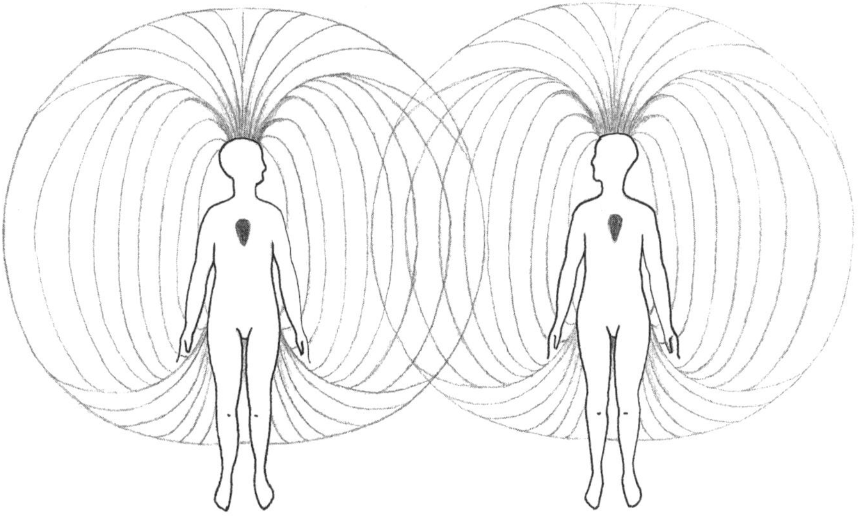

Interagierende Felder

In tönender Interaktion mit anderen erweitern wir unser Resonanzfeld hinein in den Klang des Universums. Letztlich gibt es nur einen einzigen Klang. Die tatsächliche Erfahrung dieser Einheit ist Befreiung und Ekstase. Man wird sie nie wieder vergessen und immer wieder suchen. Es ist kein einmaliges Experiment, sondern eine Lebensweise.

Interaktives Toning

Der stimmliche Weg, den wir zurücklegen, hinterlässt nicht nur Spuren in unserem eigenen Leben. Auch die äußere Welt spiegelt uns, was wir bei uns selbst übersehen, verdrängt oder idealisiert und betont haben. Wir können das nirgendwo deutlicher erfahren als in unseren Beziehungen. Dies schließt alle Ebenen ein:

- die Beziehung unserer eigenen Bewusstseinsebenen untereinander,
- die Beziehung zu unseren Mitmenschen und anderen Lebewesen und
- die Beziehung zur Welt und zum Kosmos.

Als Menschen interagieren wir auf vielfältigste Art und Weise miteinander und errichten damit ein Spielfeld, auf dem wir eine gemeinsame Realität erschaffen. In Beziehungen erhalten wir Feedback, was noch zu tun ist und was wir schon erreicht haben, wer wir sind und was wir ausstrahlen.

Beim Toning mit Partnern oder in Gruppen erleben wir die subtile wechselseitige Kommunikation auf der Schwingungsebene von Anfang an. Diese Erfahrung kann unsere gewohnte Wahrnehmung radikal verändern. Wir spüren hier ganz konkret, wie wir uns ständig gegenseitig beeinflussen. In den interaktiven Sessions bewegen wir uns aus einem Zustand, in dem wir uns als getrennt empfinden, über das Kämpfen zum Spielen und in einen Zustand, in dem wir Mitschöpfer sind. Wir erleben, wie sich Distanz durch Interesse und Toleranz in Vertrauen und seelische Nähe verwandelt. Manchmal geschieht das schon in der ersten Begegnung. Wir nehmen teil an einem schöpferischen Prozess, der größer und weiter ist als unsere individuelle Perspektive. Gleichzeitig ist gerade unsere Einzigartigkeit, unser ureigenster Ton unverzichtbarer Bestandteil des großen Ganzen.

Beim interaktiven Tönen erweitert sich unsere sinnliche Wahrnehmung um die energetischen Dimensionen. Wir spüren deutlicher, was sich zwischen uns abspielt, weil es in der Beziehung verstärkt wird. Selbst wenn das, was wir da wahrnehmen, anfangs noch vage und kaum greifbar erscheint, ist es weder beliebig noch eingebildet.

In Beziehungen ist das Wissen um die energetischen Prozesse, die sich zwischen uns abspielen, und die Regeln, denen sie folgen, von unschätzbarem Wert. Warum? Weil der Großteil der Missverständnisse und Konflikte zwischen Menschen nicht auf einer bewussten Wahl, sondern auf unterbewussten Programmierungen beruhen. Das Wissen um die Energiefelder lehrt uns eine Sprache, mit der wir die unbewusst ablaufenden Muster zwischen uns beschreiben können. Leider reicht das mentale Bezeugen allein noch nicht aus, um etwas daran zu ändern. Dazu muss sich unser beobachtendes Bewusstsein tief in die energetische Erfahrung hineinbegeben und mitfühlen, was es auf Schwingungsebene erkannt hat. Auf dieser Basis trifft es dann eine neue Wahl. Genau das geschieht beim interaktiven Toning.

Das harmonische Beziehungsfeld

Beim Toning mit einem Partner oder in der Gruppe erleben wir meistens harmonische Schwingungsmuster innerhalb eines gemeinsamen Feldes. Ich führe das darauf zurück, dass Menschen, die aus freiem Willen gemeinsam mit anderen tönen, grundsätzlich bereit sind, sich zu öffnen und sich aufeinander einzulassen. An dieser Stelle ist es lohnend, sich den Begriff *harmonisches Beziehungsfeld* etwas genauer anzuschauen. Was ist das überhaupt?

Ich sehe es als ein Feld zwischen zwei oder mehr Menschen, in dem der Austausch funktioniert und die Energie frei fließen kann. Es ist ein ausbalanciertes Geben und Nehmen. Alle Personen, die in diesem Feld miteinander verbunden sind, tragen stimmlich etwas bei und gewinnen Energie aus der Synergie ihrer Kräfte. Harmonische Beziehungsfelder sind aufbauend, vitalisierend und transformierend. Sie ermöglichen einen alchemistischen Prozess der Verschmelzung von Schwingungen. Dann erscheint es uns, als würden wir mit einer gemeinsamen Stimme tönen. Harmonisch bedeutet hier nicht, dass alles immer schön, gut, sanft und leise klingt. Manchmal können die Stimmen sogar ziemlich chaotisch, konfrontierend und durchdringend sein, sich gegenseitig herausfordern oder provozieren. Doch selbst im größten Tumult ist eine positive Absicht im Raum präsent. Der Geist der Akzeptanz und Toleranz ist deutlich spürbar. Der Energiefluss nimmt stetig zu.

Die folgende Übung eignet sich als Einstieg in das interaktive Toning. Sie baut eine sehr tiefe Verbindung zwischen den Tönenden auf.

Partnerübung: Das harmonische Beziehungsfeld

Nehmt euch, bevor das Toning beginnt, etwas Zeit und bestimmt eure individuelle Intention. Die gemeinsame Intention dieser Übung besteht darin, den anderen in seiner persönlichen Absicht zu unterstützen. Sobald die jeweils eigene Intention klar ist, stimmt ihr euch gemeinsam auf das Toning ein und wärmt euch ein wenig auf.

Stellt euch voreinander auf und berührt mit den Händen jeweils sowohl euer eigenes Herz als auch das eures Partners, sodass jeder den eigenen Puls und auch den des Partners spüren kann. Atmet eine Weile entspannt und hört auf den Rhythmus, der zwischen euch entsteht. Wenn dieser Puls einen Ton hätte, wie würde er klingen? Stellt euch vor, dass eure Stimmen aus dem Raum zwischen euch kommen. Lasst die Stimmen los, sobald es sich stimmig anfühlt. Lasst euch davon überraschen, wie sie miteinander interagieren und spielen. Mit dem Tönen werdet ihr euch voneinander lösen und vielleicht miteinander bewegen wollen. Eure Stimmen werden es euch zeigen. Vertraut auf das, was die Energie tun will. Orientiert euch dabei an eurem Gefühl für Stimmigkeit. Gebt euch immer wieder Pausen, in denen ihr aufeinander hört.

Lasst die Interaktion so lange laufen, bis ihr genug habt und alles zum Ausdruck gebracht wurde. Dann sammelt euch unbedingt für ein paar Minuten in Stille, indem ihr mit den Händen Kontakt zu eurem Puls aufnehmt wie zu Beginn der Übung und entspannt atmend zuhört.

Beendet die Übung entschlossen und nehmt euch danach genügend Zeit, um eure Erlebnisse mitzuteilen und euch auszutauschen.

Wer über einen längeren Zeitraum mit einem oder mehreren Partnern tönt, wird beobachten, wie das Vertrauen und die Fähigkeit zu nonverbalem Verständnis untereinander zunimmt. In einer solchen Beziehung kann man sich zumuten, dass die Wahrheit unterhalb des Wachbewusstseins über das Ventil des Stimmklanges deutlich wird, ohne befürchten zu müssen, dafür ver- oder beurteilt zu werden. Dabei entfaltet sich eine kraftvolle Authentizität. Respekt und Offenheit bestimmen die Kommunikation. Wir lernen, wie wir auf der energetischen Ebene mit unseren Grenzen umgehen, wie wir spielerisch und flexibel Herausforderungen meistern. Und wir erleben, wie viel Unterstützung wir von anderen Menschen erhalten, wenn wir bereit sind, uns in einer Haltung der Wertschätzung so zu begegnen, wie wir nun mal sind.

Der Kampf um Energie

Im Gegensatz zu harmonischen Beziehungsmustern senken disharmonische Strukturen den Energiepegel und verursachen Stress. In einem disharmonischen Beziehungsfeld findet ein

Kampf um Energie statt, bei dem es Gewinner und Verlierer gibt. Doch eigentlich verlieren dabei alle Beteiligten, weil in einem solchen Kampf Energie vergeudet wird. Auf der Schwingungsebene stören, löschen oder blockieren sich die Frequenzen in einem disharmonischen Feld. Sie verhaken oder verwickeln sich ineinander, und manchmal bringen sie dabei den Energiefluss vollständig zum Erliegen. In solchen Beziehungen fühlen wir uns zunehmend unwohl. Nach außen hin können sie durchaus friedlich und normal wirken. Stimmlich geht es oft sogar sehr zivilisiert und »schön« klingend zu. Doch der Klang bleibt irgendwie distanziert und glatt. Er berührt uns nicht. Und wir haben eine leise Ahnung davon, dass hier etwas faul ist. In gestörten Beziehungen versuchen Menschen den Energiefluss zu kontrollieren, und zwar *immer* aufgrund von Angst oder Schmerz. Sie versuchen den Energiefluss zu unterbrechen, indem sie

- ihn stoppen / ihn anhalten / dichtmachen,
- ihn drücken / jemanden energetisch überfallen / ihn angreifen,
- nach oben abhauen / nicht mehr anwesend sind,
- ziehen / saugen / klammern,
- die Energie durchlassen, aber oberflächlich bleiben / unterschwellig konkurrieren.

Meistens ist diese Dynamik unbewusst. Diese fünf energetischen Abwehrhandlungen existieren in unendlichen Variationen und Kombinationen. Einige davon wurden sehr präzise von Barbara Ann Brennan beschrieben. Solche Abwehrhandlungen finden wir auch in Redewendungen: Wir sprechen dann von jemandem, der die Stacheln aufstellt oder der einen stechenden Blick hat, wir fühlen uns überfahren oder an den Haken genommen.[1]

Ich beschreibe diese Beziehungsmuster so genau, weil sie in ausnahmslos jeder Toning-Session auftauchen. Auch beim

Einzeltoning haben wir es im Grunde mit Abwehrhandlungen zu tun. Das zeigt sich beispielsweise darin, dass wir in einem bestimmten Bereich des Körpers den Energiefluss anhalten, dass wir mit der Stimme drücken, den Atem einsaugen wie Ertrinkende oder nur Töne produzieren, mit denen wir uns wohl und sicher fühlen, weil wir sie kennen oder weil wir gefallen wollen.

Ganz gleich, ob wir allein, mit einem Partner oder in der Gruppe tönen: Bei jedem Toning verwandeln wir ein gestörtes, disharmonisches Beziehungsmuster in ein harmonisches. Ich nenne das: vom Kämpfen zum Spielen kommen.

Energiespiele

Wie können wir die kraftraubenden, inneren Strukturen tönend umpolen? Nun, wenn disharmonische Schwingungsmuster auf Angst und Schmerz beruhen beziehungsweise auf einem Gefühl der Trennung und der Gegenpol dazu Liebe und Wertschätzung ist, wäre es nützlich, die Aufmerksamkeit ins Herzzentrum sinken zu lassen und zu fragen: *Was würde Liebe tun?* Dadurch kann sich die Verwicklung lösen. Die frei werdende Energie setzt sich in Bewegung und verändert ihre Dynamik. Unsere Stimme wird uns das spiegeln.

Ich bezeichne diese Art von transformierenden Interaktionen als Energiespiele. Meine Erfahrungen mit Toning in Beziehungen bestätigen zu 100 Prozent, dass sich ein Konflikt zwischen Menschen auf wundersame Weise in Luft auflöst, wenn sie bereit sind, vom Kampf um Energie zum Spiel zu kommen.

Die Verwandlung durchläuft mehrere Stadien. Zuerst müssen wir aufwachen und erkennen, dass wir in einem Kampf stecken. Wir müssen spüren, dass der Energiefluss unterbrochen ist und sich unsere Kraftfelder gegeneinander wenden. Sobald wir das erkannt und akzeptiert haben, geben wir der Dynamik zwischen uns mehr Raum, sich auszudrücken. Dabei verändern wir sie nicht aktiv, sondern verlagern einfach nur unsere Aufmerksamkeit vom persönlichen Standpunkt und der emotionalen Verfassung auf das Feld zwischen uns. Jetzt kämpfen wir nicht mehr gegeneinander, sondern miteinander. Wir machen den Kampf zum Spiel. Dadurch verändert sich die Energie im Zwischenraum wie von selbst, manchmal sogar ganz plötzlich und drastisch. Sie beginnt zu fließen und sich zu beschleunigen, als hätte jemand eine Schleuse geöffnet. Die Atmosphäre der Auseinandersetzung weicht einer Atmosphäre des Auftriebs und der Erleichterung.

Es gibt vier grundlegende Spiele in unseren Beziehungen, die natürlich auch in unendlich vielfältigen Variationen und Kombinationen erscheinen.

Führen und Folgen

Jeder Kampf um Energie ist in gewisser Weise ein Kampf um Führung oder die Flucht davor. Unsere Kräfte kollidieren dabei entweder wie bei einer Explosion oder sie zerstreuen sich, fliehen in verschiedene Richtungen. Wenn zumindest eine Person in der Beziehung aufwacht und die Richtung ihres Energieflusses ändert, kann es wieder einen Austausch miteinander geben. Dabei entsteht ein Raum, in dem die Führung nach einer Weile von allein und ganz organisch wechselt. In diesem Spiel lernen wir, festgefahrene Situationen und Blockaden in der Kommunikation zu lösen. Die Energie zwischen uns kommt wieder in Fluss.

Spiegeln

Wenn ich mein Gegenüber als Spiegel begreife, fange ich an, die Dinge und Verhaltensweisen, die mich am anderen stören, bei mir selbst zu ändern. Oder umgekehrt, ich betone die Aspekte, die ich an meinem Partner schätze und bewundere. Das Spiegeln ist eine Herausforderung. Es macht uns unsere Projektionen bewusst. Wir erfahren, ob wir zu sehr mit uns selbst oder dem anderen beschäftigt sind. Spiegeln kann uns aber auch lehren, die Grenze zwischen uns als Verbindung zu sehen. Darin erkennen wir, wie wir genau zwischen uns ein gemeinsames Bild erschaffen. Der Spiegel zeigt, dass jede Information nützlich ist. Er gibt uns Feedback, womit wir auf Schwingungsebene in Resonanz sind.

Fragen und Antworten

Dieses Spiel ist eine Fortsetzung von *Führen und folgen*. Es eignet sich bei jeder Form von Missverständnis. Mit dieser Dynamik lernen wir, genauer zu beobachten, zuzuhören und die Pausen zwischen einer Frage und einer Antwort zu schätzen. Fragen und Antworten macht uns zu Experten der Resonanz. Wir spüren mit der Zeit immer deutlicher, wie gleiche Schwingungen sich anziehen und ungleiche sich auflösen. Wir bewegen uns im Feld von Ursache und Wirkung, zwischen den beiden Polen Aktion und Reaktion und beginnen, darin zu spielen. Dieses Spiel schult unsere Fähigkeiten der Koordination, der Kooperation und der Synchronisierung von Energieimpulsen.

Wiederholung/Echo

Wiederholung, vor allem in Form eines Echos, kommt beim Toning eher in größeren Gruppen vor. Genau genommen handelt es sich um eine erweiterte Form des Spiegelns – ein Spiegel im Spiegel im Spiegel ... Wiederholungen können sich auf zeitliche oder räumliche Phänomene beziehen. Sie stehen in Verbindung mit Gewohnheiten, Routinen und Mechanismen, die unserem Überleben dienen. Wiederholung ist auch ein Aspekt der Fähigkeit, das eigene Energiefeld umzuprogrammieren. Behindernde Programme können gegen wünschenswerte ausgetauscht werden. Wird ein neues Muster entsprechend oft wiederholt, verankert es sich im Unterbewusstsein und wird automatisch abrufbar. Der Effekt der Wiederholung ist auch gegeben, wenn entsprechend viele Menschen ein bestimmtes Energiemuster verstärken. Das ist vielleicht eine Erklärung dafür, warum eine Toning-Gruppe die Transformation von Schwingungsmustern so enorm beschleunigen kann.

Das folgende Experiment eignet sich gut, um die Dynamik von Abwehr- und Energiespielen kennenzulernen und sie fühlend und hörend zu unterscheiden. Mit der Zeit wirst du sie in deiner Toning-Praxis ebenso wie in deinen Interaktionen mit anderen immer schneller erkennen können.

Energiespiele

Bevor du beginnst, nimm Kontakt auf mit deinem Atem, deinem Puls und den vertikalen Energieströmen. Dann baue das Energiefeld zwischen deinen Händen auf (siehe Kapitel 1). Spiele ein wenig mit Bewegung und Stimme.

Sobald du das Feld gut spüren kannst, stelle dir vor, dass die Energie zwischen deinen Händen stoppt, drückt, saugt, seicht wird oder sich verflüchtigt. Probiere alle möglichen Abwehrhandlungen (siehe Seite 170) aus. Wie fühlt sich das an und wie klingt es? Lass die Stimme mit Entspannungslauten los. Beobachte, wie sich dieses Gefühl auf deine Stimmung, deinen Atem, deine Stimme und deine Körperhaltung auswirkt. Bleibe nur so lange in einer Abwehrhandlung, wie du sie neutral beobachten kannst. Welche dieser Energiemuster sind dir wohlbekannt, welche weniger? Welche sind dir sehr unangenehm? Jeder von uns hat seine

ganz eigene Kombination dieser Muster.
Komme nun wieder in einen entspannten, ausgeglichenen Zustand – atme, höre auf deinen Puls und binde dich an den vertikalen Energiestrom an. Nimm erneut Kontakt zu dem Feld zwischen deinen Händen auf. Bewege deine Hände mit den Energiespielen Führen und Folgen, Spiegeln und so weiter (siehe Seite 172). Nach einer Weile lass deine Stimme los. Wenn dieses bewegte Feld deiner Hände einen Klang hätte, wie wäre er? Beobachte auch hier die Wirkung auf Körper, Stimmung, Atem und Stimme. Zunehmende Vitalität und Erleichterung werden sich ziemlich schnell einstellen.
Zuletzt versuche, von einem Abwehrspiel (z. B. Drücken) zu einem frei fließenden Energiespiel überzugehen (z. B. Spiegeln). Entdecke über Bewegung, wie sich der Knoten zwischen den Händen lösen könnte, und nutze deine Stimme als Spiegel. Was lernst du daraus? Was wäre, wenn du diese Spiele auf deine persönlichen Themen und Beziehungen anwenden könntest?

Teil 3

Klangreisen mit der Stimme

10 Toning als geführte Klangreise

> Jede Seele hat ihren eigenen Lebensweg. Möchtest du dem Weg eines anderen folgen, musst du dir seine Augen borgen, um ihn zu sehen!
>
> Hazrat Inayat Khan

Mit der Zeit fiel mir auf, dass der dreigliedrige Ablauf des Tonings dem Muster einer Reise ähnelt – keiner gewöhnlichen Reise, sondern einer Reise ins Innere der Seele. Diese abenteuerliche Reise durch die Landschaften der Klänge entspricht eher einer Expedition ins Unbekannte oder einem Trip in den Weltraum als einem gemütlichen Urlaub.

Man kann das Toning natürlich auch als Urlaub vom Alltag oder als Wellness-Programm betrachten. Manchmal ist das sehr erfrischend. Mit dieser Absicht schwimmt die Stimme näher an der Oberfläche des Wachbewusstseins. Das Bedürfnis, tiefer in die Innenwelt einzutauchen, ergibt sich bei den meisten Tönenden mit dem Aufkommen spezifischer Fragen ganz von selbst. Wenn man alleine tönt, ergibt sich solch eine geistige Reise oft spontan innerhalb von wenigen Minuten. Dabei erkunden wir die innere Landschaft des Körpers, der Emotionen und der eigenen Überzeugungen wie ein Forscher, der Neuland betritt. Vor allem bei essenziellen Lebensfragen ist das innere Reisen ausgesprochen hilfreich. Beim Toning mit Partnern ist es sinnvoll, die äußere Struktur der Reise, das *Setting,* festzulegen, bevor man den Prozess durchläuft. Ich nenne diese Variante des Tonings *geführte Klangreise.* Sie hat einen klaren Anfang und Ausgangsort sowie ein definiertes Ziel oder eine Etappe, die wir erreichen wollen. Klangreisen haben sich besonders in der Arbeit mit Gruppen bewährt, weil eine klare, gemeinsame Richtung vorgegeben wird. In ihnen ergänzen sich kollektive und individuelle Erfahrungen und befruchten sich gegenseitig. Hier führt uns eine Stimme durch eine vorgestellte Klanglandschaft. Das kann unsere eigene innere Stimme sein oder die äußere Stimme eines Partners oder Gruppenleiters.

Klangreisen sind dynamische Meditationen mit der Stimme, in denen sich der schöpferische Puls des Lebens spiegelt. Es liegt im Wesen der Stimme, kommunizieren und sich bewegen zu wollen. Selbst wenn unser Körper bewegungslos und still ist, führt unsere Stimme, unser Atem oder unsere Vorstellung die innere Bewegung fort.

Auf innere Reisen gehen

Der Begriff Seelenreise kommt aus dem Schamanismus. Diese Meditationsform des bewussten Träumens wird auch in der therapeutischen Arbeit eingesetzt. Die Schamanen reisen zu Heilzwecken oder auf Visionssuche in die Paralleldimensionen der universellen Matrix. Sie behaupten, eine Krankheit oder ein Problem beruhe auf dem Verlust von Seelenanteilen, die zurückgeholt werden müssen. Auf der Suche nach einer Vision begibt sich ein Schamane mit einer spezifischen Frage in das kollektive Energiefeld und wartet dort auf die Antwort. Diese kann als Traum erscheinen, als Gefühl oder als Botschaft durch ein Geistwesen. Dazu zählen sowohl die Ahnen als auch Krafttiere und jede Art von Naturgeistern.

In unsere heutige Sprache übersetzt, heißt das im Falle einer Krankheit oder eines Problems, dass wir abgespaltene, ins Unterbewusste verdrängte Aspekte unserer Psyche in unser Wachbewusstsein zurückholen. Bei einer spezifischen Frage bedeutet es, Kontakt aufzunehmen mit den Ressourcen unserer Intuition. Genau das tun wir, wenn wir Toning auf dem Weg der Heilung oder der Kreativität anwenden.

Gregg Braden macht in seinen Vorträgen immer wieder darauf aufmerksam, dass sich moderne Wissenschaft und mystische oder schamanische Traditionen nur unterschiedlicher Sprachen bedienen, um auf dieselben Phänomene hinzuweisen. Tatsache ist, dass geistige Reisen und Träume außerordentlich bedeutsam für unsere Gesundheit und Kreativität sind. Das geht aus klinischen Studien und zahlreichen Experimenten der Gehirnforschung hervor.[1]

Die Metapher der Reise ist ein machtvoller Archetyp in unserem kollektiven Bewusstsein. Wir alle wissen sofort, was damit gemeint ist. Eine Reise spiegelt sowohl unseren Lebensweg als auch die Entwicklungsstadien unseres Bewusstseins.

Als Reisender entscheidet man sich ganz bewusst, auf das Unbekannte zuzugehen. Wir tun das nicht immer freiwillig. Manchmal zwingen uns die Umstände oder unsere innere Verfassung dazu, aufzubrechen. Schließlich wagen wir den ersten Schritt, um etwas grundlegend Neues zu erfahren. Wir verlassen unseren Ausgangsort, gelegentlich sogar für immer. Oder wir kehren durch unsere Reise vollkommen verändert dorthin zurück. Wir lernen und berichten anderen davon. Manchmal inspirieren wir sie auch, eine ähnliche Erfahrung zu machen.

Unsere Märchen und Erzählungen, unsere Lieder und Dramen schildern Erlebnisse aus Seelenreisen. Dies ist der Stoff, aus dem jeder Traum, jede Geschichte, jede Erinnerung und jedes Abenteuer gewebt ist. Im Tarot wird dieses archetypische Muster *die Reise des Helden* genannt. Es beschreibt eine Initiation, in deren Verlauf unser Bewusstsein charakteristische Entwicklungen und Prozesse durchläuft. Das JO-HA-KJU des Tonings entspricht darin dem Aufbruch des Helden ins Unbekannte (JO), den Abenteuern und Begegnungen, die er auf seinem Weg erlebt (HA), und den Gaben, den Erkenntnissen und Erfahrungen, die er von seiner Reise mitbringt (KJU).

Der Raum der Wandlung

Wie sich die innere Seelenreise in der äußeren Klangreise spiegelt, so reflektiert der äußere Raum den inneren. In Kapitel 5 habe ich die Bedeutung des äußeren Ortes für das Toning erwähnt. Das ist vor allem zu Beginn der Übungspraxis wichtig. An einem Ort, an dem man sich wohlfühlt, an dem man sich entspannen und öffnen kann und wo nichts ablenkt, ist es wahrscheinlicher, dass man jenen inneren Raum erfährt, an dem Transformation geschieht. Ich nenne ihn *Raum der Wandlung*. Dieser heilige innere Raum öffnet sich in und durch die Stille. Mir ist aufgefallen, dass Leute, die regelmäßig meditieren, bewusst atmen oder tönen, sehr schnell Zugang dazu bekommen. Je klarer die Verbindung zu diesem inneren Ort ist, desto unwichtiger scheint der äußere Ort zu werden.

Der innere Raum der Wandlung wird sehr unterschiedlich beschrieben: als innerer Rückzugsort, als heiliger Raum des Herzens oder auch als Raum der Seele.[2] In geführten Meditationen, in Ritualen oder auch im therapeutischen Kontext, beispielsweise bei Rückführungen oder Hypnosesitzungen, begibt man sich fast immer mit der Vorstellung an einen bestimmten inneren Ort, wo eine bedeutsame Begegnung mit einem geistigen Führer stattfindet oder ein seelisches Abenteuer beginnt.

Abgesehen davon, dass es Spaß macht, mit fantasievollen Vorstellungen zu spielen, möchte ich hier auf etwas Naheliegendes hinweisen, das sich beim Toning ganz konkret über die sinnliche Wahrnehmung nachvollziehen lässt. Wer sich nicht vollständig in den Bildern der Traumebene verlieren möchte und begreifen will, was da im Inneren eigentlich geschieht, kann seine Aufmerksamkeit Schritt für Schritt auf die Veränderungen richten, die sich während des Tönens in der Wahrnehmung des Raumes als solchen abspielen. Dadurch wird zwar das Denken heruntergefahren, unsere bewusste Aufmerksamkeit und Gegenwärtigkeit jedoch erhöht.

Schon in dem Augenblick, in dem wir die Augen schließen und die Aufmerksamkeit auf die Wahrnehmung des Raumes richten, bemerken wir eine auffällige Veränderung. Die Grenzen verschwinden. Das, was wir gewöhnlich als etwas Festes ansehen, fühlt sich viel weniger dicht an. Es erscheint auch nicht mehr vom umgebenden Raum getrennt. Manche Menschen registrieren hier schon die ersten energetischen Bewegungen, und zwar sowohl innerhalb als auch außerhalb ihres Körpers.

Wenn wir die Aufmerksamkeit weiter auf die Körperinnen- und -zwischenräume richten und uns dabei bis in die kleinsten Zellen begeben, stellen wir fest, dass wir den Raum umfassender und zugleich tiefer wahrnehmen. Das wird häufig von einer Fülle an inneren Empfindungen, Bildern, Stimmen und dergleichen mehr begleitet. Fügen wir dem Bisherigen noch die Vorstellung hinzu, dass der Körper leer und der uns umgebende Raum voll ist, so wie wir das auf einem Fotonegativ sehen könnten, verändert sich die Wahrnehmung noch einmal grundlegend. Der Raum kehrt sich tatsächlich um, und die Zeit bleibt stehen. Bei den meisten Menschen stellt sich an diesem Punkt eine große Entspannung und ruhige, klare Wachheit ein. Dieser Zustand fühlt sich gleichzeitig sicher und losgelöst an.

Bei allen geführten Meditationen und Klangreisen, auch denen, die in diesem Buch noch folgen, ist es meines Erachtens wesentlich, dass man auf den Raum hört, in dem alles stattfindet. Es ist wesentlich, dass der innere Beobachter aufwacht. Ich nenne das *Kontrolle durch Kontakt ersetzen.* Kontrolliertes Denken sehe ich persönlich nur dann als negativ an, wenn es einen daran hindert, zu fühlen. Wenn Kontrolle loslassen bedeutet, seinen gesunden Menschenverstand aufzugeben und sich blind in ein ungewisses geistiges Abenteuer zu stürzen, halte ich es für riskant. In entspanntem Zustand sind wir sehr empfänglich für Programmierungen aller Art. Unser Verstand ist anfällig für geschickte Manipulation. Im Kontakt mit dem inneren Beobachter bleibt das Denken zwar im Hintergrund, wird aber nicht ganz ausgeschaltet. *Wir sollten jederzeit bewusst wählen können, worauf wir uns einlassen.*

Der Raum der Wandlung

Die Übung *An- und Aus-Modus der Wahrnehmung* auf Seite 42 bietet einen sehr guten Zugang zum Raum der Wandlung. Außerdem findest du auf der beigefügten CD eine geführte Meditation zum Raum der Wandlung (Track 22).

Der Standort im Raum

In den Klangreisen mit Gruppen beobachte ich immer sehr genau, wer sich *wo* und in welcher Haltung befindet. Wenn eine Person ihre Position im äußeren Raum verändert, geschieht etwas mit ihrer Stimme. Unser Standort im Raum beeinflusst unser Fühlen, unsere Wahrnehmung und unsere Perspektive in sehr viel größerem Ausmaß, als uns bewusst ist. Unsere Position und unsere physische Haltung stehen in Verbindung mit unserem inneren Raum. Sie können damit übereinstimmen oder kontrastieren. Selten achten wir darauf, warum wir uns an bestimmten Stellen im Raum wohlfühlen und an anderen nicht. Warum manche von uns immer das Licht suchen oder ein Fenster, wohingegen andere es gar nicht schummrig genug haben können. Warum sich manche Menschen immer von Norden nach Süden positionieren und andere die Ost-West-Achse bevorzugen. Warum manche Menschen die Nähe anderer suchen und andere Distanz und warum manche Menschen am Ende eines Tonings immer in der Mitte des Raumes oder auf dem Boden landen.

Die Welt der Archetypen

Im einleitenden Kapitel habe ich bereits erwähnt, dass jeder stimmliche Weg und jede Art von Schöpfung, so neuartig sie auch sein mögen, einem archetypischen Schwingungsmuster folgt. Diese Feststellung zieht sich wie ein Leitfaden durch meine langjährige Erfahrung in der Arbeit mit der Stimme und dem Energiefeld. Sie passt zu dem von Carl Gustav Jung entwickelten Konzept der Archetypen des kollektiven Unterbewusstseins.[3]

Den größeren Rahmen bildet die Struktur, die ich vorhin mit dem Motiv der Heldenreise beschrieben habe und die unter der Oberfläche eines jeden Toning-Prozesses wirksam ist. Unser Bewusstsein durchläuft dabei eine Entwicklung. Es bewegt sich durch verschiedene Stadien aus einem Zustand der Individualität hinein in einen Zustand der Universalität.

> Unsere Seele nutzt diese Urmuster zur Gestaltung ihres Weges, wie ein Musiker Töne nutzt, um eine Komposition zu erschaffen.

Jeder Archetyp repräsentiert einen spezifischen Schwingungs- beziehungsweise Bewusstseinszustand. Seine immanente Energie, die Intention, lässt sich in Gebärden verkörpern und natürlich auch in Klang übersetzen. Archetypische Gebärden zu erkennen, sie mit dem Körper auszudrücken und unsere Stimme mit ihrem Klang zu verbinden, ist eines der magischen Instrumente, die man im Toning einsetzen kann. Wir sehen nicht nur ein neues Bild, wir steigen auch in dieses Bild ein. Das Bild wird lebendig, sobald wir darin atmen und es fühlen. Mit dem Klang der Stimme laden wir das neue Schwingungsmuster in unserem Feld auf und verankern es. Damit schaffen wir gewissermaßen ein neues Selbst. Wir beginnen in einer neuen Welt zu leben, die auf einer anderen Frequenz schwingt.

Archetypen tauchen in jeder Form von Kunst auf, auch in der Kunst des Heilens. Sie begleiten uns unterschwellig in unserem Alltag, in Träumen, in der Umgebung, in Gesellschaft und Kultur. Werbung und Geschichten sind voll davon. So ist es nicht weiter verwunderlich, dass archetypische Muster über den Einsatz der Stimme in unserer inneren Erfahrung erscheinen.

Archetypen in der Sprache

Archetypische Gebärden kann man auch in den Lauten unserer Sprache ausmachen, vor allem in den Vokalen. Wenn beim Toning spontan ein spezifischer Vokal auftaucht, lohnt es sich, die darunterliegende Gebärde zu erforschen und auszudrücken. In dieser Gebärde äußert sich eine seelische Kraft.

Auch Konsonanten bilden eine Gestalt ab. Sie tauchen in Form von Silben oder Kauderwelsch beim Tönen auf. Konsonanten weisen auf elementare Erfahrungen hin. Die Elemente Feuer, Erde, Wasser, Luft und Äther können wir also ebenfalls als archetypische Kräfte bezeichnen. Mit dem Unterschied, dass sie in Beziehung zur Natur und zur äußeren Welt stehen, während die seelischen Kräfte in den Vokalen nach innen führen in die Welt der Bilder und des Fühlens.[4]

Archetypen in der Körperhaltung

Unser Körper spiegelt archetypische Muster in unserer Haltung. Letztlich gibt es nur vier Grundhaltungen, in denen wir uns durch unser physisches Leben bewegen, natürlich auch wieder in zahlreichen Variationen, nämlich Liegen, Sitzen, Stehen und Gehen beziehungsweise Bewegen. Die Anthropologin Angeles Arrien bringt diese Körperhaltungen in Verbindung mit vier archetypischen Rollen, die in indigenen, schamanischen Kulturen verbreitet sind: Heiler, Lehrer, Krieger und Seher.[5] Für uns ist das insofern interessant, als wir uns beim Tönen immer in irgendeiner dieser Haltungen befinden und im erweiterten Bewusstseinszustand erkennen können, wie die seelische Essenz in uns ihre Perspektive wechselt, indem sie die Haltung des Körpers verändert.

Archetypische Figuren

Wenn von Archetypen die Rede ist, denken wir sofort an bestimmte Figuren, wie den weisen alten Mann, die große Mutter oder das innere Kind. Krafttiere und Naturwesen zählen ebenfalls dazu. Letztlich ist jeder Archetyp eine Vorlage, ein Modell für die Rollen, die wir in unserem Leben spielen. Unsere Seele wählt aus der Datenbank des kollektiven Bewusstseins bestimmte Merkmale aus und schafft sich so ihre eigenen Charaktere.

Die Systeme, in denen archetypische Figuren dargestellt werden, sind entsprechend vielfältig. Am häufigsten sind sie im Traum sowie in Mythen und Märchen. Auch in der Astrologie, im Tarot, im Schamanentum und in den religiösen Traditionen des Ostens tummeln sie sich. Moderne Formen finden wir in den Medien, besonders in Filmen. Viele Figuren aus

Science-Fiction-Filmen, Comics oder Fantasy-Geschichten gehen ebenfalls auf archetypische Urmuster zurück.

Archetypen des Raumes

Gängige Darstellungen der Archetypen des Raumes sind der Tierkreis der abendländischen Astrologie, das Medizinrad der indianischen Kulturen und der Kompass mit den vier zentralen Himmelsrichtungen. Diese Systeme stehen in Beziehung zu den Beobachtungen der Jahreszeiten, der Erde, des Himmels und des Kosmos. Sie beeinflussen uns subtil und tief gehend. Die Archetypen des Raumes definieren unseren augenblicklichen Standpunkt, unsere Herkunft und die Richtung, in die wir uns bewegen.

Die astrologischen Archetypen finden wir in unseren Sternzeichen und Horoskopen. Der Körperbezug zum Tierkreis ist unter anderem durch die zwölf Organmeridiane gegeben. Die energetische Qualität der Sternbilder spiegelt sich im Meridiansystem, das unseren Körper durchzieht. Eine Klangreise zu diesem Thema kann uns eine spürbare Erfahrung von der engen Wechselwirkung zwischen universalen Kräften und physischen Strukturen vermitteln.

In unserem Kulturkreis haben wir den fühlenden Kontakt und die Erinnerung an das Wesen der Himmelsrichtungen leider weitestgehend verloren. Dieses Wissen lebt jedoch in den indigenen Kulturen weiter, die sich der Bedeutung des eigenen Standpunkts in Bezug auf die Richtungen im Raum noch bewusst sind. In ihren Darstellungen sind die vier Winde und die Mitte des Raumes Geistwesen, mit denen wir kommunizieren können.[6] Sie führen uns auf unserer Lebensreise. Das Toning mit den Himmelsrichtungen bestätigt diese Erfahrung auf bewegende Weise. Ich habe in vielen Sessions miterleben dürfen, wie Teilnehmer sich plötzlich von innen heraus erinnern, in welche Richtung sie gehen wollen und wo ihr wahrer Platz ist. Das sind sehr erhebende und freudvolle Momente, wie ein

Heimkehren nach langer Irrfahrt. Klangreisen mit den Himmelsrichtungen stärken das Vertrauen in die innere Führung.

Archetypen in der Natur

Die beseelte Natur ist ein riesiges Reservoir an Archetypen. Sie ist die eigentliche Quelle all der Bilder und Systeme, die unser Geist erschaffen hat, um die Erfahrungen und Gefühle unserer Seele auszudrücken und mitzuteilen. Wir sind untrennbar mit der Natur verbunden und immer in Resonanz mit ihrem Wesen. Wären wir wirklich wach für diesen Sachverhalt, würden wir unser Verhalten der Natur und dem Planeten gegenüber drastisch verändern. Wir würden spüren, dass wir uns selbst schaden, wenn wir die Erde verschmutzen und ausbeuten und die anderen Bewohner dieser Welt nicht respektieren. Wir würden mit ihnen zusammenwirken, statt zu konkurrieren.

Die zentralen Archetypen der Natur sind die fünf Elemente. Die elementaren Stimmübungen und Klangreisen sind die bedeutsamsten überhaupt, denn sie bauen ein Fundament in unserem Energiefeld. Wenn du nicht weißt, womit du beginnen sollst, wende dich den Elementen zu. Diese Klangreisen kann man gar nicht oft genug machen. Die Elemente entwickeln unsere Kräfte des Fühlens, des Empfindens, des Denkens, der Intuition und der Inspiration. Die Planet-Erde-Klangreisen in Kapitel 13 bringen uns den Archetypen bestimmter Schwingungsbereiche in der Natur näher, und wir können unsere enge Verwandtschaft mit ihrer Energie erfahren. Diese Klangreisen helfen uns, die grundlegende Wechselbeziehung mit unserer Umgebung auszugleichen und vielleicht ein Stück weit zu heilen.

Musikalische Archetypen

Alle bisher beschriebenen Archetypen sind bildhafte Darstellungen von pulsierenden Schwingungsmustern (Frequenzen). Durch ihren Puls haben sie alle eine rhythmische Komponente und können mittels Stimme in hörbare, musikalische Klangmuster übersetzt werden. Musikalische Strukturen wie Grundtöne, Intervalle, Dreiklänge, Tonleitern und Skalen sind also ebenfalls archetypische Muster, in denen sich unsere Stimme bewegt.

In der Klangfarbe einer Stimme können wir außerdem die Archetypen des Weiblichen, des Männlichen und des Kindlichen unterscheiden. Es sind die Repräsentanten der drei Grundkräfte unseres Seins. Man könnte diese Dreiheit auch als Körperstimme, Seelenstimme und geistige Stimme bezeichnen. Musikalisch zeigen sie sich als Harmonie oder Dreiklang.

Und schließlich können aus jedem Ton verschiedene Intervalle und Skalen entstehen, die seine Beziehung zu anderen Tönen charakterisiert und sehr spezifische Stimmungen vermittelt. Intervalle beschreiben Beziehungsmuster im weitesten Sinn. Sie können harmonisch oder disharmonisch wirken und sagen etwas über Nähe und Distanz aus. Intervalle bilden Harmonien, die Kraftfelder oder Gefäße darstellen. Darin entstehen melodische Bewegungsfolgen, die wir Skalen nennen.

Wer den Ton- und Lautmotiven einfach nur fühlend zuhört, wird die dahinter wirkenden archetypischen Kräfte erkennen. Wenn wir aufmerksam und von Herzen lauschen, können wir ihre Stimmung erfassen und die darin enthaltene Information empfangen.

Je regelmäßiger wir tönen, desto musikalischer gebärdet sich unsere Stimme. Die seelische Instanz in uns wählt sprachliche und musikalische Archetypen keineswegs beliebig. Sie drückt sich sogar ausgesprochen präzise aus. Die Seele folgt ihrer ursprünglichen Intention und offenbart ihre ganz einzigartige, individuelle Schwingungssignatur.

Zusammenfassend kann man sagen, dass das Bewusstsein des Menschen die Verkörperung der schöpferischen Kraft des Universums ist und dass Archetypen die Sprache sind, in der wir unseren Standpunkt in der Entwicklung dieses Bewusstseins darlegen. Letztlich geht es bei jeder Form von Manifestation, seien es unsere Lebensumstände oder Kunst, um die Entfaltung des universellen Selbst, das sich im Individuum spiegelt, um den göttlichen Funken im Menschen. Was wir gemeinsam und individuell erschaffen, beeinflusst und erneuert sich fortwährend wechselseitig.

Die folgenden Kapitel enthalten Hintergrundinformationen und Wegbeschreibungen für deine eigenen Klangreisen mit der Stimme. Alle vorgeschlagenen Meditationen führen durch zentrale Bereiche deines individuellen Energiefeldes und weiter in den Raum des universellen Feldes. Sie folgen einem Modell, das sich durchaus an eigene Bedürfnisse anpassen lässt. Nutze es als Ausgangspunkt für deine eigenen Toning-Abenteuer. Vergiss nicht, genügend Raum für Pausen zu lassen.

Auf der beiliegenden CD findest du eine Einführung in und Beispiele für die Arbeit mit geführten Klangreisen, von denen du dich anregen und inspirieren lassen kannst (Track 21 bis 25).

11 Reisen in die Aura

> Das Leben ist eine Einheit, auch wenn es aus vielen Faktoren und Akteuren zusammengesetzt zu sein scheint. Es ist stets dieselbe Energie, die agiert und reagiert und sich vereinigt …
>
> RANDOLF STONE

In diesem Kapitel geht es um Klangreisen im *persönlichen Energiefeld.* Sie führen in erster Linie auf die Auraebene. Diese Reisen bringen uns in Kontakt mit den fundamentalsten energetischen Erfahrungen, die wir über unsere Stimme machen können.

Die Lebensenergie in ihren verschiedenen Energieformen bewegt sich nicht chaotisch oder zufällig in unserem Feld, sondern nutzt eine implizite Ordnung. Dieser Begriff wurde von dem Physiker David Bohm geprägt. Die implizite Ordnung bezieht sich auf unsichtbare Strukturen, die der sinnlich wahrnehmbaren (expliziten) Ordnung unserer sichtbaren Welt, zugrunde liegen.[1] Hellsichtige Menschen können diese inneren Strukturen beschreiben, weil sie sie innerlich sehen beziehungsweise fühlen oder hören. Interessanterweise kann uns ausgerechnet unsere Stimme bei der Entwicklung der Fähigkeit, diese innere Ordnung wahrzunehmen, helfen. So gesehen, sind die Klangreisen ein wenig wie das Erlernen einer neuen Sprache.

Auf den Aura-Klangreisen wollen wir uns ein paar Energieformen im individuellen Feld etwas genauer ansehen und sie tönend erforschen. Dabei konzentrieren wir uns auf drei Strukturen, die für jedermann leicht zugänglich sind: die Welt der Elemente, die sieben Chakras und das Meridiansystem. Zusammengenommen bilden sie den mit unserem Körper verbundenen Teil der impliziten Ordnung. Ich bezeichne sie als feinstoffliche Anatomie.

Die feinstoffliche Anatomie

Die feinstoffliche Anatomie besteht aus zahlreichen Ebenen, Schichten und Systemen, die den Körper wie ein unsichtbares Stromnetz durchziehen und hauptsächlich der Regulierung unseres Energiehaushalts dienen. Die Systeme der Meridiane, Chakras und Elemente sind die in unseren Breitengraden geläufigsten Modelle. Sie erweisen sich als besonders geeignet für die Energiearbeit mit Klang und Stimme.

Man muss dazu anmerken, dass Modelle immer praktischen Zwecken dienen und sich in ihrer Anwendung voneinander unterscheiden können. Ich habe unzählige Varianten ausprobiert und durch eigene Beobachtungen, Ideen und Erfahrungen in Bezug auf die Stimme ergänzt.[2] Durch entsprechende Anpassungen sind meine eigenen Landkarten der feinstofflichen Anatomie entstanden. Sie funktionieren zuverlässig, denn sie wurden sorgfältig in der Interaktion mit anderen Menschen geprüft.

Da es sich bei der feinstofflichen Anatomie um ein schwingendes Gebilde handelt, das sich fortwährend verändert, folgt sie keinen starren Regeln, sondern ist eine offene, bewegliche Struktur. Sie bildet einen Rahmen, der es uns erlaubt, eigene Beobachtungen zu machen. Stelle dir vor, du wolltest eine genaue Landkarte von einem Strand am Atlantik erstellen. Nach jeder Flut fängst du wieder von vorn an, weil das Wasser die Formen des Sandes und der angrenzenden Pflanzenwelt stark verändert hat. Außerdem hängt es von der Jahreszeit ab, wie dein Bild ausfällt. Die Winterkarte wird einen anderen Strand darstellen als die Sommerkarte. Am besten fertigst du also eine allgemeine Beschreibung der relativ konstant bleibenden Eckpunkte an. In dem durch diese Punkte festgelegten Rahmen kann man die Veränderungen durch Gezeiten, Wetter und andere Einflüsse messen. Als eine solch offene Struktur verstehe ich die Landkarten der feinstofflichen Anatomie, die ich hier vorstellen möchte. Die Konzepte der fünf Elemente, der Chakras und der Meridiane bilden die besagten Eckpunkte.

Nimm meine Vorschläge und Darstellungen also als Ausgangspunkt für deine eigenen Entdeckungen und probiere aus, was für dich funktioniert. Bleibe bei dem, was dich weiterbringt, und lass fallen, was für dich so nicht stimmt. Lehne es jedoch nicht einfach ab, sondern nutze diese Erkenntnis. Frage nach, was stattdessen geeignet wäre, und lausche auf die Antwort, die dir deine Intuition eingibt. So kann meine Erfahrung auch dann nützlich für dich sein, wenn du eine andere Richtung einschlägst.

Die Aura

Fassen wir kurz zusammen: Unser individuelles Energiefeld ist eine holografische Spiegelung des universellen Energiefeldes. Wenn wir unser Feld isoliert betrachten, können wir vier Dimensionen darin unterscheiden. Den Wesensstern in Form eines pulsierenden Doppeltorus, die Haraebene mit ihren vertikalen Energieströmen, das Aurafeld mit seinen Schichten und den sichtbaren, physischen Körper.

Die Auraebene ist die Dimension, in der wir Energieprozesse noch wahrnehmen können. Sie ist das Bindeglied zwischen den materiellen und spirituellen Ebenen der Welt. Der für unseren bewussten Verstand nachvollziehbare Teil der Transformation von Energien spielt sich in der Aura ab. Laut Brennan ist die menschliche Aura aus sieben Schichten aufgebaut. Jede Schicht hat spezifische Aufgaben und reguliert bestimmte Bedürfnisse. Diese Schichten stehen in Beziehung zu den sieben Chakrawirbeln und den sieben Resonanzzonen im Körper.[3] Die Auraschichten werden gelegentlich auch als elementare Felder beschrieben. Man kann die Elemente nämlich sowohl als Bausteine der Materie begreifen als auch als spezifische Qualitäten der Energie.

Die Elemente

Aus der Perspektive des Geistes betrachtet, repräsentieren die Elemente substanzielle Qualitäten und bilden *schwingende Erfahrungsfelder.* Meistens werden nur fünf Felder beschrieben, doch es existieren noch zwei weitere, die über das Physische hinausgehen. Diese Felder stehen in direkter Beziehung zu den Chakras und vermitteln uns eine innerlich gefühlte Vorstellung von dem feinstofflichen Material, mit dem wir es zu tun haben. In unserer Kultur heißen sie Erde, Wasser, Feuer, Luft und Äther. Darüber gibt es noch ein Feld, das Licht, Stirnfeuer oder Informationsfeld genannt wird, und eines, das schlichtweg Liebe oder die große Leere heißt.

Aus der Perspektive des Körpers nähern wir uns den Elementen über die Sinne und erfahren sie als *elementare Substanzen.* Wir erfahren ihre Qualität direkt, indem wir die Materialien, aus denen sowohl unser Körper als auch unsere Umgebung aufgebaut ist, spürend ertasten und uns durch sie hindurch bewegen. In Verbindung mit der Stimme ist der körperlich sinnliche Zugang zur Kraft der Elemente für die meisten Menschen am leichtesten erlebbar, weil er so konkret ist.

Elemente und stimmlicher Ausdruck

So wie die Elemente überall in unserer natürlichen Umgebung auftauchen, finden wir sie auch in unserem Charakter, im Körperbau und in der Stimme. Jede Stimme hat einen individuellen Klangcharakter, der sich aus der Schwingung der vorherrschenden Elemente im Körper und im Energiefeld ergibt. Erde klingt voll, ruhig und sonor, während Wasser dem Klang einer Stimme etwas emotional Anziehendes und Melodisches verleiht. Die feurige Qualität zeigt sich in einem leidenschaftlichen Klang, der beeindruckt und überzeugt. Das Element Luft gibt dem Stimmklang Leichtigkeit, Flexibilität und Charme. Und das Element Äther, das alle Farben und Klänge der anderen Elemente in sich vereint, bringt sich stimmlich in einem durchdringenden, brillanten und obertonreichen Klang zum Ausdruck. Temperament, Konstitution, Stärken und Schwächen sowie zahlreiche Eigenschaften und Fähigkeiten lassen sich an der Mischung der Elemente in der Stimme einer Person erkennen.[4]

Elementare Bewegungen und Felder

Besonders deutlich zeigt sich die Welt der Elemente in den Lauten unserer Sprache, in den Vokalen und Konsonanten. Beim Toning entstehen die Laute spontan. Sie geben uns Hinweise darauf, welche Elemente gerade in unserem Energiefeld aktiv sind. Da die Laute unserer Sprache mit spezifischen Bewegungsarten und Gebärden korrespondieren, können wir über den Körper leicht Zugang zu den verschiedenen Qualitäten unseres Seins finden.

Das Element Erde erschließt sich körperlich durch modellierende Bewegungen sowie durch Stoßlaute (B, P, D, T, G, K) und Klinger (M, N, NG). Der Schwingungsqualität des Wassers können wir uns mit fließenden Bewegungen und dem Wellenlaut (L) nähern. Die Kraft des Feuers wird durch explosive, peitschende oder auch ausstrahlende Bewegungen in Kombination mit Blaselauten (F, SCH, S, W, J) erfahrbar. Das Luftelement erleben wir in vibrierenden, fliegenden und tanzenden Bewegungen, denen der Zitterlaut (R) und das gehauchte H entsprechen. Das H bildet den Übergang zu den Vokallauten. Diese können dem Element Äther zugeordnet werden, weil sich Vokale anders verhalten als Konsonanten. Sie führen nach innen. Vokalkräfte zeigen sich auch nicht in dynamischen Bewegungen wie die Konsonantenkräfte, sondern in Gebärden und Haltungen.[5]

Eine weitere Besonderheit der Vokale besteht darin, dass sie pulsierende Energiefelder bilden, die mit bestimmten Körperbereichen in Resonanz sind und genau dort auch gespürt werden können. Das unterste Feld korrespondiert mit dem Element Wasser und dem Vokal U. Es liegt im Bereich des Beckens und hat die Form einer Schüssel. Darüber liegt das Erdfeld mit dem Vokal O. Es sieht aus wie eine große runde Kugel und füllt den gesamten Bauchraum unterhalb des Zwerchfells aus. Oberhalb des Zwerchfells liegt das Luftfeld und füllt den oberen Brustraum aus. Es hat die Form einer Ellipse und korrespondiert mit dem Vokal A. Das Feld des Elements Äther umgibt den Hals wie ein Ring oder Kragen. Der zugeordnete Vokal ist hier das E. Das oberste Feld, das den gesamten Kopf wie eine Kugel umfasst, entspricht dem Element Feuer und dem Vokal I manchmal auch Ü.[6] Beim Tönen mit vokalen Feldern erleben wir sehr direkt, in welchem Element wir uns zu Hause fühlen. Wir spüren außerdem, welche Felder weniger durchlässig für Energie oder sogar blockiert sind und welche Unbehagen auslösen.

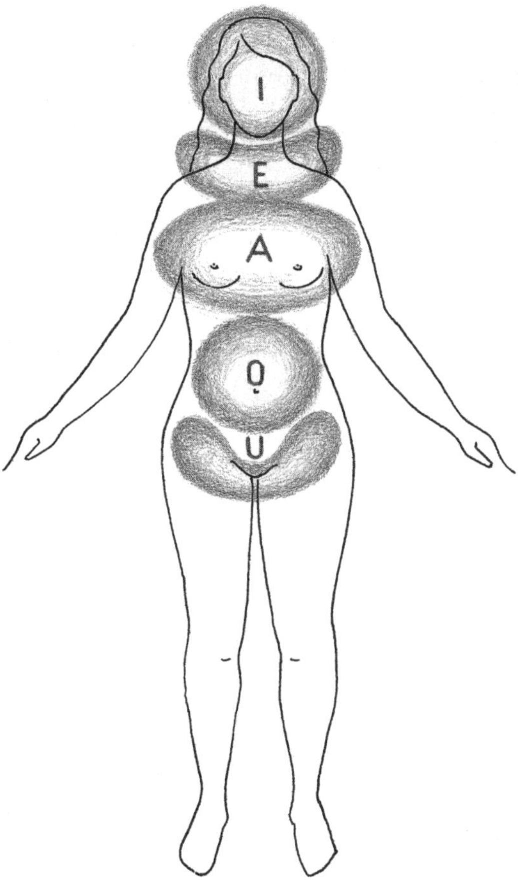

Die Elemente und ihre Felder

Die Felder der Vokale

Die folgende Übung eignet sich ebenso gut zur Einstimmung auf eine Klangreise mit den Elementen wie zur Regeneration. Sie wird im Stehen ausgeführt und dauert etwa 15 Minuten. Jeder Schritt wird circa drei bis sieben Mal wiederholt.

Forme mit deinen Händen und Armen eine Art Schüssel vor dem Becken. Spüre, wie das Gewicht des Körpers in Rich-

tung Boden zieht, und töne in angenehm tiefer Stimmlage den Vokal UUU. Stell dir dabei fließendes Wasser oder das Meer vor.
Dann forme mit deinen Armen eine Kugel. Halte sie vor deinen Bauch wie in einer Umarmung und töne dabei ein volles OOO. Die Stimmlage ist tief bis mittel. Als Eindruck eignet sich der Geruch von Blumenerde oder das Bild eines fruchtbaren Ackers.
Öffne deine Arme, als wolltest du durch einen Vorhang ins Freie treten. Halte die Arme zu beiden Seiten ausgebreitet und töne den Vokal AAA. Du kannst dir auch vorstellen, in dem Buchstaben zu stehen und einen weiten blauen Horizont zu überblicken. Die Stimme wird hier von selbst etwas voller und höher sein.
Öffne mit beiden Händen einen imaginären Ring oder Kragen um deinen Hals und verschaffe dir Raum, indem du beide Arme zur Seite ausstreckst und damit deine Grenzen definierst. Töne dabei den Vokal ÄÄÄ oder EEE. Stelle dir vor, dass sich dein Raum in alle Richtungen ausdehnt. Manchmal klingt die Stimme hier wie Schafsblöken oder durchdringend elektrisch, was mit der Qualität des Elements Äther zu tun hat.
Führe die Hände zuletzt vor dein Herz und lass dann eine Hand nach oben und eine nach unten sinken, als hieltest du einen langen Stab senkrecht vor der Mittelachse deines Körpers. Töne dabei ein III. Wahrscheinlich gehst du dabei von selbst in die Kopfstimme. Stelle dir vor, dass das I ein Licht ist, das deinen ganzen Kopf von innen erhellt wie eine Lampe. Wenn du diesen Vokal schwer aushältst, probiere es mit einem ÜÜÜ.
Spüre der Wirkung dieser Töne und Laute ein paar Minuten in Stille nach. Erde dich dann, etwa indem du ein paar Mal durch die Füße ein- und ausatmest. Danach beende die Übung entschlossen.

Klangreise durch die Elemente

Eine tönende Klangreise durch die elementare Erlebniswelt bringt uns in Kontakt mit unserer Natur. Dabei wird spürbar, welche Kombination von Elementen wir in unserem Leben verkörpern, welche davon wir betonen und welche wir vernachlässigen. Dies ermöglicht uns, wo nötig einen Ausgleich zu schaffen.

Nimm dir für die Reise in dein Inneres etwas mehr Zeit, zwischen 45 bis 60 Minuten. Stimme dich ein und wärme Körper und Stimme auf. Wenn du in einer Haltung der Wertschätzung für dich selbst und dein Vorhaben tönst und dich um den optimalen Rahmen kümmerst, wird deine Reise etwas Besonderes sein, und du wirst reich beschenkt davon zurückkehren.

Auf der CD findest du die ausführliche Version einer in die Tiefe gehenden Klangreise durch die Elemente in drei Phasen: die Einstimmung, die Reise und die Heimkehr (Track 23 bis 25).

Die Chakras

Das Chakrasystem ist der feinste energetische Mechanismus unserer Aura-Anatomie. Es hat seinen Ursprung in der indischen Yogatradition. Die Chakras werden häufig als sieben pulsierende Energiewirbel dargestellt. Sie liegen auf der vertikalen Mittelachse des Körpers an der Schnittstelle zu der tiefer liegenden Dimension der Haraebene und stehen in Beziehung zu unseren Intentionen. Diese Energiewirbel arbeiten in etwa wie elektrische Trafostationen, die Impulse in beide Richtungen weiterleiten, übersetzen und transformieren – von außen nach innen und umgekehrt. Das Chakrasystem als Ganzes steuert die Umwandlung und Dynamik von Energien.

Chakras sind demnach *Handlungsorgane*. Die drei unteren Wirbel sind mit dem Körper und den Emotionen verbunden, die oberen drei mit mentalen beziehungsweise geistigen Prozessen. Das Herz-Chakra hat eine Schlüsselposition inne. Es ist der große *Katalysator* im System, der Ort, wo Gedanke und Emotion im Fühlen versöhnt werden. Meine Beobachtungen zeigen, dass es einen direkten Kanal durch alle Energiedimensionen innerhalb des Herz-Chakras gibt. Das vierte Chakra der Auraebene ist über ein seelisches Zentrum auf der Haraebene, das Seelensitz oder auch Botschaftenzentrum genannt wird, direkt mit dem geistigen Herzen (unserem Wesensstern) verbunden.

Mit Körperhaltung, Atem, Stimme und Chakras zu arbeiten ist eine ausgesprochen kraftvolle Praxis. Sie macht subtile, unterbewusste Muster hörbar und erfahrbar. Man sollte die Chakra-Stimmarbeit behutsam angehen, da ihre transformierende Wirkung zwar heilsam, aber nicht immer angenehm ist. Wir bekommen dabei eine Menge sehr präziser und häufig überraschender Informationen über den Zustand unseres Energiefeldes. Man kann hörend und die stimmliche Vibration spürend nachvollziehen, was die Energie im Ton machen will. So lässt sich der Energiefluss im ganzen System ausbalancieren.

Chakras und Resonanzzonen

Dass die Chakras in Beziehung zu den Resonanzräumen des Körpers stehen, habe ich bereits mehrfach erwähnt. Was ihre Lage im Körper, die Farben und die Elemente betrifft, sind sich die zahlreichen uns heute zugänglichen Zuordnungssysteme weitestgehend einig. Die Zuordnungen von Tönen jedoch variieren stark.

Die Chakras

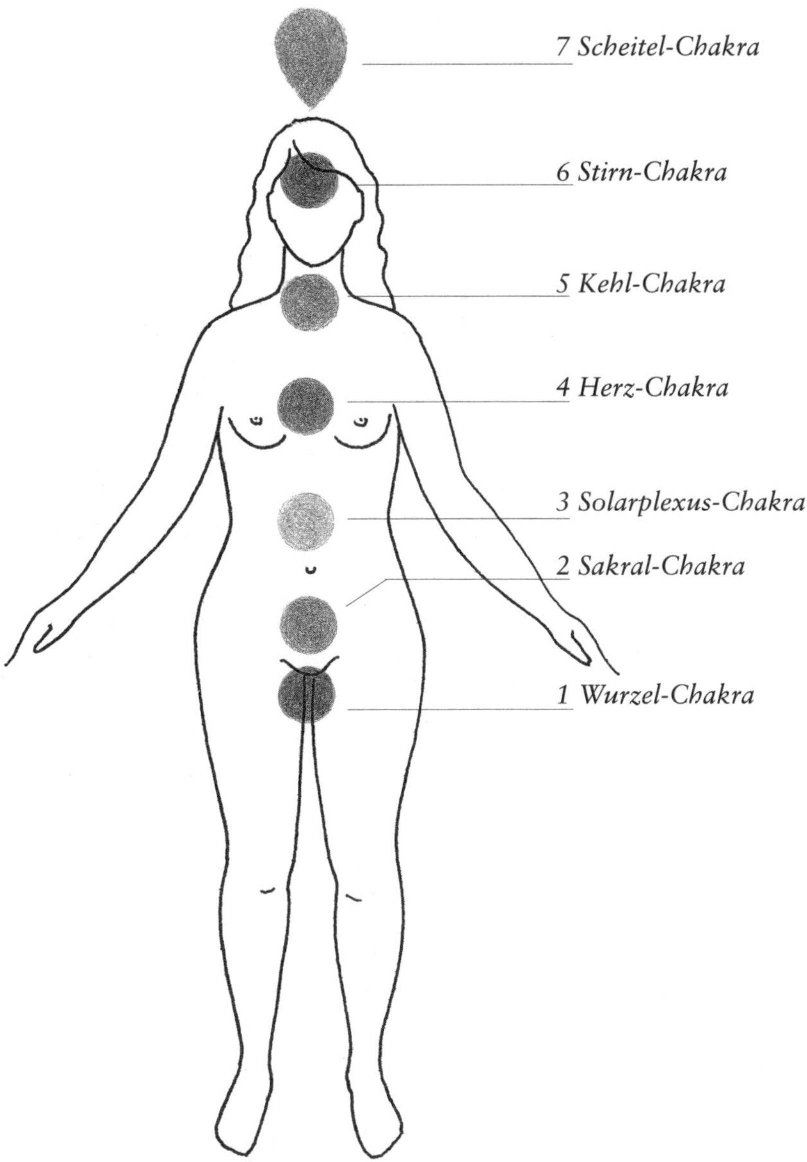
7 Scheitel-Chakra
6 Stirn-Chakra
5 Kehl-Chakra
4 Herz-Chakra
3 Solarplexus-Chakra
2 Sakral-Chakra
1 Wurzel-Chakra

Im Grunde kann man mit jedem Ton in jedem Chakra arbeiten oder sogar mit ein und demselben Ton in allen Chakras. Dennoch zeigen sich charakteristische Eigenschaften in den Körperregionen, die den jeweiligen Energiezentren zugeordnet sind. Die Schwingungen im unteren Bereich des Körpers klingen einfach anders als die im oberen Teil. Sie fühlen sich auch unterschiedlich an. Für das Toning ist nur von Bedeutung, diese Unterschiede in der stimmlichen Vibration wahrzunehmen. Durch fühlendes Gewahrsein bezeugen und steuern wir die Wandlungsprozesse in unserem Energiefeld.

Die folgenden Beschreibungen konzentrieren sich auf einige wenige Aspekte der einzelnen Chakras in Verbindung zur Stimme und sind als Inspiration und Einstiegshilfe für deine Klangreisen gedacht.

Das Wurzel-Chakra liegt an der Basis der Wirbelsäule am Steißbein und öffnet sich vertikal nach unten zum Boden. Dieses Zentrum steht in Verbindung mit dem Resonanzraum der Beine, des unteren Beckens und der Wirbelsäule sowie dem Element Erde. Es hat mit Ausscheidung, Lebenswillen, Stabilität und Verwurzelung zu tun. Das Stützgerüst, also Skelett und Muskeln, fallen in den Bereich des Wurzel-Chakras. Die Stimme zeigt sich hier häufig in einem sonoren, stabilisierenden Ton. Sie kann sowohl warm und sanft als auch kraftvoll und stützend klingen. Die auftauchenden Frequenzen vermitteln ein Gefühl von Geborgenheit, Halt und Festigkeit.

Das Sakral-Chakra liegt etwa drei Fingerbreit unter dem Nabel. Das Zentrum liegt an der Wirbelsäule und öffnet sich als Wirbel horizontal sowohl nach vorn als auch nach hinten. Der entsprechende Resonanzraum sind der Unterleib und die Organe, das zugeordnete Element ist Wasser. Die Themen dieses Bereiches sind Sexualität, Vitalität, Verdauung und Fortpflanzung im weitesten Sinne. Alle Fließsysteme des Körpers werden ihm zugeordnet. Die Stimme kann hier sowohl beruhigend als auch sprudelnd, beweglich klingen. Sie ist oft rhythmisch, lebendig und lustvoll in ihrem Ausdruck. Die Frequenzen sammeln sich zu einer voll klingenden Resonanz oder bewegen sich pulsierend in dynamischen Wellen.

Das Solarplexus-Chakra liegt auf der Höhe des Sonnengeflechts in der Körpermitte und öffnet sich ebenfalls horizontal nach vorn und hinten. Es steht in Verbindung mit dem Resonanzraum des Zwerchfells und dem Feuerelement. Das Solarplexus-Chakra hat zu tun mit unseren Nervensystemen, dem Platz in unserem Leben, Durchsetzungsvermögen und Persönlichkeit. Die Stimme zeigt sich in vielen Farben und ist sehr präsent in ihrem Ton. Sie kann kämpferisch, herausfordernd, provozierend, zündend, aber auch wärmend, strahlend, überzeugend und begeistert klingen. Die Frequenzen des Solarplexus elektrisieren und laden die Atmosphäre emotional auf.

Das Herz-Chakra liegt auf der Höhe des Brustbeins und öffnet sich auch horizontal nach vorn und hinten. Der damit verbundene Resonanzraum ist der Brustkorb, der obere Rücken und die oberen Gliedmaßen. Das Herz-Chakra reguliert die Atmung, den Kreislauf sowie den Gefühls- und Gedankenfluss. Es steht in Beziehung zum Element Luft und Eigenschaften wie Sensibilität, Offenheit, Mitgefühl und Herzensliebe. Der Ton der Stimme wirkt entsprechend anziehend, berührend, manchmal magisch, wie aus einer anderen Welt. Sie klingt intim, weich und zugleich kraftvoll, sehnsüchtig und schön. Diese Frequenzen öffnen uns für eine ganze Skala von Gefühlen. Sie interagieren auf allen Ebenen miteinander.

Das Kehl-Chakra liegt im Bereich des Kehlkopfes und ist beidseitig horizontal geöffnet. Natürlich steht es in Bezug zum Resonanzraum des Ansatzrohres und Halsbereiches. Das

Kehl-Chakra hat mit Klang, Intention, Gestaltung, innerer Wahrheit und Ausdruckskraft zu tun. Sein Element ist Äther. Hier scheint alles im stimmlichen Ausdruck zu sprechen, zu erzählen. Das Meridiansystem gehört in den Einflussbereich des Kehl-Chakras. Die Stimme beginnt rhythmisch und melodisch zu improvisieren und kreativ zu gestalten. Sie hat eine stark harmonisierende Wirkung und sucht die Interaktion. Die Frequenzen tragen die Intention nach außen.

Das Stirn-Chakra liegt auf Höhe der Keilbeinhöhle und öffnet sich wie die bisherigen Zentren nach vorn und hinten. Dem entspricht der Resonanzraum der Artikulationsorgane und des Gesichts. Seine Themen sind der Ausgleich von Dualität, Visualisierung, Intellekt, Intuition, Denken und die Verarbeitung von Information. Dem Stirn-Chakra kann das Element Stirnfeuer und das gesamte Chakrasystem zugeordnet werden. Die Stimme klingt klar, sphärisch, verbunden und leuchtend, kosmisch. Sie ist reich an Obertönen, voller Freude und verbreitet Frieden. Die Frequenzen in diesem Ton haben eine große ordnende Kraft. Sie können einen Raum durch Induktion klären. In diesem Sinne sind sie machtvoll.

Das Scheitel-Chakra liegt am Scheitelpunkt des Kopfes und öffnet sich senkrecht nach oben. Es steht in Verbindung mit dem kosmischen Energiestrom und der Aura als Ganzes. Manchmal wird ihm Licht als Element zugeordnet. Es befindet sich im Resonanzbereich des Kopfraumes. Das Scheitel-Chakra hat zu tun mit Spiritualität, Erkenntnis, Transzendenz und Einheit. Der vorherrschende Klang ist Stille. Selbst wenn die Stimme hörbar ist, wirkt sie entrückt, gelassen und von einer heiteren Ruhe erfüllt. Die Stimme dieses Zentrums birgt die Frequenzen der Archetypen in sich. Sie ermöglicht uns, geistig zu reisen, und ist ein Kanal für Informationen aus dem universellen Energiefeld.

Einstimmung für Körper und Stimme

Ich beschreibe im Folgenden sehr einfache Übungen, in denen man einen fühlenden Kontakt zu den Chakras herstellen und damit vertraut werden kann. Es sind die ersten Schritte auf einem längeren Weg. Die Klangreise vertieft den Kontakt auf meditative Weise. Je tiefer man in die Schichten und Dimensionen dieser wirbelnden inneren Welt eintaucht, umso wichtiger wird Führung – ob von der eigenen Seele oder einem Lehrer. Das ist von Mensch zu Mensch verschieden.

Vor jeder Chakra-Stimmarbeit empfehle ich, den Körper besonders gut einzustimmen und aufzuwärmen. Das Loslassen fällt viel leichter, wenn die Energie schon in Bewegung gekommen ist und man guten Kontakt zu seinem Körper und Atem aufgebaut hat. Wenn man etwas mehr Zeit hat, ist die Übung zur Öffnung der Resonanzzonen (CD Track 9 bis 15) optimal. Jedes Chakra korrespondiert mit spezifischen Körpersystemen und Elementen. Und so gibt es auch spezifische natürliche Laute, welche die kontrahierten oder verspannten Energiemuster in diesen Systemen lösen können.

Chakra-Toning mit Entspannungslauten

Geh mit der Aufmerksamkeit in das Wurzelchakra. Stelle dir den Geruch von frischer Erde vor und beginne sanft zu summen. Lass deinen ganzen Körper in diesem Summen baden und wecke damit deine Sinne auf. Das Summen stellt guten Körperkontakt her und erdet dich.

Lass deine Aufmerksamkeit in das Sakral-Chakra wandern. Stelle dir vor, du bist von Wasser umgeben und Wasser durchströmt deinen Körper. Lass deinen Körper voller Hingabe seufzen und stöhnen. Das Seufzen befreit den ausströmenden Atem und unterstützt das Loslassen von Spannungen.Die Aufmerksamkeit sammelt sich nun im Solarplexus. Nimm die Stellen in deinem Körper wahr, an denen Span-

nung oder Widerstand zu spüren ist, und atme. Dann lass die entsprechenden Körperstellen jammern, klagen und ächzen. Lass den Schmerz sich in deiner Stimme auflösen, als wäre sie ein reinigendes Feuer, in dem altes Holz verbrennt. Jammern und das Ausdrücken von Schmerz und Anspannung setzen Energie frei.
Von dort wandert die Aufmerksamkeit in dein Herz-Chakra. Stelle dir vor, du stehst vor einem weiten, klaren Himmel und ein frischer Wind umweht dich. Er kitzelt dich, und du beginnst zu lachen. Lache nach Herzenslust und befreie dich damit von dem, was dich belastet. Das Lachen führt zu Leichtigkeit, Gelöstheit und Offenheit.
Deine Aufmerksamkeit ist jetzt im Kehl-Chakra angekommen. Nimm den Raum in und um deinen Körper wahr. Gähne in diese Räume hinein. Lass deinen ganzen Körper zu einem einzigen riesigen Gähnen werden. Das Gähnen stimuliert die Ausdehnung unserer Wahrnehmung im Raum. Wir hören auf das, was jenseits der Sinne liegt.
Geh mit deiner Aufmerksamkeit ins Stirn-Chakra. Stelle dir vor, du schaltest das Licht an, sowohl im Zentrum deines Kopfes als auch in jeder deiner Zellen. Lass deine Zellen in Kauderwelsch quatschen oder gib dich einfach dem meist vokalen und obertonreichen Klang dieses Lichts hin.
Lass deine Aufmerksamkeit ins Scheitel-Chakra wandern. Stelle dir einfach nur vor, du blickst in den sternenübersäten Nachthimmel oder fliegst durch das All. Genieße die Stille, bade darin, lass jede Zelle vom Rauschen dieser Stille erfasst werden. Die Stille bringt uns in Kontakt mit unserer Quelle.
Lenke die Aufmerksamkeit schließlich gleichzeitig vom Scheitel und von den Füßen in die Region deines Wesenssterns, etwa zwischen Herz-Chakra und Solarplexus-Chakra, jedoch in einer tieferen energetischen Dimension. Atme von dort in Stille und lausche in die Lücke zwischen deinen Puls-

schlägen. Verweile ein paar Minuten in deiner Mitte und beende die Meditation dann entschlossen.

Mit Vorgaben durch die Chakras tönen

Besonders einfach gestaltet sich der Einstieg in das Toning mit den Chakras durch das Singen von vorgegebenen Lauten, Silben oder Tönen. Dieser Ansatz ist ziemlich verbreitet und gut dokumentiert. Er geht meistens nicht so tief wie ein frei von innen aufsteigendes Toning. Im Fall der Chakras ist das jedoch erst einmal ganz sinnvoll, da auf dieser Ebene stark geladene Energiemuster frei werden können. Das Tönen mit Vorgaben erlaubt ein langsames Eintauchen in die tieferen Schichten der Erfahrung.

Stimmliche Vorgaben unterstützen uns dabei, Schwingungsmuster in einem bestimmten Bereich des Energiefeldes bewusst zu erleben. Sie funktionieren wie eine Trägersubstanz. Der Laut, der Ton oder das Mantra sind ein Symbol für das Was. Das Wie deines subjektiven Erlebens ist jedoch das entscheidende Element für die Wandlung und Harmonisierung von Schwingungen. Im Wie spüren wir die unter dem Klang liegende Intention.

Das Tönen mit Vorgaben eignet sich ebenfalls gut für ein Toning mit Gruppen. Es erlaubt uns, in jeder denkbaren Konstellation zügig durch alle sieben Zentren hintereinander zu tönen. Abgesehen davon, ist diese Toning-Variante ein hervorragendes Mittel, um eine energetische Bestandsaufnahme zu machen. Denn im Vokal- oder Mantra-Tönen durch die Chakras zeigt einem die Stimme recht deutlich, welche Zentren offen, welche blockiert, welche schwach und welche stark geladen sind. Mit dieser Information kann man dann tiefer gehen, indem man sich den Chakras auf einer Klangreise jeweils einzeln widmet.

Vokal-Toning[7]

Auf der CD (Track 20) findest du eine Chakra-Toning-Übung mit Vorgaben zum Mittönen. Wir tönen darin durch eine Skala mit Vokalen, die du je nach Geschmack auch durch Mantras ersetzen kannst. In der Tabelle unten findest du weitere Anregungen für eigene Experimente.

Chakra	1 Wurzel	2 Sakral	3 Solarplexus	4 Herz	5 Kehle	6 Stirn	7 Scheitel
Vokal	U	O	OA oder Ö	A	Ä oder E	I oder EI	Ü oder M
Mantra	LAM	VAM	RAM	IAM	HAM	SHAM	OM
Ton/Skala	C/G	D/A	E/H	F/C	G/D	A/E	H/F

Klangreise durch ein Chakra

Nach einer entsprechenden Einstimmung wird es Zeit, sich auf eine ganz individuelle Reise zu begeben, in den Einflussbereich des Chakras und Resonanzraumes, in dem die vorrangigen Themen liegen. Das kann ein Heilthema sein – mit der Intention, den Energiefluss auszugleichen – oder ein kreatives – mit der Intention, die Kraft, die aus dem für die Klangreise ausgewählten Chakra ausstrahlt, schöpferisch zu entfalten.

Einstimmung

Lies dir die Informationen zu dem entsprechenden Chakra durch und beschäftige dich mit deiner Intention. Wenn dir das schwerfällt, spiele mit offenen Fragen: »Wenn ich wüsste, was mein vorrangiges Thema ist, was wäre es?«
Stelle dir die vertikalen Energieströme in deinem Innern vor und die Verbindung dieser Ströme mit den Kraftfeldern der Erde und des Kosmos. Atme ein paar Mal mit diesem Bild, beruhige deinen Geist und entspanne deinen Körper. Dann

nimm Kontakt auf mit deinem Atem, deinem Puls und dem Chakra, das du ausgewählt hast. Kannst du seine Drehrichtung, sein Tempo, seinen Klang wahrnehmen? Lausche nach innen, bis du die Präsenz des Chakras deutlich fühlen kannst. Atme durch das gewählte Chakra ein und aus in der Farbe oder dem Klang, den du damit verbindest. Beim Ausatmen lass deine Stimme mit den entspannenden Lauten, die mit diesem Zentrum korrespondieren, los (siehe oben: »Chakra-Toning mit Entspannungslauten«).

Reise

Jedes Chakra ist ein Energiewirbel. Geh mit deinem Puls und deiner Aufmerksamkeit ins Zentrum dieses Wirbels. Lass dich dort hineinziehen. Töne dann mit dem Vokal oder Laut, der dem Chakra entspricht. Du kannst dir auch intuitiv einen spezifischen Ton oder Laut zeigen lassen. Stelle offene Fragen: »Was will die Energie in diesem und durch dieses Chakra tun? Wie hört sich das an, wie klingt es in meiner Stimme?«

Reise mit diesem Wirbel durch den Körper in den subatomaren Raum und darüber hinaus in dein Energiefeld. Lass dich von den Impulsen des Wirbels in das ihm entsprechende System deines Körpers tragen. Führt er dich nach vorn, hinten, oben, unten, innen, außen? Wenn dein Körper sich dabei bewegen möchte, wenn der Ton übergeht in Rhythmus, Melodien, Kauderwelsch, lass es einfach zu. Erlaube deiner Stimme, alles loszulassen, was sich ausdrücken möchte. Lass sie mit der wirbelnden Energie des Chakras tun, was getan werden möchte. Frage nach der positiven Absicht, der Botschaft oder Lehre darin!

Erlaube dem Energiewirbel, bestimmte Orte deines Körpers zu erfassen, sie zu reinigen, aufzuladen … Frage nach, worum es geht. Lass die Energie den Rest erledigen. Deine Stimme dient dir als Spiegel. Sie zeigt dir, was stimmig und wann es genug ist. Du kannst dich von ihr zu Erinnerungen an entfernte Orte oder in den Weltraum führen lassen. Was möchte die Energie tun? Wenn sie einen Klang hätte und eine Stimme, wie wären sie? Lass los und töne, singe! Bleibe mit deiner Stimme so lange in der Bewegung des Wirbels, bis du spürst, dass du satt bist, und deine Intuition die Botschaft aufgenommen hat.

Ausklang

Ruhe dich einige Minuten im stillen Mittelpunkt des Chakrawirbels aus. Was hat sich verändert? Was hast du mitgenommen? Bedanke dich und verabschiede dich von dem Wirbel, mit dem du deine Reise gemacht hast.

Erinnere dich an die besonderen Momente, Erlebnisse und Botschaften, die du daraus mitnimmst. Wie fühlt sich die Energie an? Finde eine Gebärde oder Haltung für dieses Gefühl. Geh mit deinem Körper ganz in diese Haltung hinein und frage nach ihrem Klang – ein Laut, Stille, eine Melodie, ein Mantra, ein Dreiklang.

Wiederhole die Gebärde und den damit verbundenen stimmlichen Ausdruck. Lass ihn sich entwickeln, bis du spürst, jetzt ist es gut. Dann schließe deine Reise bewusst ab.

Die Meridiane

Das Meridiansystem bildet die Grundlage für das chinesische System der Akupunktur. Es befindet sich ebenfalls an einer Schnittstelle, nämlich am Übergang zwischen den psychischen und den biochemischen Vorgängen im menschlichen Energiefeld. Während die Chakras den Übergang zur spirituellen Ebene gewährleisten, durchziehen die Meridiane den gesamten Körper mit einem Netz aus Kanälen, in denen die Lebensenergie fließt. Sie liegen also näher an der physischen Ebene. Man kann sich die Meridiane als Transportsysteme vorstellen, die den Energieaustausch zwischen Chakras und Körperzellen ermöglichen. Sie sind die *Vermittler und Versorger* im Gesamtsystem der feinstofflichen Anatomie.

Das Meridiansystem der chinesischen Medizin

Die Lehre von den Meridianen hat ihren Ursprung in der traditionellen chinesischen Medizin (TCM). In der TCM dreht sich alles darum, ob das Chi, die Lebenskraft, im Gleichgewicht ist. Das ursprüngliche Chi im Universum teilt sich auf dem Weg in die Manifestation in zwei polare Kräfte. Yin steht für das nach innen gerichtete, weibliche Prinzip und Yang für das nach außen drängende, männliche Prinzip. Das harmonische Zusammenspiel dieser beiden Kräfte bestimmt, ob wir gesund oder krank sind. Yin und Yang verändern in ihrer gemeinsamen Bewegung fortwährend ihren Zustand.

Dabei erschaffen sie die sogenannten Wandlungsphasen: Holz, Feuer, Erde, Metall und Wasser. Diese entsprechen dem Modell der fünf Elemente, wobei die TCM sich auf die Beziehung und Interaktion der elementaren Qualitäten untereinander konzentriert. Die Aufmerksamkeit liegt hier eher darauf, wie ein materieller Zustand in einen anderen übergeht. Für die Arbeit mit der Stimme ist diese Sichtweise sehr interessant, weil Vibrationen und Klang sich ebenfalls andauernd verändern. Innerhalb der Wandlungsphasen teilt sich das Chi weiter nach dem polaren Prinzip. Es fließt in Verbindungskanälen durch spezifische Körperregionen und Organe. Diese Kanäle werden Meridiane genannt. Das Meridiansystem umfasst acht Sondermeridiane und zwölf Organmeridiane, die ein weitverzweigtes Kommunikationsnetz bilden und das Chi durch den ganzen Körper leiten.

Alle Meridiane haben spezifische Funktionen und Merkmale. Insbesondere den Organmeridianen werden Körpersymptome, emotionale Zustände, mentale Eigenschaften sowie bestimmte Wandlungsphasen zugeordnet. Außerdem sind sie polar in Yang- und Yin-Meridiane eingeteilt, die sich paarweise ergänzen. Die Yang-Meridiane bringen Dynamik. Sie versetzen die Energie in Bewegung. Die Yin-Meridiane sorgen dafür, dass Energie in den Organen gesammelt und gespeichert wird. Auf den Meridianen hat man Hunderte von Energiepunkten entdeckt, die unterschiedlich stimuliert werden können, um den Fluss des Chi zu regulieren. Dies ist die Grundlage von Akupunktur, Shiatsu und Akupressur.[8] Da Energie sich in Wellen bewegt und da sowohl die Gewebe als auch die Organe unseres Körpers auf Schwingungen beruhen, lässt sich der Energiefluss in den Meridianen ebenfalls gut durch Klang anregen.

Meridiane und Stimme

In Kombination mit dem Einsatz unserer Stimme ermöglicht uns das Wissen um die Meridiane, den Energiefluss im Körper gezielt zu beeinflussen. Wir können unseren Körper damit entgiften, unsere Energie klären, aufladen, füllen, sammeln und dergleichen mehr. Da die Organmeridiane mit spezifischen Emotionen in Verbindung stehen, lässt sich über ihre Aktivierung sogar ein Gleichgewicht auf der emotionalen Ebene herstellen. Auf diesem Gebiet gibt es wirksame Methoden, die einfach zu lernen sind, etwa das Klopfen von Meridianpunkten. Dabei zusätzlich zu tönen, beschleunigt und intensiviert die Wirkung beträchtlich. Die Klangreisen durch einzelne Meridiane haben sich als Weg zum Öffnen und Verstärken spezifischer positiver Eigenschaften in unserem Bewusstsein erwiesen. Es sind unglaublich nützliche Werkzeuge für Selbsthilfe und Selbsterkenntnis.

In StimmEnergetics verbinde ich die tönende Stimme mit den zwölf Organmeridianen und den zwei Sondermeridianen, die zentral am Körper liegen. Mit vorgegebenen Tönen, Lauten und Dreiklängen zu singen, funktioniert ebenso wie freies Toning durch die Meridiane, wobei Letzteres bedeutende, persönliche Einsichten ermöglicht.

Ich betrachte das Meridian-Toning als eines der effektivsten Selbstheilungsmittel überhaupt. Den stimmlichen Vibrationen entlang der Meridianlinien nachzuspüren, ist ein tief gehendes, bewusstseinserweiterndes Erlebnis. Man kann damit ausgesprochen schnell körperliches und seelisches Wohlbefinden herstellen und seinen physischen Zustand verbessern. Es eignet sich auch als Erste-Hilfe-Maßnahme, etwa bei einer anklopfenden Erkältung, bei Erschöpfung, bei Verdauungsbeschwerden, Kopfweh oder Zahnschmerzen.

Die Stimmarbeit mit dem Meridiansystem macht die Wechselwirkung zwischen innerer Erfahrung, Umwelteinflüssen, einzelnen Organen und Körperbereichen erfahrbar. Die Energien, die wir mit unserer Stimme in den Meridianen entdecken, lassen sich ausgesprochen vielfältig einsetzen. Auf dem Weg der Heilung können wir damit bestimmte Muster in unserem Organismus regulieren und seine Kräfte ausbalancieren. In den Meridian-Sessions auf dem Weg der Kreativität zeigt sich eine Fülle von kreativem Material und neuen Ideen. Mit dieser Praxis öffnen sich die schöpferischen Kanäle unseres Unterbewusstseins. Hier erleben wir den Körper tatsächlich als multidimensionales Instrument mit einem unendlichen Reservoir an Ausdrucksmöglichkeiten. Im Klang der Stimme entwickeln sich viele neue Nuancen und Farben. Jedes Instrument ist absolut einzigartig.

Die innere Struktur der Meridianreisen

Die Klangreisen zu den Meridianen haben eine detaillierte Struktur aus vier Schritten. Zunächst ist es sinnvoll, das gesamte System anzuregen. Für die Klangreise selbst empfehle ich wie bei den Chakra-Reisen, sich auf einen Meridian zu konzentrieren. Dadurch bekommt man bereits sehr viele Informationen. Gib dem Zellbewusstsein des Körpers ruhig ein bisschen Zeit, um alle diese Eindrücke zu absorbieren und zu verarbeiten.

Übertreibe nicht! Höre auf deinen Organismus! Die Meridianstimmarbeit wirkt manchmal wie eine Fastenkur. Kurz nach dem Tönen fühlt man sich meistens sehr vital und entspannt. Der Körper wurde angeregt, zu entgiften und auszuscheiden, was er nicht mehr braucht. Bei manchen Menschen geht er dabei vorübergehend in eine Art Heilkrise, bis alles losgelassen wurde. Das gilt sowohl für den physischen Müll als auch für überholte emotionale, mentale und seelische Muster. Meine Erfahrung ist, je maßvoller man es angeht, umso leichter läuft der Transformationsprozess für den Organismus ab.

Schritt 1: Yin und Yang ausgleichen
Das Zentralgefäß gehört zu den Sondermeridianen. Es setzt sich zusammen aus dem Gefäß des Herrschers (Yang) und dem Gefäß der Empfängnis (Yin). Diese einander ergänzenden Meridiane zirkulieren in einem Kreislauf entlang der Mittelachse nahe der Oberfläche des Körpers. Das Zentralgefäß dient der Wiederherstellung der Einheit von Geist und Körper und ist das einzige, das stets in Fluss ist. In meiner Wahrnehmung verbindet es das Meridiansystem mit den sieben Chakras.

Die aus dem Qigong bekannte Übung des »kleinen Energiekreislaufs«[9] arbeitet speziell mit diesen beiden Meridianen und den auf ihnen liegenden energetischen Sammelpunkten. Diesen Kreislauf mit der Stimme zu begleiten, ist einer der schnellsten mir bekannten Wege zum Ausgleichen des Energiesystems. Manchmal reicht schon eine Minute. Es ist eine ausgezeichnete Einstimmung in jede Form der Stimmarbeit. Eine einfache Möglichkeit, das Zentralgefäß anzuschalten, besteht in der Kombination aus Beklopfen der Anfangspunkte und Einsatz der Stimme.

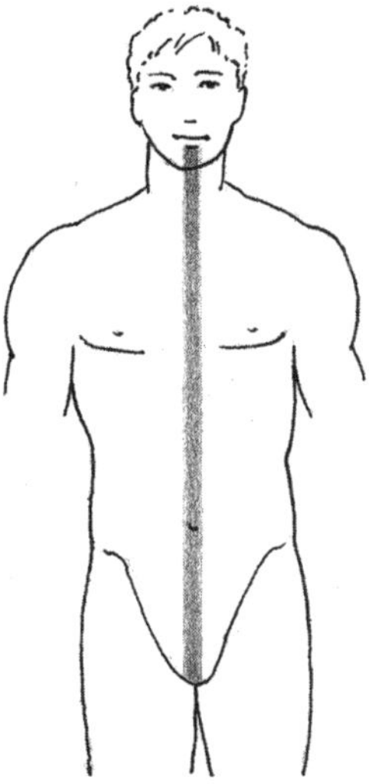

Gefäß der Empfängnis

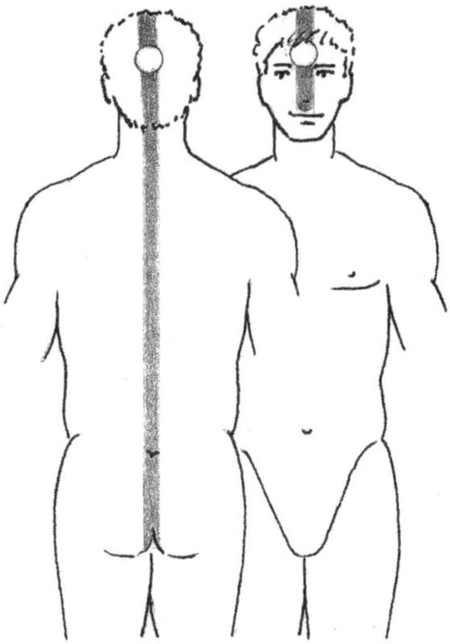

Gefäß des Herrschers

Das Zentralgefäß anschalten

Bevor du beginnst, klopfe etwa eine Minute auf die Mitte der Brust um die Thymusdrüse zu stimulieren, während du sanft auf N summst.

Dann klopfe zunächst auf den zentralen Punkt über der Oberlippe und summe auf M oder MA. Damit stimulierst du den Energiefluss des Herrschergefäßes (Yang). Nach ein paar Wiederholungen töne auf N oder NGA, während du auf den zentralen Punkt unter der Unterlippe klopfst. Dies stimuliert den Energiefluss des Empfängnisgefäßes (Yin). Wiederhole das ebenfalls einige Male. Während du summst oder tönst, visualisiere, wie die stimmliche Vibration den Meridian entlang auf- und absteigt. Wiederhole die Übung nur so lange, bis du in deiner Stimme deutlich mehr Resonanz und Klarheit hörst und dich körperlich leichter oder aufgeladen fühlst.

Mit etwas Übung kannst du auch beide Punkte gleichzeitig klopfen und von M auf N und umgekehrt summend pulsieren. Nimm dazu den Zeigefinger zentral vor die Lippen wie bei der Pst-Gebärde und klopfe damit auf beide Punkte gleichzeitig, während du visualisierst, wie die Energie durch beide Meridiane kreist. Wiederhole dieses Kreisen einige Male in beide Richtungen – von vorn nach hinten und umgekehrt. Beobachte die unterschiedliche Wirkung auf dein Empfinden und den Stimmklang.

Schritt 2: Das System anregen

Im Anschluss aktivieren wir sämtliche Organmeridiane. Da diese zwölf Bahnen den chinesischen Elementen zugeordnet sind, kann man hier eine Abkürzung über das Anschalten der Wandlungsphasen nehmen. Ich verbinde dieses Klopfen am liebsten mit Silben, die mit den Schwingungen der Elemente in Resonanz sind. Danach bist du perfekt eingestimmt auf eine Meridian-Klangreise.

Die Wandlungsphasen anschalten[10]

Klopfe nacheinander folgende Punkte vom Kopf ausgehend bis zu den Händen und töne dabei mit den vorgeschlagenen Silben. Nach mehreren Wiederholungen wird sich eine Veränderung im Klang deiner Stimme und in deiner Körperempfindung bemerkbar machen. Sobald die Stimme klar und frei klingt, kannst du zum Klopfpunkt der nächsten Wandlungsphase übergehen.

Erde: beidseitig, unter den Augen mitten auf der Wange mit O oder MO – Magenpunkt
Wasser: beidseitig, am Schlüsselbein mit U oder LU – Nierenpunkt

Holz: nur rechts, unter dem Rippenbogen vorn mit Ä oder JÄ– Leberpunkt
Metall: beidseitig, oben am Zeigefinger mit Ji oder Jü – Dickdarmpunkt
Stirnfeuer: beidseitig, oben am Mittelfinger mit I – Perikardpunkt
Feuer: beidseitig, Hände zu Fäusten ballen und die Handaußenkanten schlagen mit A oder AI – Dünndarmpunkt

Klopfpunkte

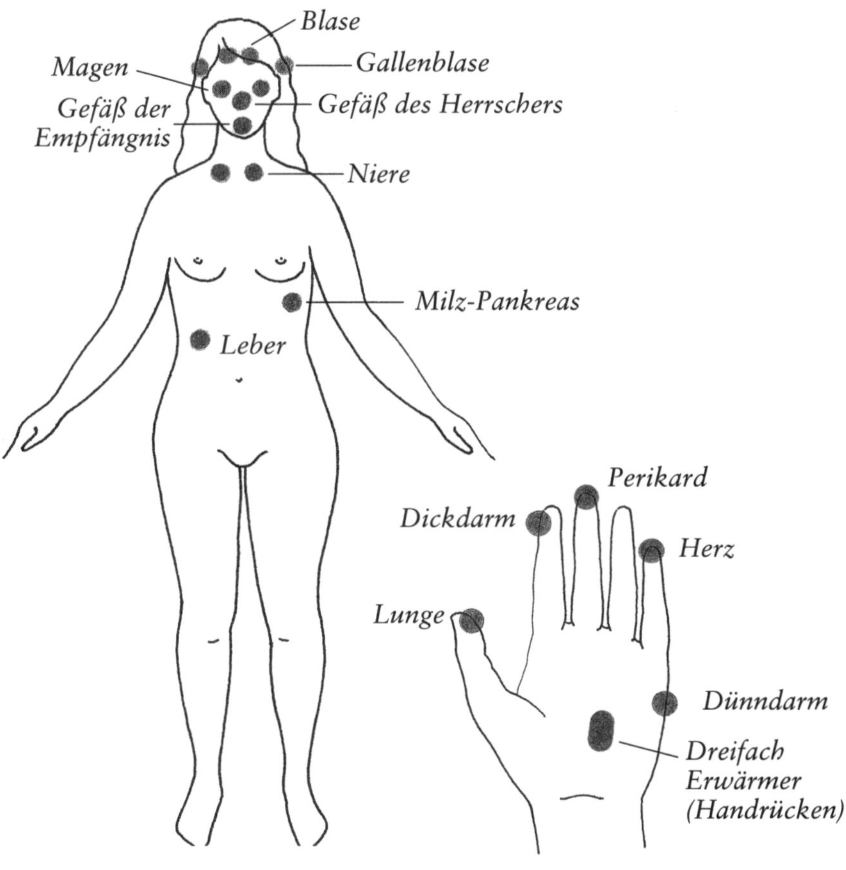

Schritt 3: Den Meridian auswählen

Schau dir in der folgenden Tabelle die Zuordnungen zu den einzelnen Meridianen[11] an. Finde heraus, was am ehesten zu deiner Frage, deinem Thema und/oder deiner Intention passt.

Meridian	Uhrzeit	Negatives Gefühl	Positives Gefühl	Element	Farbe	Ton
Herz	11–13	Zorn, Ärger	Vergebung	Feuer / Yin	Gelb	f
Dünndarm	13–15	Kummer	Freude	Feuer / Yang	Gelb-orange	a
Blase	15–17	Unsicherheit, Frust	Harmonie	Wasser / Yang	Orange	e
Niere	17–19	Angst, Erschöpfung	Freiheit	Wasser / Yin	Orange-rot	h
Perikard	19–21	Eifersucht, Reue	Entspannung	Stirnfeuer / Yin	Rot	c´
Dreifach Erwärmer	21–23	Einsamkeit, Trauer	Hoffnung	Stirnfeuer / Yang	Rotlila	g
Gallenblase	23–1	Jähzorn, Enttäuschung	Verehrung	Holz / Yang	Lila	b
Leber	1–3	Wut, Unglücklichsein	Frohsinn	Holz / Yin	Blaulila	es
Lunge	3–5	Hohn, Intoleranz	Demut	Metall / Yin	Blau	f #
Dickdarm	5–7	Schuldgefühl	Selbstvertrauen	Metall / Yang	Blau-grün	g #
Milz-Pankreas	9–11	Zukunftsangst	Sicherheit	Erde / Yin	Gelb-grün	d
Magen	7–9	Enttäuschung	Zufriedenheit	Erde / Yang	Grün	c #

Es bietet sich an, den Meridian für eine Klangreise auszuwählen, in dem die Energie momentan nicht frei oder unausgeglichen fließt. Das zeigt sich meistens schon in den ersten beiden

Schritten. Achte darauf, welche Kraft (Yin oder Yang) und welches Element dir schwer zugänglich sind, beispielsweise Wasser und Yin = Nieren-Meridian. Du kannst dich bei deiner Wahl aber auch an den vorgeschlagenen Gefühlszuordnungen orientieren, das Los entscheiden lassen oder deine Lieblingsfarbe wählen. Probiere aus, was für dich funktioniert und dich intuitiv am meisten anspricht.

Wenn es dir dann immer noch schwerfällt, dich für einen Meridian zu entscheiden, orientiere dich an den Uhrzeiten aus der obigen Tabelle. Es handelt sich um die Zeiten, zu denen der jeweilige Meridian nach der chinesischen Organuhr am aktivsten ist. Sagen wir, zum Zeitpunkt deiner geplanten Klangreise ist es 9.30 Uhr. Das ist die aktive Zeit des Milz-Pankreas-Meridians.

Schritt 4: Die Klangreise

Während der eigentlichen Klangreise konzentrieren wir uns auf *einen bestimmten Meridian.* Damit haben wir die Möglichkeit, in seinen energetischen Zustand hineinzuhören und ihn durch den natürlichen Ton unserer Stimme auszubalancieren. Auf den folgenden Seiten findest du Abbildungen vom körperlichen Verlauf aller zwölf Organmeridiane.

Die Organmeridiane

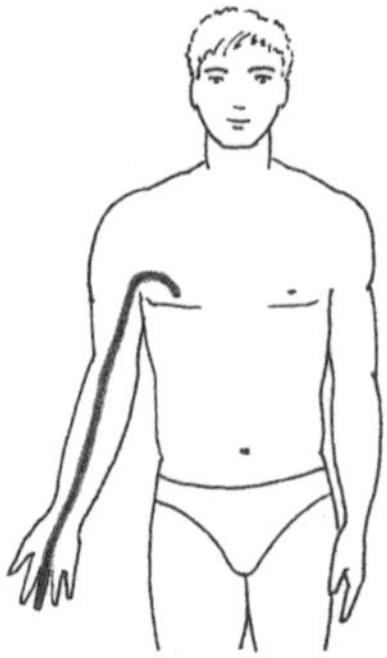

Perikard

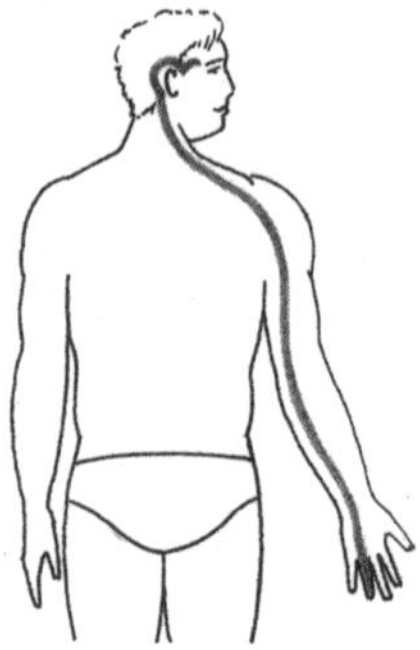

Dreifacher Erwärmer

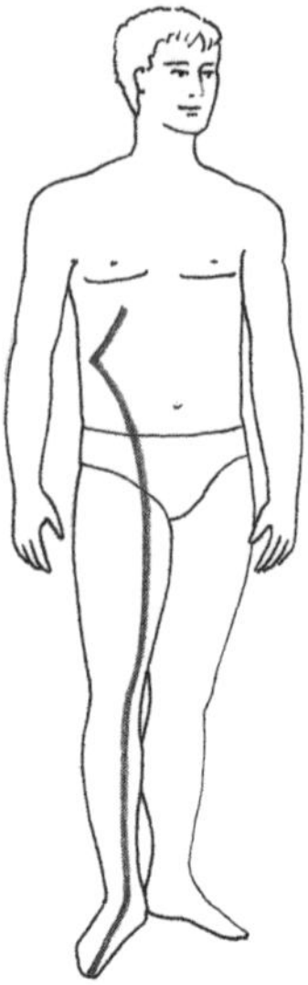

Leber

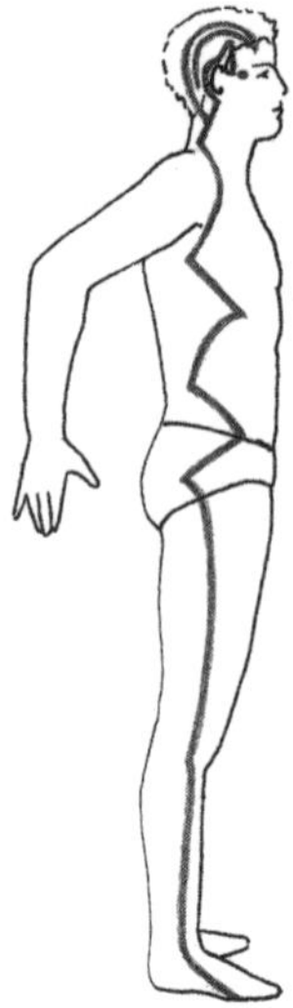

Gallenblase

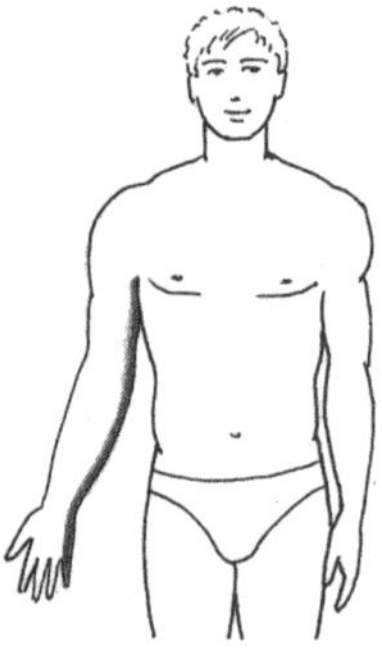

Herz

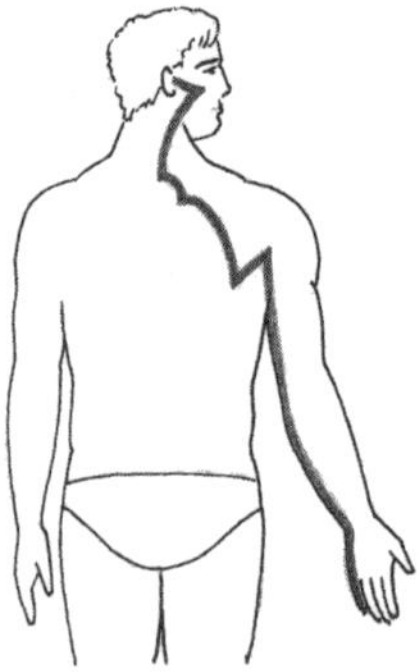

Dünndarm

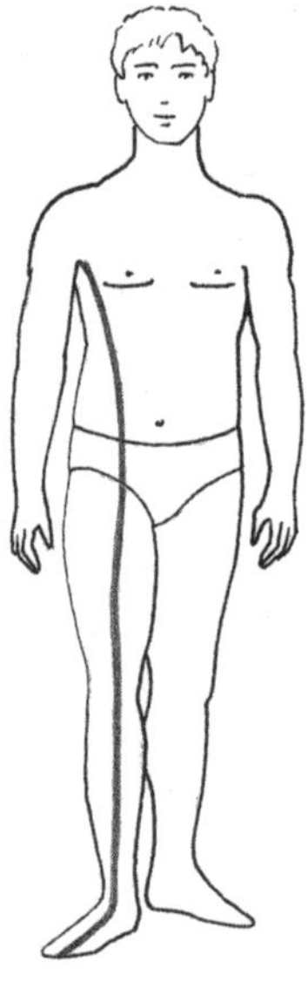

Milz-Pankreas

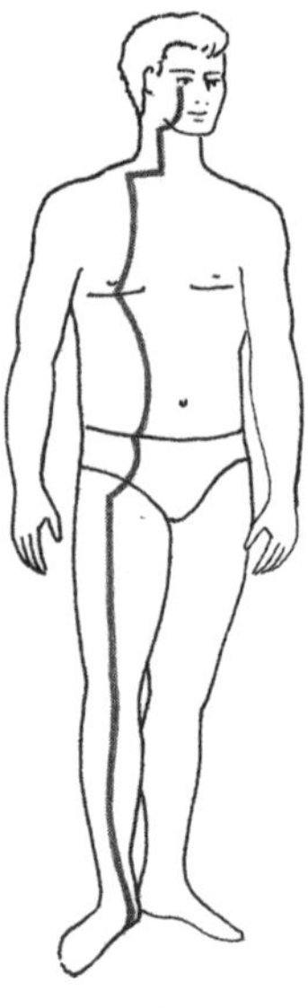

Magen

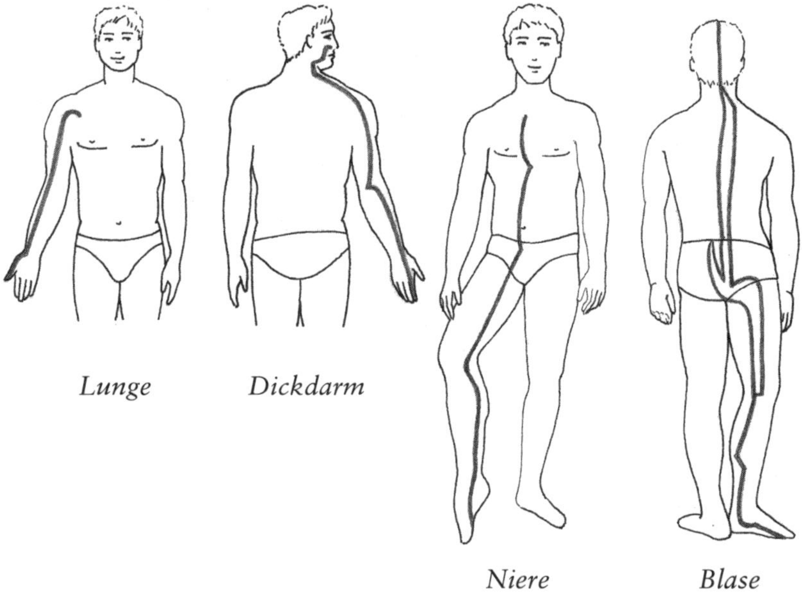

Der Einstieg

Schau dir nach der Einstimmung (Schritt 1 bis 3) das Bild des von dir ausgewählten Meridians an und berühre oder visualisiere jeweils seinen Anfangs- und Endpunkt. Atme dabei ein paar Mal bewusst ein und aus und nimm deinen Puls wahr.

Stelle dir vor, dass der gesamte Meridian zwischen seinen Endpunkten wie eine Saite schwingt. Wenn er einen Klang hätte, wie würde er klingen? Rege den Meridian zusätzlich durch Klopfen an (siehe Abbildung »Klopfpunkte«, Seite 217), während du mit entspannenden Lauten tönst. Lass dich von den Impulsen überraschen, die plötzlich in deiner Stimme auftauchen. Mache das eine Weile, bis du die Energie des Meridians deutlich als stimmliche Vibration oder energetische Reaktion in deinem Körper spüren kannst. Das ist seine Grundschwingung.

Nimm Kontakt mit dem jeweiligen Klopfpunkt des Meridians auf, wie es in der Abbildung auf Seite 217 dargestellt ist. Nutze ihn als Einstieg in die eigentliche Reise. Lass dich von der Grundschwingung den gesamten Meridian entlang tragen. Folge seinem Verlauf durch den ganzen Körper. Lass dabei die Stimme los.

Die Reise

Reise mit deiner Stimme auf dieser Energie wie auf einer Welle durch deinen Körper und dein Energiefeld. Wenn sie in Rhythmus, Melodien oder Kauderwelsch übergeht, lass das einfach zu. Wenn ihr Ausdruck sehr emotional wird, lass auch das ablaufen, solange es für dich stimmig ist. Bleibe als beobachtender Zeuge präsent. Frage nach der positiven Absicht, der Botschaft im Klang.
Tauchen Bilder, Erinnerungen, Geschichten, Musik oder Figuren auf? Erlaube deiner Stimme, alles loszulassen, was sich ausdrücken möchte. Erlaube der Schwingung des Meridians, sich zu klären, den Körper zu entgiften, ihn aufzuladen …
Frage nach, was die in Bewegung geratene Energie des Meridians tun möchte. Gestatte ihr, ihre Aufgaben zu erledigen. Wenn sie einen Klang hätte und eine Stimme, was würde sie tun? Lass los und töne! Deine Stimme dient dir als Spiegel. Sie zeigt dir, wann sie an einem Ort verweilen möchte, wann sie genug hat und wann sie weitergehen möchte. Töne auf deiner Reise so lange, bis du den Endpunkt des Meridians erreicht hast, und steige von dort ganz bewusst aus.

Der Ausstieg

Ruhe dich einige Minuten in Stille aus. Was hat sich verändert? Was hast du mitgenommen? Vertraue, dass dein Energiefeld aufnimmt, was es braucht, selbst wenn du es nicht benennen kannst. Sei einfach nur im Moment präsent und genieße, was dich gerade umgibt.

Verabschiede dich von dem Meridian, den du bereist hast. Erinnere dich an die besonderen Momente, Erlebnisse und Botschaften, die du daraus mitnimmst. Wie fühlt sich die Energie an? Finde eine Gebärde oder Haltung für dieses Gefühl. Steige mit deinem Körper hinein und frage nach ihrem Klang. Wiederhole diese Gebärde und den damit verbundenen stimmlichen Ausdruck. Lass ihn sich entwickeln, während du tönst. Wenn dir wirklich nichts einfällt, kannst du auch eine Gebärde für einen der positiven Aspekte suchen, die deinem Meridian zugeordnet sind – vorausgesetzt, sie sprechen dich in deinem momentanen Gefühlszustand an. Schließe deine Reise nach einigen Minuten bewusst ab. Ruhe dich aus und tu dir was Gutes. Lege dich in die Badewanne, geh spazieren, höre Musik oder schreibe. Male, was du erlebt hast, wenn es dir Freude macht.

Alle Klangreisen in die Aura bringen unbewusste Muster an die Oberfläche. Sie haben einen enormen Effekt auf unseren Energiehaushalt. Ihre Wirkungen zeigen sich auf der physischen Ebene am Zustand unserer Vitalität, auf der emotionalen Ebene am Zustand unserer Beziehungen und mental an der Gelassenheit, die wir ausstrahlen. Darüber hinaus öffnen sie uns für die seelischen und geistigen Botschaften der tiefer liegenden spirituellen Dimension.

12 Reisen im universellen Feld

> Fühle den Wind, so wirst du wissen, was zu tun ist, wenn du dich ängstlich und verloren fühlst. Der Wind leitet dich in jeder Situation, egal, wo du dich gerade befindest.
>
> Schamanische Weisheit

Auf den Klangreisen im *universellen Energiefeld* bewegen wir uns durch den Kanal unseres Unterbewusstseins über den persönlichen Horizont hinaus in das kollektive Bewusstseinsfeld. Dabei erweitert sich sowohl unsere Wahrnehmungs- und Kommunikationsfähigkeit als auch unsere stimmliche Ausdruckskraft. Sobald wir in unserer physischen Erfahrung begreifen, dass sich feinstoffliche Strukturen nicht auf die eigene Sphäre beschränken, sondern tatsächlich das gesamte Universum durchziehen, wirkt sich diese Erkenntnis auf die Intensität des Klanges in der Stimme aus.

Da die energetischen Strukturen der universellen Matrix deutlich komplexer, umfassender und vielschichtiger sind als die unserer feinstofflichen Anatomie, ist es ganz nützlich, dass wir auf diesen Stimmreisen einen Kompass verwenden. Daher stelle ich zunächst die vier objektivierbaren Koordinaten vor, die uns helfen sollen, Bewegung und Stimme innerhalb des kollektiven Feldes zu beobachten. In den Klangreisen selbst beziehe ich mich auf sehr alte Darstellungssysteme. Diese sind in indigenen, schamanischen Kulturen weitverbreitet und werden noch heute praktisch genutzt. Die archetypische Sprache ihrer Bilderwelt ist uns näher als die Logik jeder erklärenden Sprache. Für das Toning ist dies vor allem von praktischem Wert.

Die Koordinaten im Energiefeld

Innerhalb des universellen Energiefeldes existiert ein Bauplan für die Schöpfung. Wir können die ordnende Kraft seiner Intelligenz überall in der Natur beobachten. Ein gutes Beispiel dafür sind die faszinierenden, synchronen Bewegungsmanöver von Fisch- oder Vogelschwärmen. Sie erwecken den Eindruck eines zusammenhängenden Organismus – als seien sie ein Wesen. Schon seit Urzeiten versuchen wir Menschen dieses allgegenwärtige, intelligente Prinzip zu verstehen. Die gesammelten Erkenntnisse über seine Auswirkungen führten zu verschiedenen Systemen der Darstellung. Jedes davon bildet einen Rahmen für die wesentlichen Faktoren, die alle beobachtbaren Bewegungen, Schwingungen und Erscheinungen definieren.

Die vier Säulen der Bewegung

Unsere Erfahrungen in der materiellen Welt entfalten sich in ihren vielfältigen Formen innerhalb verschiedener Parameter: Raum, Zeit, Kraft und Fluss. Diese Parameter oder Koordinaten erlauben uns nicht nur, die Erscheinungen der Welt zu beobachten, sondern auch, sie präzise darzustellen und zu beschreiben. Ohne diese vier Faktoren hätten wir keine gegenständliche Vorstellung davon, was sich in unserer Innenwelt abspielt. Ich nenne sie die vier Säulen der Bewegung. Da Bewegung Schwingung ist, gelten sie natürlich auch für den Klang und die Stimme.

Raum, Zeit, Kraft und Fluss bilden ein Koordinatensystem für die alles durchdringende Intelligenz des universellen Energiefeldes. Sie setzen sich zusammen zu einer universellen Sprache unterhalb der Sprache. Sich dessen bewusst zu werden, führt zu der klaren Erkenntnis, dass wir nicht unabhängig voneinander, sondern innerhalb eines umfassenden Bewusstseins leben und handeln. Die Säulen der Bewegung definieren den Gesamtkontext, in dem sich alle unsere Erlebnisse abspielen. Sie sind Grundpfeiler des Spielfeldes, der Bühne unseres Lebens. Sie öffnen unsere Kanäle der Wahrnehmung und des Ausdrucks und sensibilisieren uns für das, was sich energetisch in und zwischen uns abspielt.

Die Koordinaten im Energiefeld sind ein zentraler Bestandteil der gesamten Praxis von StimmEnergetics. Wir nutzen sie beim Toning in jeder Einstimmung und schaffen so den optimalen Rahmen für seinen Ablauf. In geführten Klangreisen setzen wir sie als Kompass ein, mit dem wir uns innerhalb des universellen Energiefeldes orientieren. Und natürlich können wir uns diesen Faktoren auch einzeln widmen und ihren Einfluss auf die Stimme untersuchen.

Das Koordinatensystem

Die Darstellungsweise eines Koordinatensystems von Bewegungsfaktoren wurde von Rudolf Laban, dem Pionier des modernen Ausdruckstanzes, angeregt.[1] Sein System funktioniert für Bewegung und Stimme gleichermaßen. Es ermöglicht uns, jegliche Ausdrucksform in ihre Bestandteile zu zerlegen und die Kräfte zu erkennen, aus denen sie hervorgeht. Das Verständnis, das wir in dieser Praxis entwickeln, führt zu einer deutlicheren Artikulation. In einfachen Worten: Unsere Ausdruckskraft nimmt zu.

Stellen wir uns Raum, Zeit, Kraft und Fluss tatsächlich wie vier Säulen vor, die ein dazwischenliegendes, multidimensionales Energiefeld eingrenzen. Über die Säulen erhalten wir Zugang zu diesem Feld. Das folgende Diagramm veranschaulicht ihre vielfältigen Wechselbeziehungen.

Fluss / wozu, wodurch?	wann, wie lange? / Zeit
gebunden - frei	kurz - lang
vertikal - horizontal	schnell - langsam
impulsiv, spontan - gegen Widerstand	plötzlich - allmählich
Raum / wo, was?	**wie, wer? / Kraft**
direkt - flexibel	schwer - leicht
innen - außen	ziehen - stoßen
groß - klein	aktiv - passiv

Die vier Säulen der Bewegung[2]

Jeder dieser vier Faktoren besteht aus zahlreichen Teilaspekten und ist mit den drei anderen Grundpfeilern vernetzt wie in einem Stoff oder Gewebe. Sobald wir unsere Aufmerksamkeit auf eine der Säulen richten, beginnen wir Impulse im Energiefeld wahrzunehmen, die eine Bewegung auslösen. Mit der Zeit können wir sogar erkennen, wie sich diese Impulse zu Bewegungsfolgen zusammensetzen und artikulieren.

Die Diagonale zwischen Fluss und Kraft stellt das Kontinuum der Energie, der bewegenden Kraft dar. Die Evolution der Bewegung, also das expandierende, treibende Prinzip (Yang), spiegelt sich im menschlichen Feld in den vertikalen Energieströmen. In Bezug auf den Klang finden wir es in der *Intention* und im *Tonaspekt* der Stimme wieder. Das Kontinuum der Struktur, der Form und der begrenzenden Kraft drückt sich in der Diagonale zwischen Raum und Zeit aus. Die Involution der Bewegung – das konzentrierende, kristallisierende Prinzip (Yin) – zeigt sich in den horizontalen Bewegungen des Feldes. Den Kampf um Energie sowie alle *Energiespiele* finden wir hier ebenso wie die *Gebärden und Laute* in der Stimme.

Raum

Raum hat mit Perspektive und Haltung zu tun. Wir unterscheiden zwischen Innen- und Außenraum. Allein die Frage nach dem Wo verändert die Art, wie wir etwas wahrnehmen. Es gibt sehr große Räume wie den Makrokosmos und extrem kleine wie den subatomaren Raum. Die Relation definiert sich immer durch unsere Beziehung und unseren individuellen Standort. Die Wege im Raum können direkt sein – geradewegs auf ein Ziel zu – oder flexibel. Das heißt, wir bewegen uns in Kurven, Spiralen oder Umwegen. In Bezug auf unseren Körper unterscheiden wir sechs Richtungen im Raum (oben, unten, rechts, links, vorn und hinten) und vier Grundhaltungen (Bewegen, Stehen, Sitzen und Liegen). In Bezug auf die Stimme definiert der Raum, in dem sich der Klang ausbreitet, die verschiedenen Resonanzzonen des Körpers sowie den Stimmkanal der Tonhöhe.

Zeit

Das Grundthema des Faktors Zeit ist Pulsation und Rhythmus. Unser Zeitempfinden hängt unter anderem von unseren Körperpulsen ab. Das sind Atem, Herzschlag und der Puls der Gehirnflüssigkeit (Cranio-Sakral-Verbindung). Sie stehen in Wechselbeziehung zu den großen universellen Pulsen: erstens zur Erdumdrehung, die wir als Tag-und-Nacht-Wechsel erleben, zweitens zur Drehung der Erde um die Sonne, die wir als Jahreszeiten erleben, und drittens zum Mondzyklus, der sich auf die Gezeiten des Meeres, die emotionale Welt, den Menstruationszyklus und auf die Natur insgesamt auswirkt.

Wir unterscheiden zwischen langen und kurzen Zeitabschnitten, zwischen plötzlichem und allmählichem Wandel. Die Wirkung von Tempo und Rhythmus – schnell, langsam, Pausen, beschleunigen, verlangsamen, anhalten und so weiter – können wir sowohl in unseren Bewegungen als auch in der Stimme beobachten (Stimmkanal Tempo). Die Veränderung des Sprechtempos beispielsweise hat eine unmittelbare Wirkung auf unser Gegenüber. Das JO-HA-KJU des Tonings ist ebenfalls ein Aspekt des Zeitfaktors.

Kraft

Kraft ist der Bewegungsfaktor, mit dem sich die Dynamik und die Qualitäten des Lebens beschreiben lassen. Unsere Erfahrungen bewegen sich in einem elektromagnetischen Feld immer zwischen zwei Polen. Wir unterscheiden zwischen Kontraktion, Sog, Magnetismus (Schwerkraft) und Expansion, Ausdehnung, Elektrizität, (Fliehkraft). In diesem Wechselspiel von Kraft und Gegenkraft erleben wir Anziehung und Abstoßung, Aktion und Reaktion. Kraft hat mit Ursache und Wirkung zu tun und mit der Veränderung von Substanz oder Zustand. Die fünf Elemente sind ein zentraler Aspekt des Faktors Kraft, ebenso die drei Grundantriebe des Menschen: die Kraft der Bewegung, des Denkens und des Fühlens. In Bewegung erleben wir Kraft in allen Interaktionen, sei es ein Kampf um Energie oder ein Spiel. In der Stimme spiegelt sich Kraft im Stimmkanal der Lautstärke sowie in der Klangfarbe.

Fluss

Fluss ist der subtilste Faktor der Bewegung. Die Grundthemen sind Kontinuität, Gegenwart und Verbundenheit. Durch den Faktor Fluss zeigt sich, wie frei oder kontrolliert und begrenzt eine Bewegung ist. Fluss bezieht sich sowohl auf unseren inneren, vertikalen Energiekanal als auch auf das universelle Feld. Der Energiestrom ist latent immer vorhanden. Wir müssen uns weder anstrengen noch etwas Besonderes tun, um ihn in Gang zu setzen. Hier geht es vielmehr darum, zuzulassen, dass uns die universale Lebenskraft trägt wie eine Welle. Der Fluss wird stärker, je mehr Aufmerksamkeit wir dem *Gefühl* schenken. Durch bewusstes Atmen und Tönen kann man den zentralen Energiestrom besonders schnell und wirksam ins Bewusstsein heben. Bemerkbar macht er sich durch ein Empfinden von Auftrieb, durch vollkommene Mühelosigkeit und Gleichgewicht in der Bewegung. In Bezug auf Stimme kann man eine Zunahme von Obertönen und eine größere Klarheit und Intensität im Klang wahrnehmen. Sie klingt brillant und durchdringend, ohne dabei besonders laut sein zu müssen. Fluss zeigt sich in der Stimme als Wirksamkeit und zunehmende Resonanz.

Die vier Säulen der Bewegung

Lies dir die einzelnen Abschnitte noch einmal durch und sieh dir das Diagramm zu den vier Säulen der Bewegung an. Begib dich mit diesen Informationen auf eine tönende Entdeckungsreise mit deiner Stimme.

Folge bei deinen Toning-Experimenten der Sequenz *Bewegung – Atem – Stimme,* um optimale Resultate zu erhalten. Beginne immer mit Bewegung, bis du eine klare Veränderung in deiner sinnlichen Empfindung fühlen kannst. Widme dich dann der inneren Bewegung deines Atmens. Erst wenn du dort eine klare Veränderung spürst, lass die Stimme los. Was zeigt sich in ihrem Klang, während du Raum, Zeit, Kraft und Fluss erforschst? Es lohnt sich, die Beobachtungen zu dokumentieren (Stimmtagebuch).

Klangreisen mit den Himmelsrichtungen

Das Koordinatensystem Raum-Zeit-Kraft-Fluss ist eine relativ moderne Variante einer archetypischen Sprache, die es schon seit Tausenden von Jahren gibt. Auf der ganzen Welt existieren Darstellungen, die auf die immanente Intelligenz des universellen Feldes hinweisen. Sie begegnen uns meist in symbolischem Gewand in der Astrologie, der Architektur und der Kunst. Wir finden sie außerdem in Liedern, in Mythen, Bildern und Geschichten sowie in Ritualen und traditionellen Festen.

Die Weltanschauung einer beseelten Natur und durch einen allgegenwärtigen Geist belebten Realität wird besonders von schamanischen Kulturen vertreten, deren Lebensstil auf sehr alten Traditionen beruht. Viele dieser Völker sind über lange Zeiträume unterdrückt worden. Ihre Rituale und Darstellungssysteme wurden verboten und geheim gehalten. Doch nun taucht nach und nach immer mehr altes, bisher verborgenes Wissen auf. Das Interesse daran wächst, und die öffentliche Anerkennung der Weisheit uralter Geheimlehren nimmt zu. Viele Menschen kehren zu einer naturverbundenen Weltsicht zurück, weil sie ihre Bedeutsamkeit für das Leben erkennen.

Stimme und Bewegung spielen in vielen der überlieferten Rituale eine wichtige Rolle. Wir sind darin nicht nur passiver Beobachter, sondern können aktiv an der Bewegung eines kollektiven Raumes teilhaben. Dabei erfahren wir in uns selbst, wie tief gehend universelle Kräfte uns über das Unterbewusstsein beeinflussen.

In der schamanischen Praxis bilden die Himmelsrichtungen, die auch als Hüter des Geistes bezeichnet werden, den Haupteingang zum kollektiven Feld. Die vier Himmelsrichtungen wiederum stehen in Beziehung zu den Jahreszeiten, der Bewegung der Erde, des Himmels und des Kosmos. Dieser Kompass dient uns nicht nur auf unserem äußeren Lebensweg, sondern auch auf den inneren Reisen unserer Seele als Orientierungshilfe.

Beim Toning zeigt sich klar, wie eng der gegenwärtige Standpunkt im Raum und die Richtung, in die wir uns bewegen, mit dem inneren Erleben gekoppelt sind. Gewöhnlich bemerken wir nicht, wie sich unsere Körperfelder ständig neu ausrichten und miteinander abstimmen. Es fällt uns meistens erst dann auf, wenn diese Koordination nicht mehr reibungslos funktioniert. In solchen Momenten fühlen wir uns häufig orientierungslos, als hätten wir uns auf unserem Weg verirrt oder unser Ziel aus den Augen verloren.

Eine Klangreise mit den Himmelsrichtungen, ob nun mit allen vier oder einer ganz spezifischen, kann dazu beitragen, die Orientierung wiederzufinden und die Wegrichtung neu zu bestimmen. Gerade in Situationen, in denen das Leben eine neue Entscheidung fordert, etwa beim Wechsel oder Verlust des Arbeitsplatzes, bei der Wiederherstellung von Gesundheit oder beim Umgang mit dem Verlust eines geliebten Menschen, erweist sich das Tönen mit den Himmelsrichtungen als wundervolle Unterstützung. Es hilft dabei, eine stimmige, neue Wahl zu treffen.

»Wenn ich eine brennende Frage habe oder bei der Lösung eines Problems im Dunkeln tappe, ist das Toning mit den Himmelsrichtungen die Anwendung, die meine Intuition am schnellsten wieder in Gang bringt. Ich stelle mich in das Zentrum eines Kreises und entspanne mich. Danach orientiere ich mich kurz, wo Norden, Osten, Süden und Westen sind, und beobachte, in welche Richtung sich mein Blick wendet. Ich drehe mich langsam im Uhrzeigersinn und spüre, wo meine Aufmerksamkeit bleiben möchte. Manchmal atme ich dabei nur, manchmal töne ich auch laut. Dort, wo sich der Atem oder der Stimmklang signifikant ändert, dort, wo mein Gefühl einrastet, wie ein Schlüssel im richtigen Schloss, finde ich meistens unmittelbar eine Antwort oder den nächsten Schritt auf dem Weg zu einer Lösung meines aktuellen Themas. Diese Methode hat sich für mich als hundertprozentig zuverlässig erwiesen.«

Das Modell, das wir hier verwenden, ist ein klassischer Kompass – der auf der ganzen Welt als Kreis dargestellt wird – mit den Richtungen Norden, Osten, Süden und Westen und seinem Mittelpunkt.

Die Mitte des Kreises

Der Kreis ist ein magisches Symbol. Wir benutzen diese Form, um unsere Welt, das Universum, die Aura, das Herzenergiefeld, die Zellen und vieles mehr abzubilden. Zum einen steht der Kreis für den Raum, der uns wie eine Art Kugel umgibt, zum anderen für die Zyklen der Zeit, die durch den Kreislauf des Lichts bestimmt werden: Tag und Nacht, die Jahreszeiten, die Zeitalter. Der Mittelpunkt des Kreises ist unser Selbst, das Herz oder innere Licht. Ohne dieses Licht, ohne Gewahrsein gäbe es keine Erfahrung und kein Bewusstsein von Leben. Der Kreis und sein Mittelpunkt haben mit dem Element Äther und mit der Energie des Klanges zu tun. Schwingungsimpulse breiten sich in konzentrischen Kreisen um ein Zentrum aus. Gleichzeitig laufen alle Richtungen in der Mitte eines Kreises zusammen.

Die Kraft des Ostens

Im Osten geht die Sonne auf. Er steht für das Erwachen, den Neuanfang und den Aufstieg des Lichts. Mit der Kraft des Ostens assoziieren wir den Frühling und den frühen Morgen. Symbolisch steht diese Richtung für die Kindheit, die Kraft des Wachstums, des Staunens und des Entdeckens. Hier finden wir unsere Lust nach Abenteuern, Humor und Spielfreude. Hier erleben wir Begeisterungsfähigkeit oder Verrücktheit, den Clown oder Narren in uns. *Der Osten ist eine Richtung, die uns ansporrnt, neue Dinge auszuprobieren und nach kreativer Entfaltung zu streben.*

Das dem Osten zugeordnete Element ist die Luft oder das Holz. Es entspricht der Ebene der Gedanken. Mit dieser Kraft verbinden wir Frische und Kühle, den Wind, den Atem, Expansion und Klarheit. Der Osten steht für die Yang-Energie, das männliche Prinzip.

In den schamanischen Traditionen entspricht der Osten der Kraft der Vision. Hier finden wir den Archetyp des Sehers. Er symbolisiert eine *expressive, gestaltende Energie,* die den authentischen Ausdruck in der Welt sucht. Die Kraft der Vision oder des Träumens wird durch Singen, durch Lieder und Chants geweckt und natürlich auch durch das Tönen. Die Körperhaltung des Sehers ist das Gehen beziehungsweise die Bewegung. Im Ablauf des Tonings entspricht der Osten der Phase der Entspannung, in der wir über den Körper Kontakt aufnehmen mit unseren tiefer liegenden, seelischen Bedürfnissen.

Die Kraft des Südens

Der Süden ist der Ort, wo das Licht am höchsten steht und am hellsten strahlt. Er steht für den Sommer, die Mittagszeit, die Intensität des Lichts. Er hat zu tun mit der Kraft des Empfangens und Verschmelzens sowie mit der Kraft des Wandels, mit Entwicklung, Sichtbarkeit, Manifestation, Fülle und Wärme. Diese Himmelsrichtung wird mit der Jugend assoziiert, der Zeit des Heranreifens, der Suche nach Liebe, außerdem mit Sexualität, Leidenschaft, Poesie, Schönheit, dem Verlieben und Flirten. *Im Süden leben wir uns in vollen Zügen aus.*

Das Element des Südens ist das Feuer in all seinen Aspekten: Hitze, Strahlung, Helligkeit, Explosivität, Licht, Temperament. Der warme Wind aus dem Süden bringt Hoffnung, Freude und Optimismus. Er streichelt die Sinne, öffnet uns und weckt Vergnügen und Lust, manchmal auch Trägheit. Der Süden steht für die Kraft der Seele und der Natur. Dies entspricht der Ebene der Emotionen. Der vertikale Energiestrom von unten, der uns mit dem Bewusstseinsfeld des Planeten verbindet, ist dem Südpol zugeordnet.

Der Archetyp des Südens ist der Heiler, dessen Kraftquelle bedingungslose Liebe ist. Die ihm zugeordnete Körperhaltung ist das Liegen. Er steht für eine *erlaubende, zulassende und erlösende Kraft* – eine Kraft, die sowohl empfängt als auch zur Aktivität treibt. Im Schamanismus sind Heiler häufig Geschichtenerzähler. Jemand, der seine Geschichte erzählt, lässt sie los und gibt ihr Raum, gehört zu werden. Im Geschichtenerzählen liegt auch die Verbindung zum Toning-Prozess, insbesondere zur Phase des Loslassens.

Die Kraft des Westens

Der Westen ist der Ort des Sonnenuntergangs, der Gegenpol zum Osten. Diese Richtung wird mit dem Abstieg des Lichts assoziiert, dem Herbst, dem Nachmittag und Abend. Er steht für die Zeit der Ernte, der Rückkehr der Kraft nach innen. Er steht auch für das Altern oder Welken. *Im Westen kommen wir zur Ruhe, konzentrieren unsere Kraft und entwickeln einen gesunden Realismus.* Erwachsensein, Reife und Fürsorge, Grenzen setzen, Übernehmen von Verantwortung und auch das Erschaffen sozialer Strukturen, das sind alles Attribute, die dem Westen zugeordnet werden.

Das Element des Westens ist das Wasser. Aus dieser Richtung kommen der Regen, die Feuchtigkeit und die Stürme des Herbstes. Im chinesischen System der Wandlungsphasen finden wir hier das Element Metall. Das Leben kehrt zurück nach innen, es sucht Geborgenheit. Wir erleben hier eine Zeit der Einkehr, des Abtauchens in die Welt der Seele. Es ist eine Zeit der Reflexion und des Auflösens überholter Strukturen. Dies entspricht der spirituellen Ebene. Der Westen steht für Yin-Energie, das weibliche Prinzip.

Der Lehrer oder Bote ist der Archetyp des Westens. Seine Haltung der Meditation ist das Sitzen. Er steht für die Kraft der Weisheit, eine *reflektierende, integrierende und erkennende Kraft.* Sie ermöglicht uns, aus unseren Erlebnissen zu lernen und herauszufiltern, was von Bedeutung für das Leben aller ist. Diese Botschaft geben wir weiter an die Menschen, die uns folgen, oder an Ratsuchende. Im Toning entspricht dies der Phase der Integration und der Rückverbindung mit unserem Wesensstern in der Stille.

Die Kraft des Nordens

Der Norden steht für den Winter, die Kälte und die Nacht sowie für verborgenes, inneres oder kosmisches Licht. Das Licht ruht in dieser Zeit im Schutz der Dunkelheit. Es ist eine Zeit der Tiefe, des Potenzials und der Sammlung. Mit dieser Richtung wird die Kraft der Regeneration assoziiert, die universelle Harmonie, die im Verborgenen wirkt. Der Norden bildet den Übergang zur unsichtbaren spirituellen Welt. Tod, Wiedergeburt, Auferstehung, Transzendenz, Verbundenheit mit den Ahnen und die Reise ins Jenseits werden dieser Windrichtung ebenso zugeordnet wie Alter, Verlust, Abschied und die Vergänglichkeit der materiellen Welt.

Der Norden steht aber auch für den Aufbau des Körpers, für Schwangerschaft und Geburt. Sein Element ist die Erde, die mit Formbildung, Struktur, Stabilität, Stofflichkeit und Materie zu tun hat. In der Tiefe des Schoßes wächst neues Leben heran. Daher entspricht der Norden der Ebene des Körpers. *Der Norden steht für die Gesetze des Kosmos, die in unserem Körper wirksam sind.* Er repräsentiert den Großen Geist, das universelle Energiefeld. Der von oben kommende vertikale Energiestrom, der uns mit dem kosmischen Bewusstseinsgitter verbindet, ist dem Nordpol zugeordnet.

Der Archetyp des Nordens ist der Krieger. Seine Kraftquelle ist Präsenz und Wille, seine Körperhaltung das Stehen. Es stellt eine *repräsentierende, bewegliche, sich austauschende Kraft* dar, die sich behauptet, Grenzen setzt, Respekt und Würde ausstrahlt. In schamanischen Traditionen sind Krieger diejenigen, die den Stamm schützen und anführen. Sie tragen eine große Verantwortung. In Ritualen wird die Energie des Kriegers symbolisch im Tanz ausgedrückt und gestärkt. Im

Toning entspricht die Verankerung durch Gebärden als Ausdruck von Intention dem Archetyp des Nordens.[3]

Die Anrufung der Winde

Wie bei allen bisherigen Klangreisen stimmen wir uns auch beim Tönen mit den vier Himmelsrichtungen entsprechend ein. Traditionell wird diese Einstimmung als Anrufung der Winde bezeichnet. Außerhalb eines rituellen Rahmens gibt es zwar durchaus Spielraum für individuelle Variationen, aber ich empfehle dennoch, mit einer Haltung des Respekts, der Wertschätzung und Dankbarkeit für dieses alte Wissen zu üben. Die Kräfte des Raumes können eine enorme Wirkung entfalten und unglaublich stark sein. Sie antworten wie ein belebter Spiegel auf das Bewusstsein, mit dem wir ihnen begegnen.

Das Zentrum

Stehe aufrecht, schließe die Augen und stelle einen guten Kontakt zum Boden her. Richte deine spürende Aufmerksamkeit auf deinen Atem, deinen Puls und den vertikalen Energiestrom. Stelle dir vor, dass dein Puls sich in konzentrischen Kreisen ausbreitet. Nach ein paar Atemzügen richte dein Bewusstsein auf die Sphäre, die deinen Körper umgibt. Wie weit dehnt sich dieser Kreis in deiner Wahrnehmung aus?

Der Osten

Richte deine Aufmerksamkeit aus der Mitte deiner Energiesphäre nach Osten, indem du dich dieser Richtung zuwendest. Stelle dir vor, der Wind kommt aus dieser Richtung, um dich zu begrüßen. Er ist kühl, klar und frisch. Lass die Empfindungen in deinen Bewegungen und in der Stimme los. Grüße auch du den Wind des Ostens wie die aufgehende Sonne oder wie einen guten Freund, mit dem du dich triffst, um zu spielen. Töne ein luftiges AH. Stelle dir vor, dass dein Atem mit dem Wind spielt. Mache ein paar Wiederholungen, bedanke dich dann beim Ostwind und wende dich der nächsten Himmelsrichtung zu.

Der Süden

Wende dich vom Zentrum aus dem Süden zu. Stelle dir einen angenehm warmen, lauen Südwind vor, der dich begrüßt. Er streichelt und liebkost dich, flirtet vielleicht sogar mit dir. Lass die Empfindungen in deinen Bewegungen und in der Stimme los. Grüße auch du den Wind des Südens wie die helle Sommersonne oder wie einen geliebten Menschen. Atme durch und stelle dir vor, dass deine Zellen leuchten wie die Sommersonne aus dem Süden. Töne ein freudiges AI oder I. Was wäre, wenn sich vor dir jemand oder etwas befindet, das dich zum Lachen bringt? Mache ein paar Wiederholungen und bedanke dich, bevor du weitergehst.

Der Westen

Wende dich nun dem Westen zu und stelle dir einen wunderschönen Sonnenuntergang vor und einen kühler werdenden Abendwind aus Westen, der dich begrüßt. Er ist feucht und riecht nach Regen. Dann ist der Regen da. Er berührt deinen Körper, tröstet ihn und kühlt ihn ab. Lass die Empfindungen in deinen Bewegungen und in der Stimme los. Grüße auch du den Wind des Westens wie einen alten Freund oder Verwandten, den du lange vermisst hast und der nach Hause kommt. Töne ein HU. Gib jeden Widerstand auf. Lass ihn mit dem Atem los, bis du ganz in deiner Mitte angekommen bist. Bedanke dich und geh weiter.

Der Norden

Stelle dir, nach Norden gewandt, eine verschneite Winternacht vor und einen Nordwind, der den Frost bringt. Er ist klirrend kalt. Er konfrontiert dich und fordert dich in deiner Kraft heraus. Lass die Empfindungen in deinen Bewegungen und in der Stimme los. Grüße auch du den Wind des Nordens wie einen alten, weisen Lehrer, wie einen deiner Ahnen, der die Kraft des Willens und der Intention in dir weckt. Töne langsam ein OH, mit dem sich das Leben im Körper zu regen beginnt und Kraft sammelt. Entfalte diese Kraft mit jeder Wiederholung. Bedanke dich für alles, was du erhalten hast, bevor du die Anrufung der Winde abschließt.

In der gesamten Übung können starke, dich tief berührende Erlebnisse auftauchen. Es lohnt sich, diese Bilder, Erinnerungen und Erkenntnisse zu dokumentieren.

Klangreise mit den Himmelsrichtungen
Es gibt mehrere Möglichkeiten, mit der Stimme und den Himmelsrichtungen zu reisen. Für den Anfang empfehle ich die kurze Version, die sich jeweils nur einer Windrichtung widmet und maximal 30 Minuten dauert. Das hat den Vorteil, dass du dich vollständig auf die Begegnung mit dieser einen Kraft konzentrieren kannst und du deine Stimme nicht überanstrengst.

Einstimmung
Vergegenwärtige dir dein Zentrum, die vertikalen Energieströme und den Raum, der dich umgibt. Verbinde dich mit deinem Atem und mit deinem Puls. Dann orientiere dich und kläre, wo sich jeweils Norden, Osten, Süden und Westen in Bezug zu deinem Standort befinden.
Um herauszufinden, mit welcher Himmelsrichtung du tönen wirst, kläre zunächst deine Intention. Dann finde anhand der auf den vorhergehenden Seiten geschilderten Aspekte heraus, welche Richtung am besten zu deinem Thema

passt. Wenn ich beispielsweise kreative Impulse in einer Angelegenheit wecken möchte, wende ich mich nach Osten. Häufig ist die Intention nicht so klar als Gedanke fassbar, sondern eher als vages Gefühl oder körperliche Empfindung. Verbinde dich in dem Fall mit dem Körperbereich, wo du sie fühlst, und drehe dich um die eigene Achse, bis du den Platz gefunden hast, der sich stimmig anfühlt. In welche Richtung blickst du jetzt? Das ist der Ausgangspunkt für deine Reise.

Der Einfachheit halber beschreibe ich die ganze Reise aus der Perspektive des Südens, stellvertretend für jede andere Windrichtung. Wenn du mit einer anderen Richtung beginnst, ersetze Süden einfach durch die Richtung deiner Wahl.

Reise

Beginne im Zentrum des Kreises. Nimm den Raum zwischen dir und dem Ort des *Südens* wahr. Töne dabei mit entspannenden Lauten. Erneuere diese Beziehung während der ganzen Reise immer wieder. Welche Empfindungen, Bewegungen kommen auf? Frage dich: »Wenn ich hören könnte, was ich da spüre, was in diesem Zwischenraum pulsiert, wie würde es klingen?«

Du hast mehrere Möglichkeiten: Du kannst nach *Süden* gehen, im *Süden* sein oder von *Süden* kommen. Bewege dich stärker, geh auf den *Süden* zu, nimm seinen Platz ein und wende den Blick vom *Süden* ins Zentrum des Kreises. Wie verändert dein Standort deine Haltung und den Klang deiner Stimme?

Stelle dir die Himmelsrichtung als Wesen vor, mit dem du kommunizieren kannst. Bitte den *Süden*, dich mitzunehmen in seine Welt! Bitte ihn, dich zu führen! Wenn der *Süden* eine Stimme hätte, was würde er sagen? Welche Botschaf-

ten hat er für dich? Atme den Wind des *Südens* ein und damit auch seinen Klang. Verbinde dich mit seinem Element, dem Archetyp und der Haltung, die dieser Himmelsrichtung entsprechen. Lass deine Stimme mit dem Ausatmen los. Du kannst dir auch einen spezifischen Ton oder Laut von ihm zeigen lassen.
Lass dich überraschen, wohin die Reise geht. Gehe mit den Impulsen oder Bildern, die sich zeigen. Folge diesen Impulsen mit den Bewegungen deines Körpers oder in deiner Imagination. Erlaube dabei deiner Stimme, alles loszulassen, was sich ausdrücken möchte. Erlaube dem *Süden*, dich an bestimmte Orte deines Körpers, deiner Erinnerung oder sogar an entfernte Orte in dieser Welt oder im Universum zu führen. Wenn sie einen Klang hätten und eine Stimme, wie wären sie? Lass los und töne, singe so lange auf der Achse zwischen dem Zentrum und dem *Süden*, bis du spürst, dass es genug ist und du die Botschaft aufgenommen hast.

Ausklang

Gönne dir ein paar Minuten Stille und kehre dann zu deinem Ausgangspunkt zurück. Was hat sich verändert? Was hast du mitgenommen? Bedanke und verabschiede dich vom *Süden*. Erinnere dich an die besonderen Momente, Erlebnisse und Botschaften, die du daraus mitnimmst. Wie fühlt sich diese Energie an?
Finde eine Gebärde oder Haltung für dieses Gefühl. Du kannst auch die Windrichtung bitten, dir diese Gebärde zu zeigen. Gehe mit deinem Körper ganz in diese Haltung hinein und frage nach ihrem Klang. Das kann sowohl ein Laut, Stille, eine Melodie als auch ein Mantra sein. Wiederhole die Gebärde und den damit verbundenen stimmlichen Ausdruck. Lass ihn sich entwickeln, bis du spürst, jetzt ist es gut. Schließe deine Reise bewusst ab.

Sobald man mit allen vier Winden vertraut ist, kann man auch einmal eine längere Klangreise mit allen Himmelsrichtungen nacheinander versuchen. Wärme deine Stimme und deinen Körper unbedingt davor auf und achte darauf, dass du dich stimmlich nicht überforderst.

Wenn auf deinen Klangreisen Lieder, Poesie, Kunst oder Tanz auftauchen, widme sie den Himmelsrichtungen in einem abschließenden, persönlichen Ritual. Lade es auf mit der Intention, dich für die Botschaften, Bilder und Erkenntnisse, die dir geschenkt wurden, zu bedanken. Das kann in vollkommener Stille oder durch kreativen Ausdruck geschehen. Ganz nach deinem Geschmack.

13 Planet-Erde-Klangreisen

> Die Energie der Natur führt uns zu einem größeren Verständnis für das Leben in all seinen Formen. Jede Spezies hat ihre eigene große Weisheit, die sich von der Weisheit aller anderen Arten unterscheidet.
>
> Barbara Ann Brennan

Das letzte Kapitel dieses Buches widme ich den Planet-Erde-Klangreisen. Sie vertiefen unsere Beziehung zum Energiefeld der Natur. Diese Reisen ergeben sich als organische Konsequenz aus allen bisherigen Stimmmeditationen. Wenn wir uns mit den Elementen beschäftigen oder mit den Himmelsrichtungen tönen, verändert das unsere Einstellung zur Welt und zum Leben. Wir spüren die tiefe wechselseitige Verbundenheit mit der Natur, dem Planeten und dem Kosmos. Dieses Gefühl ist keine vage innere Empfindung, sondern physisch und sehr konkret.

Unsere Körper reagieren wie empfindliche Antennen auf die Umgebung. Die Umgebung antwortet ihrerseits auf Achtsamkeit und ein ihr zugewandtes Bewusstsein. Weil wir auf der Ebene der Schwingungen zunehmend offener werden und mit unserer Umwelt in Resonanz gehen, fällt es uns immer schwerer, destruktives Verhalten gegenüber uns selbst, anderen Menschen, Tieren, Pflanzen und der Natur zu ertragen. Die energetischen Prozesse, die zuvor vollkommen unbewusst abgelaufen sind, erscheinen nun auf dem Radar unseres Alltagsbewusstseins. Wir spüren ihre Konsequenzen. Wir erkennen allmählich, was sich auf Energieebene abspielt, und zwar mit allen Licht- und Schattenseiten. Es gleicht dem Aufwachen aus einer Betäubung.

Wenn das schöpferische Potenzial und die intuitive Wahrnehmung erwachen, funktionieren die Denkmuster der Gleichgültigkeit, der Hilflosigkeit und Ohnmacht nicht mehr. Wir können dann einfach nicht mehr so tun, als ginge uns das, was in der Welt geschieht, nichts an. Das Gute daran ist, dass unser Einfluss auf die Umgebung zunimmt. Verantwortungsbewusstsein *und* die Fähigkeit, durch das eigene Verhalten und Handeln einen Unterschied zu machen, wachsen proportional zum Ansteigen des Energieniveaus im individuellen Feld.

Dazu es ist nicht unbedingt notwendig, direkt und durch aktives Tun auf die Außenwelt einzuwirken. Schon durch die Kraft unserer Absicht können wir über das Prinzip der Resonanz eine positive Wirkung auslösen. Befinden wir uns dabei in einem Zustand der Verbundenheit mit der schöpferischen Quelle im Herzen, wirken sich unsere Absichten förderlich aus – für uns selbst ebenso wie für unsere Umgebung. Darin liegt eine große Chance.

> Wir selbst bestimmen unseren Standpunkt in dieser Welt durch Ausrichtung unserer Absicht. Der eigene Standpunkt umfasst das Wissen darüber, *wer* ich bin, *wo* ich gerade stehe, in *welche* Richtung ich mich bewege und *wozu* ich hier bin.

Die Planet-Erde-Klangreisen sind von meinem Standpunkt aus im Dialog mit der Natur entstanden. Sie dienen dazu, die Fähigkeit der energetischen Kommunikation mit den verschiedenen Reichen der Natur wiederzubeleben. Wir bewegen uns in diesen Meditationen aktiv auf das seelische Bewusstsein des Planeten zu. In dieser Beziehung geht es um Wertschätzung, liebevolle Zuwendung, Dankbarkeit, Respekt und schöpferisches Zusammenwirken. Ohne die Natur und ihre Geschenke könnten wir nicht in einem Körper leben, geschweige denn überleben. Die Natur ist beseelt, und jede Seele möchte gehört und erkannt werden. Mit den Klangreisen in ihre verschiedenen Reiche können wir dieses Bedürfnis erfüllen und etwas von Wert zurückgeben. Wir unterstützen mit unseren Stimmen die Heilung unserer Umwelt und tragen zur Wiederherstellung eines natürlichen Gleichgewichts bei.

Kommunikation mit dem Bewusstsein der Natur

Die Fähigkeit, mit den Sphären der Natur zu kommunizieren, ist eine natürliche Gabe, die jeder Mensch von Geburt an besitzt. Einige Menschen machen davon Gebrauch, viele haben es vergessen oder verlernt. Doch immer mehr Menschen erinnern sich heute und öffnen sich für die Kommunikation mit dem Bewusstsein der Natur.

Alles Sichtbare, das uns umgibt, die Steine, Pflanzen, Tiere, Landschaften, Gebäude, die Luft und das Wasser, alles ist von Lebenskraft durchdrungen. Die verschiedenen Naturreiche haben ein Gedächtnis, Empfindungsvermögen und die Fähigkeit, sich auszudrücken. Sie sind in unterschiedlichem Ausmaß bewusst. Unser menschliches Bewusstsein ist mit diesen Ebenen vernetzt. In unserem Körper befinden sich Spuren der Mineral-, Pflanzen- und Tierwelt. Unser Gewebe besteht zu einem großen Teil aus Wasser, unsere Zellen sind hauptsächlich

Licht und Raum. Ohne Luft, ohne den Gasaustausch durch den Atem können wir kaum ein paar Minuten in unserem Körper überleben.

Unterbewusst sind wir automatisch in ständigem Informationsaustausch mit der Natur, gleichgültig, ob wir uns draußen oder drinnen aufhalten. Sobald wir diesem Austausch unsere bewusste Aufmerksamkeit schenken, wird Energie freigesetzt. Damit erweitert sich die Bandbreite unserer Wahrnehmungen beträchtlich. Je stärker der Energiefluss in unserem Feld ansteigt, desto mehr Informationen können wir aufnehmen und verarbeiten. Und hier kommt das Toning ins Spiel. Denn mit dem Einsatz von Stimme lösen wir einen wahren Energieschub aus, der die energetische Kommunikation mit der Natur stufenweise ankurbelt. Wir beginnen, umfassend mit ihr zu interagieren, das heißt in allen Energiedimensionen.

Als ich das erste Mal draußen in freier Natur mit den Elementen tönte, war ich überwältigt von der Kraft und Fülle der Botschaften, die ich dabei empfing. Das übertraf alles, was ich bisher kannte, und hinterließ einen für mich unvergesslichen Eindruck.

»Das Bewusstsein, das mich umgab, begann sich in meiner Stimme auszudrücken. Die Wesen der Pflanzen, Steine, Tiere, Bäume, ja selbst die Wolken und Berge vermittelten ihre Botschaft durch Vibrationen, die durch die Stimme eine Gestalt erhielten. Meine Stimme wurde zum Kanal. Sie war Empfänger und Sender zugleich. Sie war wie ein Kontrastmittel, das bei der Entwicklung von Filmen und Fotos eingesetzt wird. Ich fühlte mich wie jemand, der nach langer Irrfahrt heimkehrt und mit seiner Umgebung verschmilzt. Die Information war so dicht, konzentriert und so präsent, dass ich keine Zeit hatte, darüber nachzudenken, welche Klänge und Bilder da auf einmal auftauchten. So etwas hatte ich noch nie gehört, geschweige denn gesungen. Erst später, als ich es noch immer ganz unter dem Eindruck des Fühlens aufschrieb, wurden mir die Fülle und die Tragweite der Botschaften bewusst, die mir die Natur und die Wesen des Ortes, an dem ich getönt hatte, geschenkt hatten.«

In den Toning-Sessions im Dialog mit der Natur wurden mir vor allem zwei Dinge schmerzlich bewusst. Erstens, wie sehr sich das menschliche Bewusstsein von seinem natürlichen Ursprung und damit von seiner eigentlichen Kraft entfernt hat. Und zweitens, wie selten wir bemerken, wie liebevoll und nährend unsere natürliche Umgebung ist. Sie scheint geradezu darauf zu warten, dass wir uns öffnen, sie anerkennen und mit ihr kooperieren. Das fällt besonders dann auf, wenn man spürt, mit welcher Fülle von Leben diese ursprüngliche Kraft einen durchströmt und beschenkt. Die Natur ist streng und dennoch bedingungslos liebend. Sie antwortet mit zehnfachem Segen auf Respekt und Zuwendung. Sie ist unglaublich geduldig, belastbar und dennoch unerbittlich, wenn das Gleichgewicht kippt.

Alles in der Natur ist auf Harmonie und Balance ausgerichtet. Das ist ein Gesetz. In den Stimmmeditationen mit der Natur habe ich gelernt, dass ich als Mensch Einfluss darauf nehmen kann, indem ich meine *gesammelte Aufmerksamkeit auf das natürliche Gleichgewicht und ein harmonisches Bild der Natur richte.* Ebenso wie wir unseren Körper durch das Kultivieren einer positiven Intention der Gesundheit heilen können, unterstützen wir die Selbstheilungskraft der Natur, wenn wir ihr unsere Aufmerksamkeit geben. Denn auch in der Natur beginnt die Heilung im Geist.

In den Planet-Erde-Klangreisen verstärken wir den Energiefluss zusätzlich dadurch, dass unsere Aufmerksamkeit durch die Kraft der Stimme aufgeladen wird. Durch diese Praxis gewinnen alle Beteiligten. Die Natur bedankt sich mit unschätzbaren Einsichten, und zwar in genau dem Bereich, der Zuwendung erhält. Wer beispielsweise mit dem Reich der Pflanzen kommuniziert, sagen wir mit Kräutern, wird von ihnen wertvolle Informationen erhalten, wofür sie eingesetzt werden können, aber auch wie sie behandelt werden wollen und was sie als Gegenwert verlangen. So gesehen, können wir mit jeder Klangreise, sowohl etwas für uns selbst als auch für die Welt tun. Das ist heilsam, einfach und praktikabel.

Ebenen der Kommunikation mit der Natur

Die Kommunikation mit der Natur folgt denselben Prinzipien wie die energetische Kommunikation zwischen uns Menschen. Sie findet in allen Energiedimensionen und auf allen Beziehungsebenen statt, sowohl innerhalb als auch außerhalb des Körpers. Egal, von welcher Seite wir uns nähern, die Wechselwirkung mit unserer Umwelt ist unausweichlich gegeben, solange wir in einem Körper leben. Wie zeigt sich das in unserer Stimme?

Auf der *Körper*-Ebene läuft der Austausch weitestgehend automatisch ab über die Prozesse von Fortbewegung, Nahrungsaufnahme und Atmung. Alles, was unter den Begriff Stoffwechsel fällt, gehört zu dieser Kommunikationsebene. Jede unserer Handlungen beeinflusst unsere natürliche Umgebung in irgendeiner Weise. Die Stimme dient hier der Konzentration oder Zerstreuung von Energie.

Die *Aura*-Ebene mit ihren Schichten ist der Bereich, wo wir mit den elementaren Qualitäten interagieren. Wir können die Elemente im Klang der Stimme aufnehmen und unterscheiden. Wir können die Stimme einsetzen, um bestimmte Energiequalitäten in der Natur zu stärken, auszugleichen oder in Bewegung zu bringen. Abgesehen davon, kommunizieren wir in mehreren Schichten miteinander: über Empfindungen und Bewegungen, über Gefühle, über Gedanken und über Intuition. Bestimmte Gegenstände, Landschaften oder Orte können auf der Auraebene ganz spezifische Erinnerungen, Visionen oder Träume wecken. Alles, was wir über Elementargeister, Naturwesen, Elfen, Kobolde und dergleichen wissen, gehört in diesen Bereich. Hazrat Inayat Khan nannte diese Ebene die Welt der Dschinns oder Geister.

Auf der *Hara*-Ebene erfahren wir im Austausch mit der Natur etwas über die Intention ihrer verschiedenen Reiche. Alles dient einem bestimmten Zweck und kooperiert in gemeinsamer Schöpfung miteinander. Man könnte dies die Seelenebene des Planeten und der Natur nennen. Inayat Khan bezeichnet sie als die Welt der Engel.[1] In Indien kennt man die Devas, Schamanen sprechen von den Hütern des Geistes (die vier Winde) oder den Kräften des inneren Zirkels (Erde, Sonne und Mond). Die Gruppenseelen von Tieren, Pflanzen oder Mineralien und die Planetenkräfte zählen ebenfalls dazu. Die Stimme dient auf der Haraebene der Wiederherstellung des Gleichgewichts der Kräfte in der Natur.

Auf der *Wesensstern*-Ebene erfahren wir unsere essenzielle Verbundenheit mit allem, was lebt. Das Licht im Wesensstern ist identisch mit dem Licht im Kern der Erde, im Kern der Sonne, im Kern jeder einzelnen Zelle, ganz gleich, ob es sich in der Luft befindet, in einem Stein, im Wasser, in unserem Körper oder unserer Stimme. Mit der Aktivierung des Doppeltorusfeldes des Herzens sind wir fähig, diese Essenz erst zu fühlen und dann zu sein. Dieses Gefühl ist unmissverständlich. Ich beschreibe es als ein Verschmelzen, weil ich es so fühle. Wenn sich die Wesenssternebene in der Kommunikation mit der Natur offenbart, ist das ein großer Segen.

Unser Dialog mit der Natur findet auf allen Beziehungsebenen statt. Jedes ihrer Reiche ist uns auch innerhalb unseres Körpers zugänglich, weil er aus denselben Stoffen und Energien besteht. Die Welt der Steine schwingt in Resonanz mit unseren Knochen und Zähnen, die Welt des Wassers mit unserem Blut. Abgesehen von dem inneren Dialog, sind direkte Beziehungen mit der Natur möglich – mit einem Stein, Baum, Tier, Berg oder einem besonderen Ort in der Natur. In den Klangreisen interagieren wir mit ihnen wie in einem Toning mit Partnern. Und schließlich können wir mit einem Stellvertreter kommunizieren. Über einen einzelnen Felsen oder das Bild eines Berges können wir beispielsweise Zugang zur gesamten Sphäre der Mineralwelt erhalten. Manchmal geschieht dies ganz von selbst, wenn die Natur Botschaften vermitteln möchte, die das kollektive Leben betreffen. Diese Informationen sind nicht nur für uns selbst von Bedeutung, sondern auch für unser schöpferisches Zusammenspiel mit allen lebenden Wesen auf diesem Planeten.

Was in freier Natur zu beachten ist

Die Kommunikation mit dem Bewusstsein der Natur kann tatsächlich überall stattfinden. Das Tönen in freier Natur ist jedoch deutlich intensiver als drinnen. Wer draußen tönt, sollte sich unbedingt vergewissern, ob der Ort dafür geeignet ist, weil es in der Natur sowohl kraftvolle als auch kraftraubende Plätze gibt. An Kraftplätzen können wir so richtig auftanken. Für ein solches Energiebad sollten wir uns anschließend bedanken, beispielsweise mit einem kleinen Ritual, einer herzlichen Geste, einem Lied oder einem Gebet.

An kraftraubenden Orten sind häufig Schmerzmuster gespeichert. Wenn man beim Toning im Freien bemerkt, dass man trotz schönster Landschaft und bestem Wetter ein komisches, unheimliches Gefühl hat oder sich plötzlich eine merkwürdige Schlappheit im Körper ausbreitet, ist das ein ziemlich klarer Hinweis auf ein anorganisch schwingendes Energiefeld, in dem die natürliche Balance gestört ist. Je nach Intensität der dort wirkenden Energie würde ich mich bedanken und einen solchen Ort möglichst schnell verlassen. Bei starken negativen

Kraftfeldern, etwa an Orten, wo Kriegsverbrechen begangen wurden, ist es für eine Einzelperson sehr schwierig, sich der Resonanz zu entziehen, und erst recht, sie aufzulösen. Dazu braucht es erfahrene Erdheiler, die ganz gezielt an solchen Orten wirken. Sie nutzen bestimmte geomantische Maßnahmen wie Steinakupunktur oder auch Tönen und das Singen von Mantras in einer größeren Gruppe, um den Schmerz des Ortes zu lösen und einen Heilimpuls zu setzen. Ich habe sehr großen Respekt vor dieser Arbeit, da die Kräfte der Natur gewaltig sein können.[2]

Bevor ich draußen töne, achte ich immer darauf, dass ich selbst in einer positiven Stimmung bin und eine klare Intention gewählt habe. Ich frage nach, ob der Ort, an dem ich tönen will, überhaupt damit einverstanden ist. Dazu eignen sich offene Fragen wie: »Was wäre, wenn ich hier eine Klangreise machen würde?« Dann warte ich und beobachte, was sich mir zeigt. Die Antwort kommt meistens sehr schnell. Sie kann ziemlich drastisch und kraftvoll sein, wie das unvermittelte Auftauchen eines Tieres oder ein Wetterumschwung.

Einstimmende Übung draußen

Kläre zuerst deine Intention. Mit welchem Bereich der Natur möchtest du kommunizieren? Nimm Verbindung auf mit deinem Atem und deinem Puls. Lass den Alltag hinter dir und bringe dich selbst in eine positive Grundstimmung. Wenn du bei dir angekommen bist, suche den geeigneten Ort, um draußen zu tönen. Höre auf den Puls dieses Ortes. Es ist sinnvoll, den Ort zu markieren. Frag nach, ob der Ort mit dir sprechen möchte: »Möchtest du mit mir reden? Zeige es mir!« Warte auf eine Antwort. Sie kann sowohl ein Gefühl sein als auch ein äußeres Zeichen. Falls du die Erlaubnis bekommen hast, binde dich an die vertikalen Energieströme an. Danach verbinde deinen Puls mit dem des Ortes. Atme bewusst ein und aus und entspanne dich. Wenn du deutlich spürbar in Kontakt mit der Natur bist beziehungsweise mit dem Bereich, den du gewählt hast, kannst du mit der Klangreise beginnen. *Töne nur an diesem Ort, wenn dein Gefühl der Übereinstimmung eindeutig ist!*

In den eigenen vier Wänden reisen

Die Planet-Erde-Klangreisen funktionieren genauso gut in geschlossenen Räumen. Für die meisten Menschen ist diese Variante einfacher zu praktizieren. Die Wirkung ist meiner Erfahrung nach subtiler, aber nicht minder kraftvoll. Hier bauen wir eine starke Beziehung zum Energiefeld der Erde auf, indem wir unser Herzfeld aktivieren und eine klare Intention für unsere Reise wählen. Eine Schwingung, die über längere Zeit bei *aktivem Herzfeld* im Bewusstsein bewegt wird, zeigt früher oder später eine harmonisierende Wirkung, die sich zuerst im eigenen Körper und in der Stimme bemerkbar macht, später aber auch im Spiegel von Lebenserfahrungen. Danach regen wir unsere Vorstellungskraft an und stimmen uns auf das Thema der Klangreise ein. Das gelingt hervorragend mit Bildern von Landschaften oder Elementen sowie mit kleinen Objekten, etwa einem Stein oder Kristall, einer Blume, einer Muschel, einer Schüssel mit Wasser und dergleichen mehr. Die Bilder und Objekte werden zu Stellvertretern des Reiches, das wir mit der Stimme bereisen.

»Als Erstes fühlte und sah ich den pulsierenden Doppeltorus des Herzens, wie und auf welche Weise er mit der natürlichen Umgebung interagiert. Dann fühlte und sah ich die sich verändernden Schwingungsmuster im und außerhalb des Körpers. Ich sah, wie stark sie auf den Klang ansprechen beziehungsweise auf die Lebenskraft, die im Klang konzentriert ist. Ich fühlte und sah, wie Pflanzen, Tiere, Orte, das Wetter, sogar Gegenstände als schwingende Wesen stark auf meine Zuwendung und den Klang meiner Stimme reagierten. Sie schienen darauf zu antworten. Und schließlich konnte ich all diese Schwingungsmuster sogar auf Entfernung fühlen und sehen – leise oder still tönend, und das mit geschlossenen Augen bei mir zu Hause.«

Es erstaunt mich immer wieder, dass Entfernung im Bereich der feinstofflichen Energiefelder überhaupt keine Rolle zu spielen scheint. Es ist möglich, in einem kleinen Zimmer in der Stadt vor einem Glas Wasser zu sitzen, in einem Gefühl der Verbundenheit zu tönen und so Einfluss zu nehmen auf die Schwingungsmuster und Informationen, die das Wasser transportiert. Ähnlich funktioniert diese Art des Austauschs über den Atem und das Medium Luft. Man kann über ein Bild, ein Stück Holz, einen Stein, ob real oder rein imaginär, Kontakt herstellen zu einem Element, einer Landschaft, einem Ort oder einem Menschen und mit ihnen kommunizieren, als wären sie im selben Raum anwesend.

Einstimmende Übung drinnen

Begib dich in deinen inneren Raum der Wandlung (siehe Kapitel 10, CD Track 22), um dich auf deine Planet-Erde-Klangreise einzustimmen. Bei dir angekommen, kläre als Erstes deine Intention. Mit welchem Bereich der Natur möchtest du kommunizieren? Nimm Verbindung auf mit deinem Atem und deinem Puls. Lass den Alltag hinter dir und bringe dich selbst in eine positive Grundstimmung. Je nachdem, welche Klangreise du gewählt hast, lege dir etwas Material zurecht, etwa Landschaftsbilder, einen Stein, eine

Blume, eine Schale mit Wasser. Du kannst dir auch etwas Entsprechendes vorstellen oder aus deiner Erinnerung abrufen, beispielsweise den tollen Platz unter dem Wasserfall aus dem letzten Urlaub. Das Bild sollte ein *konkretes Körpergefühl* bei dir auslösen. Binde dich dann an die vertikalen Energieströme an und verbinde deinen Puls mit dem des Bildes oder Objektes, das du ausgewählt hast. Frage nach, ob der gewählte Naturbereich auch mit dir sprechen möchte: »Möchtest du mit mir reden? Zeige es mir!« Warte auf eine Antwort. Das kann ein Gefühl sein, ein überraschender Laut, eine plötzliche Bewegung oder ein äußeres Zeichen. Diese Impulse sind der Beginn deiner Reise.

Die Einstimmung vor einer Planet-Erde-Klangreise ist wirklich wichtig. Sie muss nicht lang sein, sollte jedoch einen guten Kontakt zu dem Bereich der Natur aufbauen, in den du dich mit deiner Stimme hineinbegibst. Da sich bei diesen Klangreisen – vor allem draußen – das Zeitgefühl verändert, können sie etwas länger dauern. Achte darauf, dass du deine Stimme dabei nicht übermäßig beanspruchst. Ein kleines Warm-up ist in jedem Fall nützlich.

Die Welt der Steine und Metalle

Die Welt der Mineralien ist faszinierend. Sie erscheint uns zunächst statisch, offenbart jedoch bei näherer und geduldiger Betrachtung ihre einzigartige Lebendigkeit. In ihrer Langsamkeit entfaltet sich eine ganz eigene Magie. Steine, Kristalle, Erze und Metalle ziehen uns magnetisch an. Sie vermitteln ein Gefühl von Stabilität, Beständigkeit und Ruhe.

Die nordamerikanischen Ureinwohner betrachten die Steine als die Hüter der Geschichte der Welt. Sie sind uralt, und wenn man ihnen entsprechend zuhört, geben sie das eine oder andere Geheimnis preis. Zu einem ganz ähnlichen Schluss kommt der deutsche Musiker Klaus Fessmann, ein Experte für Klangsteine – gefräste Steininstrumente, auf denen man in Verbindung mit Wasser Musik machen kann. Er behauptet, der Klang eines Steines enthalte das Gedächtnis der Erde. Im Inneren der Steine, im Bereich der Atome und Moleküle, lebt eine Schwingung, eine Resonanz. Jeder Stein hat sein ureigenes Klangpotenzial.[3]

Die Klangwelt der Steine beschränkt sich nicht auf einzelne Exemplare. Sie umfasst sämtliche Erscheinungsformen von Gestein und Erz bis tief ins Erdinnere hinein. Zu dieser Welt gehören alle möglichen Arten von Steinen: Flusssteine, Lavasteine, versteinertes Holz, Kristalle, Edelsteine, Gold, Silber, Eisen und die anderen Erze und Metalle, die im Boden vorkommen. Wir kennen Sand und Staub als kleine, Gebirge und Felsen als große Formen der Mineralwelt.

Naturgebilde wie Höhlen und Steinsäulen sind ebenfalls riesige Klangkörper und Resonanzverstärker. Sie wurden seit jeher als heilige Orte verehrt. Der Klang in alten romanischen Steinkirchen ähnelt dem von großen Höhlen, den alten Kathedralen der Steinzeit. Diese Orte öffnen den inneren Raum in uns und ermöglichen den Kontakt mit dem Geistigen. Sie wecken Gefühle von Zeitlosigkeit, von Ehrfurcht und Andacht. In manchen Höhlen erzeugen die Bewegungen von Luft, Wind und Wasser einen unglaublichen Sound. Es wirkt fast so, als singe die Erde selbst in diesen steinernen Räumen. In Beziehung zu unserer Stimme begegnen uns bemerkenswerte Steinklänge, vor allem in den Bergen – mit jedem Echo, das von den Felswänden gespiegelt wird.

Viele von uns sammeln Steine und berühren sie gern, denn sie sprechen etwas Tiefes, Verborgenes in uns an. Wenn man sich einfach nur auf einen Felsen setzt und meditiert, wirkt es nach einer Weile so, als wüsste der Stein etwas zu erzählen, als hätte er bestimmte Erinnerungen in seinem Inneren gespeichert.

Diese in der Welt der Mineralien gespeicherte Information wird natürlich auch wissenschaftlich untersucht, beispielsweise über die Spuren von Erosion im Gestein, die Rückschlüsse auf dessen Entstehung und Alter zulassen. Über den Klang, das Hören, das Anfassen und Spüren eines Steines kann man sich diesem Informationsspeicher auf intuitive Weise nähern.

Der immanente Klang der Welt der Mineralien kann durch den Menschen hörbar gemacht werden. Seit Tausenden von Jahren haben wir Instrumente und Räume aus Stein gebaut sowie den Kanal unserer Stimme genutzt, um diesem Klang sein Geheimnis zu entlocken.

> »Die Interaktion mit dem Bewusstsein der Steinwelt hat mir eine ganz neue Seite in meiner Stimme erschlossen. Ich war zunächst sehr erstaunt darüber, dass überhaupt Töne auftauchten jenseits von Knacken, Geräuschen und perkussiven Sounds. Es dauerte meist eine Weile, bis sich etwas Hörbares zeigte, doch wenn die Resonanz zwischen meinem Feld und dem des Steines oder des Metalls stark genug war, schien es tatsächlich so, als würde im Inneren des Steines ein Ton erwachen, der in meiner Stimme hörbar wurde. Diese Töne sind ausgesprochen kraftvoll und obertonreich. Sie entwickeln eine große Anziehungskraft.«

Klangreisen in die Welt der Steine und Metalle

Die Welt der Steine und Metalle vermittelt uns ein Gefühl vom Urgrund der Materie. Sie stellt eine Verbindung her zu einer geheimnisvollen, archaischen Kraft, die unseren Körper aufbaut. Die Reise in die Welt der Steine erdet uns und weiht uns in die Geheimnisse der Form ein.

Warm-up Steine und Metalle

Wecke deinen Körper und deine Sinne auf. Bringe sie in Vibration. Bewege dich fließend mit der Vorstellung, dass die Bewegung deine Gelenke öffnet. Modelliere mit den Bewegungen den Raum, nutze diese formenden Bewegungen auch für die Sprachorgane, also Lippen, Zunge, Mund und Gaumen. Lass den Atem und die Stimme mit Entspannungslauten los. Mobilisiere deine Energie, bis dir richtig warm wird. Höre auf deinen Atem und deinen Puls und spüre dem Strömen der physischen Energie im Körper nach.

Einstimmende Übung drinnen oder draußen
(siehe oben Seite 251–254)

Klangreise

Nimm Kontakt auf zu einem Ort, der dir etwas bedeutet. Setze dich auf einen Stein, nimm einen Kristall in die Hand oder betrachte ein Bild der Berge. Stelle dir vor, dass zwischen dem Stein, dem Kristall, dem Felsen oder dem Metall, den oder das du berührst, ein Austausch der Moleküle stattfindet. Sie strömen langsam ineinander. Auf diese Weise kannst du ins Innere des Steines eintauchen. Was wäre, wenn dieser Austausch ein Dialog wäre? Wie klingt er in deiner Stimme?

Begleite den Stein auf eine Reise unterhalb der Oberfläche, vielleicht sogar ins Innere der Erde. Erforsche tönend seine Innenwelt, seine Stofflichkeit, die Mineralien, aus denen er besteht. Wo spürst du die Resonanz im eigenen Körper?

Lass dich von ihm in Höhlen, Schächte und Gebirge führen. Reise weiter mit dem Stein, Metall oder Kristall als Reiseführer zu den Wasserbecken voller Kiesel. Tauche ein in den Sand, begib dich mit ihm ins Innere von Vulkanen und höre auf die Geschichten des Lavagesteines. Nimm Kontakt auf zu den Erzen und Edelsteinen im Boden. Stelle allen diesen

Erscheinungsformen Fragen und öffne deinen Geist und deine Stimme für den Klang ihrer Antworten.
Auf deiner Reise begegnest du möglicherweise eigenartigen Wesen, die zu dem Stein oder Ort gehören, an dem du tönst, einem Erdgeist, einem Zwerg, einem Kobold oder etwas, das noch keinen Namen hat. Gib ihnen Raum in deiner Stimme und achte darauf, wie du dich dabei fühlst. Du kannst von deinem Ort aus die ganze Welt der Steine bereisen. Welche Lieder singen all diese Wesen, welche Geschichten erzählen sie?

Ausklang
Sobald du spürst, dass es genug ist, bedanke dich bei dem Stein/Kristall/Metall, mit dem du gereist bist, für alle Informationen und Begegnungen. Frage nach, was du zurückgeben kannst: ein Lied, liebevolle Zuwendung oder einfach Dank und Wertschätzung. Gib es über deine Stimme, bevor du die Reise entschlossen beendest. Bleib noch ein paar Minuten entspannt in Stille sitzen. Lass deine Erlebnisse sacken und im Inneren nachklingen. Wenn du draußen getönt hast, verabschiede dich, bevor du gehst.

Steine	Basis, Schutz, Stabilität, Dauer, Geschichte, Unterstützung, Kraft, Ruhe, Haltung, kristallisierte Bewegung, Erinnerung, Zeuge, Speichermedium
Metalle	Macht, Karma, Handwerk, Grenze, Technik, Krieg, Veredelung, Alchemie, Glanz, Geld, Verstärkung, Verarbeitung, Energieleiter
Formen	Sand, Staub, Erde, Kiesel, Steinbrocken, Flussstein, Lavastein, Felsen, Schiefer, Berg, Gebirge, Höhlen, Meteorit, Erzader, Münzen, Edelmetalle, Kristalle, Edelsteine, Schmuck, Knochen, Mineralsalze, Körpermineralien

Die Welt des Wassers

Die Welt des Wassers steht in enger Beziehung zur Welt der Mineralien. Dennoch bildet es eine ganz eigene Bewusstseinssphäre. In seinem ewigen Kreislauf durchströmt das Wasser alle Sphären der Natur und verbindet sie miteinander. Es bewegt sich tief im Boden als Grundwasser. Es sprudelt aus dem Boden als Quelle und begibt sich auf eine lange Reise durch verschiedene Erscheinungsformen als Bach, Fluss, See und Strom, um schließlich ins Meer überzugehen. Der Kreis schließt sich mit dem Verdunsten und Aufsteigen des Wassers, das dann in Wolken weitergetragen wird. In Form von Regen oder Schnee landet das Wasser wieder auf dem Boden. Dort sickert es zurück ins Grundwasser. Auf seinem Weg begegnet es allen Lebensformen.

Unser Körper besteht zu circa 80 Prozent aus Wasser. Er ist von einigen Fließsystemen durchzogen, die dem Ökosystem der Erde ähnlich sind. Diese Fließsysteme regeln viele lebenswichtige Funktionen in unserem Organismus und existieren nicht nur auf der materiellen, sondern auch auf den feinstofflichen Ebenen, etwa als Meridiansystem. Wasser ist also nicht nur ein Fluss- und Lösungsmittel, sondern auch eine Trägersubstanz für energetische Informationen. Die spiral- und wellenartige Bewegung des Wassers spiegelt sich in der Doppel-S-Form unserer Wirbelsäule.

Die Erforschung des Wassers gibt einige Rätsel auf, weil es sich in gewissem Sinn anormal und unberechenbar verhält. Die Beobachtungen von Grenzwissenschaftlern wie Viktor Schauberger, Masuro Emoto und Alexander Lauterwasser haben ergeben, dass Wasser ein Gedächtnis hat. Es kann Informationen in Form von Schwingungsmustern weiterleiten. Die Experimente dieser Forscher haben gezeigt, wie stark Wasser auf Klänge reagiert und wie es sich unter deren Einfluss verhält.[4] Abgesehen davon, verstärkt sich in der Nähe von Wasser die Tragfähigkeit von Klang, auch dem der Stimme. Zwischen Wasser, Klang und Resonanz besteht also eine enge Wechselwirkung.

Wasserklänge sind offensichtlich hörbar als Strömen, Rauschen, Tröpfeln … Ihre Quelle ist Pulsation. Manchmal kann man den Laut HU,[5] der in vielen Kulturen als heiliger Laut verehrt wird, in der Nähe eines Baches oder am Meer hören. Mit oder am Wasser zu tönen, hat einen reinigenden und lösenden Effekt. Sein unterschwelliger Klang fördert die Sammlung von Energie im Unterbauch. Die Chinesen betrachten diesen Ort als Sitz der vitalen Lebensenergie im Körper. Wenn die Stimme von diesem Bereich genährt wird, nimmt ihre Klangfülle zu und verteilt sich über die Fließströme und die Bewegung der Wirbelsäule im gesamten Körper und Energiefeld.

Das Wasser wiederum reagiert auf die Verstärkung von Resonanz. Es nimmt sie auf und prägt sich die Schwingungen als Muster ein. Da die stimmlichen Vibrationen besonders lebendig sind, können sie einen starken Eindruck im Wasser hinterlassen.

Unsere kollektive Haltung gegenüber dem Wasser ist leider eine ziemlich gleichgültige. Wir sind daran gewöhnt, das Wasser ganz selbstverständlich für unsere Zwecke zu nutzen, achten jedoch weder sein Wesen, noch würdigen wir die Geschenke, die es uns macht. Der Mensch wird sich dessen erst dann bewusst, wenn die Wirkung seiner Unachtsamkeit ihn selbst betrifft. Das heißt, wenn das Wasser versiegt oder so verschmutzt ist, dass es krank macht.

Der Klang von gesundem Wasser hat eine zutiefst belebende, heilende und erfrischende Wirkung. Verschmutztes Wasser klingt trübe, träge und ist in seiner Resonanzfähigkeit deutlich eingeschränkt. In unserem Körper erscheint trübes Wasser als Schleim.

»Je tiefer ich in die Welt des Wassers eintauchte, desto stärker empfand ich die Verbundenheit und Abhängigkeit von diesem Element. Es erfüllte mich mit Trost und gab mir ein Gefühl von Fülle und Lebendigkeit. Die essenzielle Kraft, die sich in der Stimme sammelte, hatte etwas zutiefst Berührendes. Sie war schön, leidenschaftlich, fürsorglich und liebevoll. Sie war der Inbegriff von Weiblichkeit. Ich erkannte das Zusammenspiel von kleineren Zyklen innerhalb größerer Zyklen und wie alles in ständiger Bewegung miteinander pulsiert. Der Kreislauf des Wassers ist der sicht- und spürbare Ausdruck davon. Mir wurde dabei auch bewusst, dass diese segensreiche Kraft bedroht ist. Durch seinen ewigen Kreislauf betrifft es jeden Menschen auf der Welt, in welchem Zustand das Wasser ist.«

Wir können mit unserer Stimme auf der energetischen Ebene etwas für das Wasser tun, indem wir mit positiver Intention und harmonischen Klängen auf es einwirken – durch Toning, Gebete, Affirmationen, Mantras, Heilgesänge und Segnungen. Das Wissen darüber ist sehr alt.

Klangreise in die Welt des Wassers

Die Klangreise zum Thema Wasser stellt eine Verbindung her zu den belebenden und heilenden Energien im Körper und in der Natur. Sie wirkt sehr stark auf der emotionalen und der Beziehungsebene und kann sehr tiefe, heilsame Erlebnisse auslösen.

Warm-up Wasser

Bringe deinen Körper in fließende Bewegung, vor allem das Becken und die Wirbelsäule. Stelle dir vor, er wird durch Wasser bewegt. Lass das Fließen übergehen in ein Sprudeln und Wirbeln. Richte deine Aufmerksamkeit auf die belebende, reinigende Kraft des Wassers. Höre den Wellen deines Atems zu. Seufze. Stelle dir vor, du stehst in kaltem Wasser oder unter einer warmen Dusche, im Schnee oder im Regen. Lass dabei die Stimme los. Sammle deine Aufmerksamkeit nach ein paar Minuten im Becken und verbinde dich mit den vertikalen Energieströmen und deinem Puls.

Einstimmende Übung drinnen oder draußen (siehe oben Seite 251–254)

Klangreise

Nimm Kontakt auf mit der Bewegung des Wassers in deinem Körper. Lausche dem Fluss deines Atems und deines Pulses. Höre auf das Rauschen und Strömen in deinem Körper. Folge dem Fluss deines Blutes. Stelle dir deinen Puls als tropfenden Wasserhahn vor. Mit jedem Tropfen sammelt sich Energie, die du stimmlich mit Entspannungslauten loslässt. Nach kurzer Zeit hat sich so viel Energie gesammelt, dass sie zu fließen beginnt und dich mitnimmt auf ihrer Reise durch die Welt des Wassers. Stelle dir vor, dass die Energie in den Boden sickert, ins Grundwasser. Von dort fließt sie unterirdisch weiter, bis sie an einer bestimmten Stelle als Quelle nach oben durchbricht. Von dort wird sie in Form von Wasser zum Bach, zum Fluss, zum Strom, zum Wasserfall – geht über in einen See und fließt weiter bis ins Meer.
Kannst du eine Beziehung zu den Fließsystemen in deinem Körper erkennen? Zum Blut-, Lymph-, Atem- und Nervenstrom, zu den Gehirn- und Herzströmen, zum Speichel, zum Gefühls- und Gedankenfluss, zum Meridiansystem, zu den

zentralen Energieströmen und allen rhythmischen Körperpulsen?
Was wäre, wenn du hören könntest, was das Wasser innerhalb und außerhalb deines Körpers erzählt? Wie klingt das in deiner Stimme? Folge dem Wasser mit deiner Stimme. Lass dich von ihm durch alle Wandlungsstufen auf seinem Weg tragen. Begleite das Wasser mit seinen Strömungen in die Tiefe. Lerne von ihm und seiner pulsierenden Bewegung. Steige auf wie eine Fontäne, verdunste mit ihm zu Wolken, die sich in Regen verwandeln oder in Schnee. Wo spürst du die Resonanz im Körper, wenn das Wasser zu Eis gefroren ist und allmählich zu schmelzen beginnt? Stelle allen diesen Erscheinungsformen Fragen. Öffne deinen Geist und deine Stimme für den Klang ihrer Antwort.
Auf deiner Reise begegnest du möglicherweise Wasserwesen und Tieren. Nymphen, Sibyllen, Fröschen, Fischen, Muscheln … Gib ihnen Raum in deiner Stimme und achte darauf, wie du dich dabei fühlst. Welche Lieder, welche Geschichten erzählen all diese Wesen? Wie klingt das und wie fühlt es sich an? Lass dich überraschen von dem, was sich über Atem, Bewegung, Imagination und Stimme ausdrücken möchte. Vertraue dem Wasser und spiele mit ihm. Genieße seine Kraft und seinen Segen.

Ausklang

Stelle dir vor, dass du mit dem Wasser am tiefsten Punkt angekommen bist. Was fühlst du dort und wie klingt das? Frage das Wasser in dieser stillen Tiefe, was es braucht und was du für es tun kannst. Frage das Wasser in deinem Körper. Hier kannst du es fühlen, und es wird dir stellvertretend antworten. Sobald du spürst, dass es genug ist, lass deine Wertschätzung, Dankbarkeit, Liebe, jede positive Regung, die du in dir mobilisieren kannst, in das Wasser sickern. Beobachte, wie dein Dank aufgenommen und weitergetragen wird.

Je mehr du gibst, desto mehr wird zurückkommen. Das ist der Kreislauf in der Welt des Wassers.

Öffne dein Herz und deine Stimme für die innere Kraft des Wassers, diesen pulsierenden Wirbel. Lass ihn singen, tönen, spielen mit Rhythmus, Melodie und Stille. Bedanke dich mit einem Wasserlied. Wenn es dir gefällt, segne das Wasser mit deinem Lied. Achte darauf, wie sich das anfühlt. Bleibe noch ein paar Minuten entspannt und in Stille sitzen, in Verbindung mit deinem Puls und den vertikalen Energieströmen. Lass deine Erlebnisse sacken und im Inneren nachklingen. Wenn du draußen getönt hast, verabschiede dich, bevor du gehst.

Wasser	Fluss, Dynamik, Bewegung, Reinigung, Vitalität, Lebenskraft, Erfrischung, Puls, Rhythmus, Gefühlswelt, Lebensströme, Wandlung der Form, Kreislauf, Eros, Loslassen, Heilung, Tiefe, weibliche Kraft, Geburt, Zeit, Träume
Formen	Grundwasser, Tropfen, Regen, Körperflüssigkeiten, Dunst, Dampf, Nebel, Wolken, Quelle, Bach, Fluss, See, Ozean, Tiefsee, Eis, Schnee

Die Welt der Pflanzen

Die Flora unseres Planeten ist ein Sinnbild für Natur schlechthin. Ein üppig blühender Garten oder ein gesunder Wald weckt Gefühle von Fülle und Freude. Pflanzen existieren in enormer Vielfalt in jeder Größe, von den Flechten, die sich an Steine und Bäume heften, bis hin zu den riesigen Mammutbäumen Nordamerikas. Sie leben in enger Symbiose mit den Welten der Mineralien und des Wassers, mit Tier und Mensch. Alle Naturreiche zusammen bilden eine Kette des Austauschs, und die Pflanzen spielen darin eine bedeutende Rolle.

Unsere Körper sind auf mehreren Ebenen mit der Pflanzenwelt verbunden. Unsere Zellen sind sehr ähnlich aufgebaut wie die der Pflanzen. Die wohl innigste Verbindung besteht zwischen unserer Atmung und der Fotosynthese der Pflanzen. Der Gasaustausch in unserer Atmosphäre hängt stark von diesem wechselseitigen Geben und Nehmen ab. Schließlich spricht die Pflanzenwelt unsere sinnlichen Empfindungen an, und zwar in erster Linie über ihren Duft und Geschmack. Immerhin machen Pflanzen einen Großteil unserer Nahrung aus. Das Reich der Pflanzen steht außerdem in enger Beziehung zu unserem Unterbewusstsein und unseren Träumen.

Innerhalb der Bewusstseinssphären der Natur gibt es eine Entwicklung von Fähigkeiten und Eigenschaften, die aufeinander aufbauen. So wie die Steine Information speichern und das Wasser sie aufnehmen und transportieren kann, reagieren Pflanzen mit Sensitivität auf Reize aus ihrer Umgebung, vor allem auf Stressfaktoren. Die moderne Pflanzenforschung hat bestätigt, dass Pflanzen sowohl ein Nervensystem als auch Erinnerung besitzen. Man hat festgestellt, dass sie unentwegt mit anderen Pflanzen, Tieren und Menschen kommunizieren, zum einen elektrisch über Neuronen, zum anderen chemisch. Pflanzliche Zellen nehmen über Sensoren Information aus der Umgebung auf, verarbeiten sie und lernen daraus, sich optimal anzupassen oder zu schützen.[6]

Die chemische Reaktion von Pflanzen ist leicht zu beobachten am Duft von Blumen und Kräutern, wenn sie berührt werden, oder am Wechselspiel ihrer Farben. Die chemischen Stoffe der Pflanzen locken Tiere an oder vertreiben sie, lösen Heilprozesse oder Allergien aus, können Halluzinationen verursachen und so manches mehr. Auf die subtilsten Berührungen reagieren Pflanzen mit elektrischen Signalen. Der Amerikaner Cleve Bakster bewies in einem berühmten Experiment, dass sie sogar auf Gedanken reagieren. Er schloss Elektroden an die Blätter einer Versuchspflanze an, die mit einem Computermessgerät verbunden waren. So konnte er nachweisen, dass die Pflanze heftig auf den Gedanken reagierte, sie mit heißem Wasser zu übergießen.[7]

Diese Experimente wurden inzwischen weiterentwickelt. Es ist technisch möglich, die bei einer Berührung entstehenden elektrischen Impulse von Pflanzen in Klangsignale zu übersetzen. Was dabei herauskommt, ist eine melodische, kristalline und wahrhaft bezaubernde Pflanzenmusik. Ein französisches Künstlerpaar entwickelte aus solchen Versuchen verschiedene interaktive Installationen mit Pflanzen und Elektroden. Sie zeigen darin, wie Pflanzen musikalisch auf Berührung, Lichteinfluss und unsere Aura antworten.[8] Das klingt beinahe so, als könnten sie singen.

Die Klänge dieser Installationen sind denen, die sich bei einem Toning zum Thema Pflanzen zeigen, erstaunlich ähnlich. Ich habe in mehreren Variationen und an verschiedenen Orten mit und für die Pflanzenwelt getönt, und immer wiederholten sich spezifische Toncharaktere in Bezug auf die verschiedenen Arten. Was mich erstaunt, ist, dass unsere Stimme die Töne, die zu Blumen, Bäumen, Moos, Wasserpflanzen, Gräsern oder Früchten gehören, offenbar ebenso kanalisieren kann wie jene Elektroden. Gleichzeitig übersetzt sie die feinen Impulse ganz direkt und ohne jedes Gerät in hörbaren Klang.

»Ich setzte mich an den Fuß einer riesigen Pappel und schloss die Augen. Eine ganze Weile saß ich einfach nur da und atmete, fühlte den Wind und hörte dem Rascheln der Blätter zu. Dann spürte ich, wie mein Puls mit dem Strömen im Baumstamm zu einem gemeinsamen Strom anschwoll. Etwas in mir begann zu summen und sehr tiefe brummende Töne von sich zu geben. Der knarzige Klang wurde immer klarer und voller. Daraus entwickelte sich eine wunderschöne Obertonmelodie, die über diesem tiefen Brummen schwebte. Plötzlich ging mein Bewusstsein mit dem vertikalen Energiestrom in der Mitte des Baumes nach oben und überblickte den gesamten Park. Ich konnte von hier oben nicht nur die Landschaft sehen, sondern auch das Energienetz, das die Gegend wie ein Gitter durchzog. Der tiefe Obertongesang schien aus dem Baum durch meine Stimme zu kommen und er erlaubte mir, mit meinem Geist auf diesen Energielinien zu wandern. Dabei erkannte ich, dass der Baum eine Antenne für Informationen aus dem universellen Feld war und dass ich von hier aus bestimmte Informationen über das Gitternetz verschicken und empfangen konnte. Seitdem ist es, als könne ich mit diesem Baum sprechen. Das geschieht meist in Gedanken, aber das Tönen beschleunigt die Kontaktaufnahme.«

Blumen äußern sich oft in sanft perlenden, melodischen Liedern. Ein Baum kann einen sehr kraftvollen Ton oder getragene Tonfolgen erzeugen. Die verschiedenen Baumarten klingen unterschiedlich. Ihr Klang hat manchmal etwas Symphonisches, da die Blätter, die Früchte, die Wurzeln, der Stamm und die Äste wie die Instrumente in einem Orchester zusammenspielen.

Es ist auch gut möglich, dass man beim Tönen mit Pflanzen Energien begegnet, die man als Naturgeister bezeichnen könnte. Dies zeigt sich als deutlich spürbare ätherische Präsenz in Beziehung zu einer Pflanze, einem bestimmten Ort oder Garten. Die Kommunikation mit diesen feinstofflichen Wesen findet durch den Kanal der Empfindung auf der Auraebene statt. Sie wird bisweilen von Farbeindrücken, archetypischen Bildern oder Figuren begleitet, die wir aus unseren Mythen und Märchen kennen. Die Schönheit dieser Welt inspiriert das Künstlerische und Feinsinnige im Menschen. Es sucht sich einen Weg in den Ausdruck durch Poesie, Musik und Malerei.

Die Lieder der Pflanzen bewegen sich zwischen Angst und Liebe, zwischen Fröhlichkeit und Trauer, zwischen Stärke, Würde und Zorn. Der Ausdruck des Pflanzlichen in der Stimme ist anmutig, lyrisch und sanft. Er ist nach innen gekehrt, verführerisch, romantisch und empfindsam. Wenn es Pflanzen nicht gut geht, kann die Stimme ächzende, still leidende Klänge, über Wehklagen bis hin zu grollenden und warnenden Tönen von sich geben. Ein wütender Baum hält auf Distanz, eine Giftpflanze lässt einen auch stimmlich spüren, dass sie keinen Kontakt wünscht und sich mit ihren Mitteln zur Wehr setzen wird. Und dies ist nur ein Bruchteil dessen, was Pflanzen uns über den Kanal der Stimme erzählen.

Sobald wir gelernt haben, ihnen zuzuhören, können wir mit der Stimme sehr viel für die Pflanzen in unserer Umgebung tun. Meine Beobachtungen bestätigen, dass Pflanzen schneller wachsen, stärker duften, häufiger blühen und generell robuster sind, wenn sie feingeistige Nahrung erhalten, insbesondere Musik. Dankbarkeit, Respekt, Zuwendung, Fürsorge, Geselligkeit und Anteilnahme sind Eigenschaften, die sie in ihrer Entfaltung unterstützen. Pflanzen dienen uns in so vielfältiger Weise. Wenn wir das anerkennen und würdigen, antworten sie, indem sie prächtig gedeihen – und wir mit ihnen.

Klangreise in die Welt der Pflanzen

Die Welt der Pflanzen ist ein Paradiesgarten, ein wahrer Schatz an Weisheit und Schönheit, den wir nur annähernd begreifen. Die indigenen Völker sind unseren westlich geprägten Kulturen da einen großen Schritt voraus, weil sie sich den Zugang zum Geist der Natur erhalten haben. Wenn wir der Welt der Pflanzen mit freundlicher, fürsorglicher Gesinnung begegnen, überhäuft sie uns mit einer Fülle an Geschenken. Die Klangreise zum Thema Pflanzen hilft vielleicht auch dir, den verborgenen Zugang zu diesem Garten wiederzufinden.

Warm-up Pflanzen

Bereite deinen Körper darauf vor, sich in Bewegung und Stimme mit der Kraft der Pflanzen zu verbinden. Stelle dir vor, deine Füße schlagen Wurzeln, und spüre nach, wie sich deine Knochen von unten nach oben aufrichten, als würden sie dem Licht entgegenwachsen. Bewege dich, als würdest du wachsen. Nimm Kontakt auf mit deinem Atem. Stelle dir vor, dass die Luft bis in die Zellen gelangt, wo ein Austausch von Informationen stattfindet. Wenn du ausatmest, stelle dir vor, dass die Atemluft diese Information einer Pflanze übergibt. Dann spüre deinen Puls, der wie ein Licht aufleuchtet. Wenn du ihn spürst, stelle dir vor, dass jede deiner Zellen im selben Rhythmus aufleuchtet – Milliarden Lichtpunkte, die Lichtimpulse aussenden wie ein Leuchtturm. Strenge dich dabei nicht an. Vertraue darauf, dass es ausreicht, einfach deinen Puls und deinen Körper wahrzunehmen, dass die Zellen von selbst in diesen Puls einsteigen.

Einstimmende Übung drinnen oder draußen (siehe oben Seite 251–254)

Klangreise

Zentriere deine Aufmerksamkeit im Herzen. Höre auf deinen Atem und deinen Puls. Nimm Kontakt auf mit deiner Lieblingspflanze oder einem schön bewachsenen Ort im Freien. Wenn du draußen tönst, kannst du die Pflanze direkt berühren oder dich zu ihr setzen. Du kannst auch einen Baum umarmen oder dich an ihn lehnen. Atme mit der Pflanze, höre auf ihren Puls. Bitte das Wesen der Pflanze, ihren Geist oder Puls, dich zu führen. Frage: »Wenn ich es fühlen könnte, wie würde es klingen?« Lass deine Stimme dann entspannt los. Erlaube alles, was auftaucht. Jede Information ist nützlich.
Berühre die Pflanze vorsichtig, direkt physisch oder in deiner Vorstellung. Stelle dir vor, dass sie spontan reagiert,

ebenso wie du mit deiner Stimme spontan auf ihre Berührung antwortest. Wie klingt das? Erforsche die verschiedenen Entwicklungsstadien der Pflanze im Tönen und Hören. Folge ihrem Weg vom Samenkorn bis zur ausgewachsenen und schließlich welkenden Pflanze. Folge ihrem Kreislauf des Werdens und Vergehens.
Frage nach einer Weile die Pflanze, die Landschaft oder den Ort, an dem du tönst, ob du etwas für sie/ihn tun kannst, ob sie/er eine bestimmte Schwingung benötigt, die du ihr/ihm mit deiner Stimme oder in Gedanken vermitteln kannst. Hier tauchen möglicherweise schon Bilder oder Naturwesen auf. Höre ihnen aufmerksam zu. Wenn deine Stimme spontan und intuitiv loslegt, lass es zu. Wenn du zu tanzen oder einfach nur zu atmen beginnst, während bestimmte Bilder kommen und gehen, ist auch das willkommen. Frage die Pflanze oder das Naturwesen, ob sie eine Botschaft für dich hat, einen Rat oder eine Antwort auf eine Frage. Wenn deine Stimme diese Botschaft ausdrücken könnte, wie würde sie klingen?
Erforsche tönend die elementaren Bausteine von Pflanzen: Wurzeln, Halme, Stamm und Äste, Blätter, Photonen, Früchte, Kompost …
Erforsche die unterschiedlichen Arten von Pflanzen: Bäume, Gräser, Sträucher, Wasserpflanzen, Nutz- und Heilpflanzen, Blumen …
Erforsche verschiedene Pflanzenwelten: Wald, Wüste, Wiesen, Felder, Garten … Kommuniziere mit den Wesen der Pflanzen, mit ihrem Bewusstsein. Lausche ihren Botschaften und Lehren. Singe für sie und mit ihnen …

Ausklang

Nimm dir genügend Zeit, um dich auszuruhen und die Erlebnisse, Erkenntnisse und Botschaften sacken zu lassen. Atme einfach entspannt und in Verbindung mit der Pflanze,

dem Wesen oder dem Ort, an dem du getönt hast. Zentriere dich im Herzen und genieße die Stille so lange wie nötig.
Verbinde dich dann mit den beiden vertikalen Energieströmen, die sich in deinem Herzen treffen. Lass zu, dass sich alle Informationen aus dieser Reise wie in einem Samenkorn an diesem Ort verdichten, und frage: »Wenn dieser Same ein Licht hätte und dieses Licht ein Lied wäre, wie würde es klingen?« Lass dann los und töne, singe, tanze, schreibe, male, erzähle eine Geschichte. Oder höre einfach nur auf die Musik der Umgebung. Du wirst selbst spüren, was sich ausdrücken möchte.
Bedanke dich bei den Pflanzen, dem Ort und den Naturwesen. Zeige ihnen deine Wertschätzung, deinen Respekt. Frage nach, ob sie und/oder der Ort, an dem du getönt hast, ein Zeichen deines Dankes haben möchten, und gib es ihnen.
Beende die Reise entschlossen. Atme vollständig aus oder mache ein kleines Abschiedsritual. Wenn du draußen getönt hast, verabschiede dich, bevor du gehst.

Pflanzen	Schönheit, Harmonie, Wachstum, Schutz, Nahrung, Heilung, Chemie, Stoffwechsel, Symbiose/Interaktion, Umwandlung von Licht, Biophotonen, Fotosynthese, Atmung, Verbindung Himmel-Erde, Fülle, Fruchtbarkeit, Empfindungen, Magie, Sinne: Tasten, Schmecken, Riechen; Erneuerung, Zellen, ätherische Ebene, Naturwesen
Welten	Wasserbiotope, Wälder, Wüsten, Wiesen, Bergvegetation, Meeresflora, Korallenriffe, Algenwälder, Gärten, Regenwald, Dschungel, Savanne, Tundra, Oasen, Inselvegetation, Parklandschaft
Erde	Bodenpflanzen, Moos, Gräser, Kräuter, Wurzeln, Farne, Blumen, Kakteen, Nutzpflanzen, Knollenfrüchte, Äste, Stamm
Wasser	Pflanzensäfte, chemische Substanzen, Pilze, Halme und Zweige, Leitungen in Blättern und Früchten, Wasserpflanzen, Algen, Schilf
Luft	Bäume, Blätter, Blüten, Sträucher und Büsche, Zierpflanzen, Zellatmung
Feuer	Früchte, Getreide, Gemüse, Samen, Kompost, Biophotonen, Fotosynthese
Äther	Heilkräuter, ätherische Duftstoffe, Blütenstaub, Halluzinogene, Farben, Giftpflanzen; chemische Stoffe, Pflanzenaura

Die Welt der Tiere

Die Welt der Tiere ist uns Menschen besonders nah, auch wenn es innerhalb dieser Bewusstseinssphäre gewaltige Unterschiede zwischen den einzelnen Spezies gibt. Wir bringen die Tiere am ehesten mit unserer Stimme in Verbindung, weil sie ganz offensichtlich über Töne und hörbare Klänge kommunizieren. So vielfältig und artenreich sich die Fauna auf unserem Planeten zeigt, so reich ist auch die Bandbreite der Geräusche, Töne, Laute und Melodien, die sie hervorbringt.

Die Klangwelt der Tiere ist Ausdruck von Gefühl und Leidenschaft. Das Spektrum an Schwingungen, über das wir mit den Tieren in Resonanz treten können, ist gigantisch. Potenziell ist es möglich, alle Tierklänge in unserer Stimme, durch Trommeln oder Instrumente wiederzugeben. Außerdem werden die Bewegungen und Haltungen von Tieren seit Urzeiten in Tänzen und Ritualen von Menschen verkörpert.

Sufi Hazrat Inayat Khan bezeichnet die Sprache der Tiere und Vögel als die Quelle der alten indischen Musik. Es ist eine Sprache ohne Worte. Sie besteht ausschließlich aus Klang.[9] Genau diese natürliche Musik kommt beim Toning zum Vorschein. Daher eignet sich das Imitieren von Tiergeräuschen und -lauten hervorragend als Einstimmung auf eine Klangreise.

Innerhalb der Entwicklungsstufen des Bewusstseins in der Natur stellt das Tierreich die Welt von Interaktion und Handlung dar. Tiere stehen in Verbindung mit den Triebkräften, dem Bewusstseinsbereich, der Energie in Bewegung und zielgerichtete Aktionen übersetzt. Das geht weit über den Wachstums- und Vermehrungstrieb der Pflanzenwelt hinaus.

Auf der Kommunikationsebene der Tierwelt stehen Dialog, Beziehung, Verhalten und soziale Ordnung im Mittelpunkt. Die soziale Kompetenz einzelner Tierarten ist beeindruckend. Viele unserer Verhaltensweisen haben ihren Ursprung im Reich der Tiere: Rituale des Werbens zum Zwecke der Fortpflanzung, Sorge für Nahrung und Wohnort, Aufstellen einer Rangordnung, Kampf, Spiel, Revieransprüche, Wunsch nach Geborgenheit, Orientierung und Zweckmäßigkeit. Letztlich sind es dieselben Themen, die wir Menschen im sozialen Leben miteinander verhandeln, wenn auch in weiterentwickelter Form.

Durch Anpassung an ihre Umwelt haben sich die einzelnen Tierarten zu wahren Spezialisten in bestimmten Lebensbereichen entwickelt. Das drückt sich in ihrem Körperbau, den Sinnen, besonderen Organen und ihren Stimmen aus. Der Mensch hat sich dies zunutze gemacht. Schon wenn wir uns in die verschiedenen Arten hineindenken, spüren wir eine instinktive, physische Verbindung zu ihnen. Insekten lösen andere Reaktionen in uns aus als Fische, Vögel oder Säugetiere. In allen Resonanzräumen und Systemen unseres Körpers können wir spezifische Tierarten und entsprechende Klänge lokalisieren. Es ist sehr einfach, sich ein Tier vorzustellen, eine Bewegung, Haltung, Emotion oder einen Laut dazu zu finden und diese dann spontan auszudrücken. Kinder tun das aus einem natürlichen Bedürfnis heraus. Wer mit Tieren zu tun hat oder ein Haustier besitzt, weiß, dass man sich über die Sprache des Körpers und der Energie mit diesen wunderbaren Lebewesen unterhalten kann.

Die Welt der Tiere ist zwar in Resonanz mit unserem gesamten Körper, es gibt aber eine besonders starke Verbindung zum Bereich des Solarplexus, zum Verdauungstrakt und zu den inneren Organen. In diesen Körperregionen erleben wir tierische Reaktionen und Emotionalität am eigenen Leib. Hier schlummert eine treibende, wilde und äußerst zielgerichtete Kraft. Die großen Tiere, allen voran die Raubtiere, dienen uns als Vorbild in Sachen Bewegung, Ökonomie und dem eleganten Einsatz von Kraft. Die wahren Meister des Klanges, des Singens und miteinander Kommunizierens sind jedoch die Vögel. Der Klang der Vögel wirkt sich auf die Kehle und den Brustkorb aus. Von ihnen können wir unglaublich viel über die Stimme lernen.

Leider sind die Menschen zu einer ernsthaften Gefahr für viele Tierarten geworden, was unsere Beziehung zu dieser Welt belastet. Das war nicht immer so. Vor allem die schamanischen Kulturen Amerikas sehen die Tiere als seelische Verbündete an und kooperieren mit ihnen. Die indianischen Urvölker waren davon überzeugt, dass die Tiere Seelen und geistige Kräfte besitzen. Sie wussten noch, wie man auf der Schwingungsebene mit ihnen kommunizieren kann. Das alte Wissen über unsere Verbundenheit mit dem Tierreich kehrt heute zurück. Immer mehr Menschen begreifen, dass sich etwas an unserem Verhältnis zu den Tieren verändern muss, und setzen sich entsprechend für den Schutz und das Überleben von bedrohten Tierarten ein. Das geschieht sowohl im physischen als auch im energetischen Bereich.

Ein Toning mit Tierklängen ermöglicht einen tiefen Kontakt zur geistig-seelischen Ebene der Tierwelt. Zum einen entwickelt sich eine spürbare Nähe. In unserer Beziehung zu Tieren geht es um Urvertrauen und Gefühle. Die wollen geheilt werden, und zwar zunächst in uns selbst. Jedes Tier steht für einen bestimmten Zustand des Fühlens. Wenn Tiere dem Menschen vertrauen, geben sie alles für ihn, sogar ihr Leben. Wenn ein Mensch entsprechend für sie sorgt und ihren Lebensraum respektiert und achtet, revanchieren sie sich auf individuelle Weise. Manche berühren uns im Herzen, andere warnen uns oder fordern uns heraus. Außerdem tut sich eine Parallelwelt der Kraft- und Helfertiere, der geistigen Führer und archetypischen Aspekte auf. Auf der geistigen Ebene finden wir unter anderem Zugang zu Tierarten, mit denen eine Begegnung auf der physischen Ebene für uns gefährlich werden könnte (beispielsweise Giftschlangen). Die Schamanen und Indianer nennen sie Spirits oder Tiergeister und betrachten sie als Führer und Lehrer auf ihren seelischen Reisen.[10]

Klangreisen in die Welt der Tiere

Klangreisen in die Welt der Tiere dienen in erster Linie dazu, unsere Beziehung zu ihnen wieder ins Gleichgewicht zu bringen. Toning in der Kommunikation mit Tieren wirkt sich ganz direkt auf unsere Gefühle und Emotionen aus. Wenn wir sie wirklich verstehen wollen, müssen wir lernen, ihnen mit unserem ganzen Sein zuzuhören. Das erweitert sowohl unsere Perspektive als auch unser Verständnis für die Tierwelt, die ein Spiegel unserer eigenen animalischen Körpernatur ist. Ist der Kanal der Verständigung erst einmal geöffnet und das Vertrauen wiederhergestellt, können wir unglaublich viel voneinander lernen. Wer sich die Tiere zum Freund macht, schafft sich mächtige Verbündete in jeder Hinsicht.

Es ist sehr wahrscheinlich, dass dir auf deiner Reise zumindest ein Tier begegnet, das eine spezielle Stimmung in dir auslöst oder dich zutiefst seelisch berührt. Das könnte dein persönliches Kraft- oder Helfertier sein.

Warm-up Tiere

Lege die Hände auf deinen Solarplexus und fühle dort das Pochen deines Pulsschlags. Stelle dir vor, dass du von dort ein- und ausatmest. Dann bringe deinen Körper und deinen Atem in Bewegung. Teste deine Grenzen aus, als wärst du selbst ein Tier. Entdecke das Schnüffeln, Hecheln, Jagen, Springen, Auf-der-Lauer-Liegen, das Beutefangen, Reißen, das tierische Gähnen, Räkeln, Futtersuchen, das Fliehen und Verteidigen, Werben, Stachelnaufstellen, Täuschen, Fixieren ... Versetze dich in die Bewegungen und Handlungen von Tieren hinein. Koste sie voll aus. Wärme deine Stimme dann mit Vokallauten auf. Spiele mit einigen Tierarten, unterhalte dich mit ihnen in ihrer Lautsprache. Je mehr Spaß und Lebendigkeit du dabei entwickelst, umso besser. Zuletzt nimm Kontakt auf mit deinen Organen und deinen Sinnen. Frage: »Wenn mein Magen ein Tier wäre, welches wäre er?« Oder: »Wenn ich die Ohren einer Fledermaus hätte, wie würde das meine Haltung, meine Bewegung, meine Stimme verändern?« Finde Antworten über das Spielen mit Bewegung, Atem und Stimme. Begib dich auf die Reise, sobald du in deinem Körper vitale Kraft und Präsenz spürst.

Einstimmende Übung drinnen oder draußen (siehe oben Seite 251–254)

Klangreise

Begib dich an einen schönen und geschützten Ort in der Natur, real oder in deiner Vorstellung. Ziehe, wenn du es für

wichtig hältst, einen Schutzkreis um diesen Ort und höre eine Weile auf deinen Puls. Wenn du draußen bist, höre auf die Geräusche der Tiere in deiner Umgebung: Vogelgezwitscher, Insektensummen, Gebell. Schließe die Augen und bitte ein Tier, zu dir zu kommen – das kann auch ein Krafttier sein. Vielleicht ist es bereits mit seinem Klang in deiner Umgebung präsent. Warte, bis es sich zeigt. Wo im oder am Körper nimmst du seine Präsenz wahr? Wie nah könnt und wollt ihr euch kommen? Vertraue deinem Instinkt. Wenn es da ist, betrachte es, rieche, erspüre, umkreise es. Wie sieht sein Körper aus?
Frage: »Wenn ich mit diesem Tier sprechen könnte, was würde es antworten?« Achte auf deinen Atem und die unwillkürlichen Laute, die auftauchen. Lass dich überraschen, was kommt. Gewinne das Vertrauen dieses Tieres. Wenn es in deiner Stimme hörbar wäre, wie würde euer Dialog klingen? Vertraue und lass los!
Begleite das Tier tönend in seine Welt. Wo und wie lebt es? Gibt es dort noch andere Tiere, mit denen es interagiert? Lass dir zeigen, wie Tiere zusammenleben und kommunizieren. Lerne die musikalische Sprache der Tiere. Entdecke ihre Laute und Gebärden. Lausche ihren Bedürfnissen, Anliegen und Botschaften. Gib allen sich zeigenden Informationen Raum in deiner Stimme.
Geh mit deinem Tier durch alle Sphären seiner Welt. Ergründe den Boden, das Erdreich. Reise mit ihm ins Wasser, ins Feuer, in die Luft und in den unendlichen Raum des Kosmos. Auf jeder Ebene begegnen euch andere Tierarten. Wenn deine Stimme ihren Klang aufnehmen könnte, wie wäre das? Erlebe diese Wesen von innen durch die Kraft deiner Stimme.
Komme zurück zu dem dich führenden Tier und lerne von ihm die Prinzipien des Führens und Folgens. Lerne von ihm, dein Revier zu erschließen, es zu sichern, zu erweitern und

einen sicheren Ort zu finden, an dem du dich ausruhen kannst. Lerne von ihm alle besonderen Fähigkeiten, die du an ihm bewunderst. Wenn deine Stimme und dein Körper das ausdrücken könnten, wie wäre das?
Frage zum Schluss, was du für Tiere tun kannst, die dir leidtun, weil sie bedroht sind. Frage auch, was du für Tiere tun kannst, vor denen du dich fürchtest, weil du glaubst, sie bedrohen dein Leben. Stelle deinem Tier alle Fragen, die dich beschäftigen. Öffne dich unvoreingenommen und mutig seiner Antwort. Vielleicht erlaubt es dir sogar, in seinen Körper einzutauchen, damit du die Welt mit den Sinnen eines Tieres betrachten kannst. Wie klingt deine Stimme und wie klingt die Welt aus diesem Blickwinkel?
Wenn du genug hast, verlasse den Körper deines Tierführers beziehungsweise Krafttieres. Zentriere dich wieder in deinem Solarplexus. Atme. Spüre deinen Puls.

Ausklang

Wenn alles gesagt worden ist, bedanke dich für die erhaltenen Botschaften. Beherzige sie. Gib deinem Tier ein deutliches Zeichen deines Respekts, deiner Anerkennung, Wertschätzung und Zuneigung. Frage, ob es etwas von dir braucht oder wie du ihm dienen kannst. Lass es wissen, dass du verstanden hast. Bleib noch ein paar Minuten entspannt und in Stille sitzen in Verbindung mit deinem Puls und den vertikalen Energieströmen. Lass deine Erlebnisse sacken und im Inneren nachklingen.
Verabschiede dich mit einem Lied von den Rhythmen und Klängen deiner Reise. Wenn du draußen getönt hast, bleibe noch eine Weile lauschend sitzen. Haben sich die Tierlaute in deiner Umgebung verändert? Spürst du einen Unterschied? Beende deine Reise entschlossen, bevor du gehst.

Nach einer solchen Klangreise kann es vermehrt zu erstaunlichen Begegnungen mit Tieren kommen und/oder zu entsprechenden Träumen. Es lohnt sich, darauf zu achten, was sie uns nonverbal über den Kanal der Intuition vermitteln.

Tiere	Bewegung, Leidenschaft, Instinkt, Intuition, Gefühle, Lernen, Sozialverhalten, Schutz, Verteidigung, Überleben, Fürsorge, Ego, Triebe, Sexualität, Verlangen, Angst, Kampf-Flucht, Spielen, Kraft, Fähigkeiten, Anpassung an die Umgebung, Funktionen im Lebensraum, Erfindungsgabe, Beziehung, Gegenwart, Reaktion
Lebensweise	Einzelgänger, Zweckgemeinschaften, Nestbewohner, Aasfresser, Rudeltiere, Höhlentiere, Savannen-, Wüsten-, Wasser- und Waldbewohner; Bergbewohner, Nachtaktive, Warm- und Kaltblüter; Jäger, Sammler, Völker, Herden
Erde	Reptilien, Säugetiere, Haustiere, manche Vögel, etwa Strauß, Huhn; manche Insekten, etwa Ameisen, Maden
Wasser	Fische, Schildkröten, Delfine und Wale, Wasserreptilien, Weichtiere, Korallen
Luft	Insekten, etwa Fliegen, Bienen, Libellen, Schmetterlinge; Vögel, Fledermäuse
Feuer	Salamander, Wüstenbewohner, Raubtiere, Greifvögel
Äther	Fabeltiere und mythische Tiere, etwa Einhorn, Pegasus, Garuda, Phönix, Drachen, Zentaur

Die Welt des Wetters

Das Wetter beschäftigt uns nicht nur in Alltagsgesprächen, sondern beeinflusst auch nahezu jeden Bereich unseres Lebens. Es definiert und formt unseren Lebensraum. Es zwingt sowohl die Natur als auch den Menschen, sich an die Bedingungen anzupassen, die es vorgibt.

Das Wetter auf unserem Planeten entwickelt sich zum einen als Folge seiner Bewegung. Durch die Drehung der Erde entstehen Wirbel und Strömungen. Der Ausgleich dieser polaren Strömungskräfte zeigt sich in den vielfältigen Erscheinungsformen des Wetters. Zum anderen ergeben sich Klima und Wetterbedingungen aus einem Zusammenspiel der Elemente und der verschiedenen Reiche der Natur.

Es gibt eine sehr starke Wechselbeziehung zwischen der Atmosphäre, die durch das Wetter entsteht, und den Stimmungen, die wir in unserem Gemüt bewegen. Die aktuellen Wetterstimmungen wirken fortwährend, mitunter sogar massiv auf unser Unterbewusstsein. Wir können uns dem, wenn überhaupt, nur mit Absicht und bei vollem Bewusstsein entziehen.

Etwas weniger offensichtlich, aber nicht minder stark, macht sich der Einfluss von Planetenbewegungen aus dem Weltraum bemerkbar. Sie wirken sowohl auf die Erdatmosphäre als auch auf unsere Aura und lassen sich in Wetterphänomenen und kollektiven Zeiterscheinungen beobachten. Die Bewegungen des Mondes und der Sonne betreffen uns am unmittelbarsten. Die Wirkung der Mondphasen auf Mensch und Natur wird schon seit Jahrhunderten in traditionellen Mondkalendern dokumentiert. Die Bewegung der Erde um die Sonne ist für den Wechsel der Jahreszeiten verantwortlich. Der Physiker Dieter Broers weist in diesem Zusammenhang auf die Verbindung zwischen der Sonne und unserer Psyche hin.[11] In zahlreichen Studien hat man eine Wechselwirkung zwischen Sonnenaktivitäten und kollektiven Ereignissen auf der Erde festgestellt.

Dennoch ist der Mensch dem Einfluss des Wetters nicht hilflos ausgeliefert. Wir haben gelernt, uns so an seine Bedingungen anzupassen, dass wir sie bewusst für unsere Zwecke einsetzen können. Das gilt im metaphorischen Sinne auch für die Stimme.

Der ätherische Körper, ja die gesamte Aura wird der Welt des Wetters zugeordnet. Körperlich finden wir Entsprechungen dieser Welt in den selbst regulierenden Systemen, wie dem

Hormonsystem, dem Kehlkopf und dem gesamten Stimmapparat. Da die Stimme zugleich Sprachrohr und Barometer unserer Stimmungen und Gefühle ist, kann man sich leicht vorstellen, wie das Wetter auf ihren Klang einwirkt. Ein heftiger Regenschauer versetzt uns ebenso plötzlich in eine spezifische Stimmung wie das Heulen des Windes, das stille Rieseln eines verschneiten Wintertages oder ein strahlender Spätsommertag mit seinen warmen Farben. Sobald wir die Wechselwirkung mit dem Wetter bewusst wahrnehmen, können wir sie nutzen, um unseren stimmlichen Ausdruck um ein Vielfaches zu bereichern.

Auf einer Klangreise in die Welt des Wetters erfahren wir hautnah, dass und wie alles schwingt – ineinander und miteinander. Eine solche Reise ermöglicht uns, das Ausmaß und den gewaltigen Umfang der im Wetter wirkenden Kräfte zu erleben. Sie öffnet den inneren Raum, in dem wir diese Kräfte wahrnehmen. Wir können dabei lernen, mit dem Klang unserer Stimme ganz bewusst auf unsere Stimmungen einzuwirken.

Klangreisen in die Welt des Wetters

Da man sich der Wirkung des aktuellen Wetters nicht entziehen kann und die Bedingungen draußen eine Herausforderung sein können, schlage ich eine Wetterreise für *drinnen* vor. Für die meisten Menschen ist es einfacher, in einem geschützten Raum zu tönen. Es bietet sich an, Wetter-Klangreisen mit den vier Himmelsrichtungen zu kombinieren. Die Himmelsrichtungen werden dabei jeweils durch einen Gegenstand markiert. Das unterstützt die räumliche Orientierung und hilft uns, spezifische Umweltbedingungen in der Stimme zu differenzieren.

Warm-up Wetter

Bringe deinen Körper in vibrierende Bewegung und entspanne deinen Atem. Lass die Bewegung nach ein paar Minuten immer kleiner werden und höre einfach dem Strömen deines Atems zu. Kannst du seine Temperatur fühlen? Stelle dir vor, der Einatem ist wie ein kühler frischer Wind. Er erreicht alle Winkel deines Körpers. Dann stelle dir den Ausatem als lauen Sommerwind vor, der alles entlässt, was du nicht mehr brauchst. Scanne in Gedanken deinen Körper von unten bis oben ab wie mit einem Temperaturmesser. Erforsche die verschiedenen Bereiche in ihrer Temperatur und lass dabei die Stimme los. Wie klingen die kalten, wie die warmen Zonen? Was macht die Energie in diesen Körperbereichen? Nimm dann Kontakt auf zu deiner Hautoberfläche, der Grenze zwischen Innen- und Außenraum. Spürst du Unterschiede in der Temperatur? Mache dasselbe mit der Grenze deines Aurafeldes. Wie klingt das? Spiele mit Entspannungslauten. Stelle dir zuletzt vor, dass dir der Wind oder der Regen, die Sonne oder der Nachthimmel aus unterschiedlichen Richtungen im Raum begegnen. Lass deine Stimme und deine Bewegungen darauf antworten.

Einstimmung

Begib dich an einen Ort, wo du dich frei bewegen kannst und eine Weile ungestört bist. Sieh dir die Zuordnungen zu den Himmelrichtungen auf Seite 233–237 an und merke dir, welche Jahres- und Tageszeit ihnen jeweils entspricht. Dann kläre deine Intention. Lass den Alltag hinter dir und bringe dich selbst in eine positive Grundstimmung. Lege dir etwas Material zurecht, beispielsweise Fotos von verschiedenen Wetterstimmungen oder Jahreszeiten. Die Bilder sollten eine körperliche Reaktion in dir hervorrufen. Verteile dein Material im Raum.

Markiere die Himmelsrichtungen jeweils mit einem Bild oder Gegenstand in unmittelbarer Umgebung deines Körpers, sodass du dich später an diesen Ort begeben oder mit ihm interagieren kannst. Stelle dich in die Mitte des Kreises, verbinde dich mit dem zentralen Energiestrom und deinem Puls und wähle eine Blickrichtung, die für dich stimmig ist. Welche Himmelsrichtung liegt dir gegenüber? Nimm Kontakt mit ihr auf.

Frage die Himmelsrichtung, die du gewählt hast, ob du hier in die Reise einsteigen kannst, und warte auf eine Antwort. Das kann ein Gefühl sein, ein überraschender Laut, eine plötzliche Bewegung oder ein äußeres Zeichen. Diese Impulse sind der Beginn deiner Reise. Wenn du keine eindeutige Antwort erhältst, beginne an dem Ort, welcher der aktuellen Jahres- oder Tageszeit entspricht (Abend = Westen, Frühling = Osten und so weiter). Während der Klangreise bewege dich durch alle vier Stationen, als würdest du einen ganzen *Jahresablauf* durchleben.

Klangreise

Nehmen wir an, du beginnst deine Reise im *Sommer,* also an dem Ort in deinem Setting, der den *Süden* repräsentiert. (Ersetze die Jahreszeit/Himmelsrichtung, wenn du an einem anderen Ort einsteigst.)

Lass dich von der Atmosphäre des *Sommers* inspirieren. Wo nimmst du ihn in deinem Körper wahr? Erforsche seine Temperatur, sein Licht und die Wetterformen, in denen dir der *Sommer* begegnet. Untersuche seine Eigenschaften sowohl in deiner Umgebung als auch innerhalb deines Körpers. Frage, wie er klingt, und öffne deine Stimme für diesen Klang. Spüre der Wirkung der stimmlichen Vibration in deinem Körper nach. Akzeptiere alles, was auftaucht.

Beobachte, wie die Eigenschaften des *Sommers* auf dein Gemüt und deine Gefühlsstimmung wirken. Lass deine

Stimme Spiegel dieser Stimmung sein. Erforsche sie singend, tönend, spielend. Sobald du genug hast, bedanke dich und wende dich der nächsten Himmelsrichtung zu. Reise mit deiner Stimme auf dieselbe Weise durch den *Herbst,* den *Winter* und den *Frühling* mit all ihren Eigenschaften und spezifischen Wetterformen, bis du schließlich wieder beim *Sommer* landest. Was lehren dich die Jahreszeiten?
Du kannst jede einzelne Jahreszeit darum bitten, dich zu führen. Du kannst ihre jeweiligen Wetterformen von außen erleben, indem du in Dialog mit ihnen trittst und dich von ihnen beeinflussen und bewegen lässt. Du kannst diese Formen aber auch in dir aufnehmen und sie innerhalb deines Körpers bewegen. Wie fühlt es sich an, wenn es in deinem Körper stürmt oder regnet? Und wie würde es klingen, wenn deine Stimme es ausdrücken könnte?

Ausklang

Sobald du wieder an deinem Ausgangspunkt angekommen bist, bedanke dich nacheinander bei allen vier Jahreszeiten (Himmelsrichtungen) und ruhe dich in Stille aus. Setze dich ins Zentrum deines Kreises und atme einfach nur ein und aus. Kühler Einatem, warmer Ausatem. Atme ein, was du an Elementen, Stimmung und Eigenschaften benötigst, und atme aus, was du nicht mehr brauchst. Dann stelle dir vor, dass du aus jeder Richtung ein besonderes Geschenk empfängst, das mit dem Wetter kommt, und gib dem Wetter etwas von dir mit auf den Weg – gute Wünsche, Hoffnungen, Träume.
Das Wetter trägt deine Botschaft weiter. Du kannst ganz bestimmte Dinge versenden: Heilung für einen Verwandten in weiter Ferne südlich von dir oder Frieden in eine Krisenregion im Westen oder Hilfe für die Opfer eines Erdbebens im Osten, immer von deinem Standpunkt aus gesehen. Tu das

entweder nur in Gedanken oder begleite es mit dem Klang deiner Stimme.
Wenn du das Gefühl hast, dass alles getan ist, schließe die Reise bewusst ab, indem du die stellvertretenden Gegenstände für die Himmelsrichtungen beziehungsweise Jahreszeiten aus deinem Kreis einsammelst. Danke und verabschiede dich, bevor du gehst, beispielsweise indem du ein Lied singst oder einen Ton in die Luft wirfst.

Wetter	Atmosphäre, Bewegungen und Temperatur der Luft, mentale Sphäre, Kommunikation zwischen Erde und Himmel; Stimmungen, subtiler Bereich, beeinflusst das Gemüt und den Mind; Himmelsrichtungen, Orientierung, Eigenschaften und Verbindungen elementarer Kraft, Atem, Raum, Geschwindigkeit
Formen	in Verbindung mit Elementen sehr machtvoll; Wind, Hitze, Schnee, Stürme, Regen, Orkane, Frühling, Sommer, Winter, Herbst, Spätsommer
Eigenschaften	klar, diesig, bewölkt, schwül, heiß, frostig, mild, neblig, nass, warm, kalt, dunstig, trocken, dunkel, hell, bedeckt, wolkig, heiter, windig …
Norden	Winter, Nacht, Klarheit, Kälte, Ruhe, Element Wasser und Erde, Schnee, Eis, Alter, Kraft ruht im Inneren, konzentriert, regeneriert
Osten	Frühling, Morgen, Milde, Frische, Blüte, Wachstum, Aufbruch, Element Holz, Kindheit, Kraft drängt nach außen, Kreativität
Süden	Sommer, Mittag, Hitze, Aktivität, Fruchtbarkeit, Entfaltung, Jugend, Spaß und Erholung, Kraft entfaltet sich, feiert; vollständige Manifestation
Westen	Herbst, Abend, Kühle, Regen, Wärme, Ernte, Abschluss, Welken, Abstieg, Kraft zieht sich zurück, Reife, Weisheit, Reflexion

Die Welt von Licht und Schatten

Die letzte Klangreise in dieser Reihe führt in die Polarität der Kräfte, die allen Erscheinungen auf unserem Planeten zugrunde liegen. Sie spiegelt sich im Spiel von Licht und Dunkelheit.

Dieses Spiel erleben wir nicht ausschließlich auf der materiellen Ebene. Dort zeigt es sich uns in diversen Licht- oder Schattenstimmungen, als Farbenspiel der Welt oder als Wechsel von Tag und Nacht. Wir können es aber auch metaphorisch verstehen und bestimmte geistige Aspekte darin erkennen: den Kampf zwischen Leben und Tod, Gut und Böse, den Göttern und Dämonen.

***

In einer indischen Geschichte, die auf die enorme Macht des Klanges hinweist, kämpfen Götter und Dämonen miteinander und versuchen jeweils, die gewaltige Kraft des Gesanges für sich zu erobern. Im Gesang, so heißt es da, war eine unendliche Macht enthalten, die jede Seite für sich beanspruchte. Doch der Klang hatte seinen eigenen Willen, entkam den Göttern und ließ sich in der Natur nieder, im Wasser, in den Pflanzen, im Wind und in den Instrumenten und Werkzeugen der Menschen, um dort als Musik, sein eigenes Werk zu erschaffen.[12]

***

Im Klang manifestiert sich die Polarität von Licht und Schatten in den Stimmkanälen Tonhöhe, Lautstärke und Tempo sowie in den verschiedenen Klangfarben. Wir nehmen, unabhängig von unserer Kultur oder Ausbildung, bestimmte Klänge als hell und klar wahr und andere als dunkel und dumpf. Die Übergänge können scharf oder auch fließend mit vielen Zwischenstufen sein. Die hellen Klänge wirken eher auf die Kopfregion des Körpers und stehen in Verbindung mit spirituellen Erfahrungen und Bewusstseinszuständen. Die tiefen wirken mehr auf den Unterleib und den Rumpf und stehen in Verbindung mit der Erde, mit physischen Erfahrungen und den Bewusstseinsstufen der materiellen Ebene. Helle, lichte Frequenzen wie Sonnenlicht und Wärme bewirken eine expandierende Pulsation, während dunkle Frequenzen wie Kälte, Schatten und Dunkelheit eine verdichtende Pulsation beziehungsweise eine Sogwirkung auslösen. Diese Darstellung ist stark vereinfacht, denn natürlich enthält jeder dieser Frequenzbereiche latent seinen Gegenpol – wie in dem berühmten Yin/Yang-Symbol. Hazrat Inayat Khan fasst es vortrefflich zusammen: »Alles, was im Stoff lebt, ist Geist, und alles, was im Geist stirbt, ist Stoff.«[13]

Zwischen den Polen existiert durch das Zusammenwirken von Licht und Schatten eine ganze Welt voller Farben, die alle Reflexionen eines ursprünglichen, weißen Lichts sind. Gäbe es keine Form, die das Licht absorbiert oder einen Schatten wirft, könnten wir gar nichts erkennen. Zwischen Farbe und Klang besteht eine ganz enge Beziehung. Beide Phänomene beruhen auf Schwingungen, die sich in Mustern sammeln. Seit Schwingungen als Frequenz genau gemessen werden können, lassen sich Farben spezifischen Tönen zuordnen, wenn sie in einer Oktavbeziehung zueinander stehen.

Es ist sehr einfach, mit Farben zu tönen. Interessanterweise treten in Toning-Sessions immer wieder ganz ähnliche Klänge, Empfindungen und Assoziationen in Verbindung mit einzelnen Farbtönen auf. Das kommt sehr oft beim Partner-Toning vor, bei dem der Körper des jeweils anderen betönt oder besungen wird. Doch schon allein das Spiel mit der Vorstellung von Licht und Schatten in der Stimme löst sehr tiefe, innere Erfahrungen aus. Bei manchen Menschen öffnet sich dabei das dritte Auge. Einige können sogar mit einer Art Röntgenblick in ihre Zellen schauen und sehen, wie sie sich unter Einwirkung des Stimmklanges verändern. Potenziell besitzt jeder Mensch solche höheren Sinne. Eine Klangreise in die Welt von Licht und Schatten kann dazu beitragen, dieses Potenzial zu wecken.

Auf den Licht- und Schattenreisen habe ich Menschen erlebt, die sie wie ein Heimkommen in ihr seelisches Zuhause empfunden haben. Unter den Tönenden gab es aber auch Menschen, die danach verwirrt und traurig waren. Auf dieser Planet-Erde-Klangreise bewegen wir uns mit unseren Gefühlen mitunter durch Berge und Täler, je nachdem, ob sich gerade eher die hellen oder dunkleren Aspekte unseres Bewusstseins ausdrücken. Es ist wichtig, diese Gefühle als *vorübergehende Stadien* zu betrachten und den aktuellen Zustand als das Beste zu akzeptieren, was im Augenblick möglich ist. Wir müssen hier nur sicherstellen, dass wir ruhig und zentriert in unserem Herzfeld verankert sind. *Energie, die frei fließen kann, sucht ein harmonisches Gleichgewicht und wird es eigenmächtig wiederherstellen.*

Klangreise in die Welt von Licht und Schatten

Die Reise des Lichts spiegelt sich in unserem Tagesablauf. Daher ist es naheliegend, sich auf dieser Klangreise in die Welt von Licht und Schatten am Lauf der Sonne zu orientieren und sozusagen im Zeitraffer durch einen 24-Stunden-Ablauf zu tönen. Ich empfehle, diese Stimmmeditation in einem geschlossenen und geschützten Raum zu machen, weil sie die Essenz in uns berührt und wir uns dabei manchmal sehr verletzlich fühlen.

Nimm dir auf jeden Fall ausreichend Zeit, auch hinterher. Wenn du dennoch draußen tönen willst, wäre ein privater Garten, eine Laube, ein geschützter Balkon oder eine Terrasse optimal, am besten an einem sonnigen und warmen Tag. Der Vorteil vom Tönen in einem Innenraum ist, dass man sich unabhängig von äußeren Lichtverhältnissen auf die Reise begeben kann.

Warm-up Licht und Schatten

Bringe deinen Körper in vibrierende Bewegung und aktiviere dein Gefühl für die zentralen Energieströme. Spiele mit expandierenden und kontrahierenden Bewegungen, mit dem gesamten Körper und einzelnen Körperteilen. Lass dabei deinen Atem und die Stimme ganz entspannt los. Stelle dir vor, dass du mit deinem Atem und deiner Stimme in deinem Körper Licht machen kannst. Spiele ein paar Minuten mit dieser Vorstellung. Was fühlst du dabei? Nimm deine Hände zu Hilfe. Stelle dir vor, in der Handmitte leuchtet jeweils ein Licht oder ein Auge. Scanne mit den Händen deinen Körper ab, während du sachte auf AH tönst. Taste das Energiefeld deines Körpers nach hellen und dunklen Flecken ab und bringe Licht an die Stellen, die es brauchen können. Verlass dich dabei auf dein intuitives Gefühl und die Veränderungen im Stimmklang. Höre vor allem auf subtil auftauchende und stärker werdende Obertöne. Was empfindest du dabei? Zuletzt stelle dir vor, dass du mit deinen Händen in verschiedene Farbtöne greifst. Beginne mit einer Farbe und lass deine Stimme los. Wenn die Farbe einen Klang hätte, wie würde sie klingen? Spiele ein paar Minuten mit allen möglichen Farben.

Einstimmung

Lass den Alltag hinter dir und bringe dich selbst in eine positive Grundstimmung. Kläre wie immer deine Intention. Wenn du tagsüber reist, setze dich aufrecht in die Nähe eines Fensters, wo du das Licht auch mit geschlossenen Augen fühlen kannst. Falls es draußen schon dunkel ist, mache es dir in der Nähe einer Lampe oder mit ein paar Kerzen als Lichtquelle gemütlich. Natürlich kannst du auch im Dunkeln tönen und dich dabei auf dein inneres Licht besinnen.

Schließe, wenn alles vorbereitet ist, die Augen und entspanne dich. Atme bewusst und löse die Stimme mit Entspannungslauten. Stelle dir die zentralen Energieströme vor und

höre auf deinen Puls. Stelle dir vor, dass mit jedem Pulsschlag ein Licht im Zentrum deines Herzens aufleuchtet wie ein Funke. Stelle dir dann vor, dass mit jedem Pulsschlag simultan in jeder einzelnen Zelle deines Körpers derselbe Lichtfunke aufleuchtet.
Jetzt bist du bereit, Kontakt mit der Lichtquelle aufzunehmen, die du dafür vorbereitet hast: tagsüber die Sonne, nachts der Mond, eine Lampe, eine Kerze. Bitte die Lichtquelle, dich auf der Reise durch die Welt von Licht und Schatten zu schützen und sicher zu führen. Warte auf ihre Antwort. Das kann ein Gefühl sein, ein überraschender Laut beziehungsweise eine plötzliche Bewegung oder ein äußeres Zeichen. Dieser Impuls ist der Beginn deiner Reise.

Klangreise

Lass dir von der Lichtquelle, mit der du tönst, das pulsierende Licht in deinen Zellen zeigen, die Farben deiner Organe. Lass dich an die hellsten und dunkelsten Orte in deinem Körper und Energiefeld führen. Entdecke ihren Klang durch den Kanal deiner Stimme. Bitte das Licht in deiner Stimme, dort hinzustrahlen, wo es gebraucht wird. Manchmal gibt es auch Stellen, an denen es sinnvoll ist, das Licht zu dämpfen (z. B. bei Entzündungen oder Überaktivität). Spiele mit der Wirkung von strahlender Helligkeit, mit intensivem Licht bis hin zu tiefer Dunkelheit. Was wäre, wenn in der Dunkelheit auch eine Art Licht vorhanden wäre? Was macht das mit deiner Energie? Wie klingt das in deiner Stimme?
Nimm erneut Kontakt mit deinem Puls auf. Höre auf die Verbindung mit dem Puls, deiner Reiseführer-Lichtquelle. Stelle dir vor, dass du über diese Quelle mit dem Licht im Kosmos verbunden bist. Ebenso wie sich dein Puls in allen Zellen spiegelt, spiegelt sich der Lichtpuls im Makrokosmos, in der Sonne, im Mond, in den Planeten, den Sternen, den Pulsaren, den schwarzen Löchern … Wenn all das einen Klang hät-

te und deine Stimme ihn ausdrücken könnte, wie würde es klingen? Lass dich überraschen. Wenn der Klang nur innen hörbar ist und die Möglichkeiten deiner hörbaren Stimme übersteigt, töne innerlich mit. Wo im Körper nehme ich dieses kosmische Licht wahr? Was will es in meiner Stimme und durch sie tun? Wenn ich es fühlen, hören, singen könnte, wie wäre das? Vertraue und lass alles zu, was sich in deiner Stimme ausdrücken möchte?
Schließlich verbinde den Lichtpuls deines Herzschlags mit dem Lichtpuls der Sonne. Höre auf ihren Klang und reise mit ihr durch den Ablauf eines Tages: Morgendämmerung – Sonnenaufgang – Morgen – Vormittag – Mittag – Nachmittag – Spätnachmittag – Abend – Dämmerung – Sonnenuntergang. Beobachte das Spiel von Licht und Schatten im Laufe des Tages. Höre auf seinen Klang. Dann übergibt die Sonne das Licht dem Mond: Mondaufgang – Neumond, Sichel, Halbmond, Vollmond – Sternenhimmel – schwarze, finstere Nacht. Kannst du auch hier Schattenspiele wahrnehmen? Wolken, die vorbeiziehen? Wie klingen sie? Spüre nach, wo du die verschiedenen Lichtstimmungen in deinem Körper fühlen kannst und was dabei mit der Energie geschieht. Expandiert sie, kontrahiert sie? Welche Gefühle sind damit verbunden? Und was zeigt sich dabei im Klang deiner Stimme?
Zuletzt zentriere dich mit deinem Lichtpuls wieder in deinem Herzen. Lass dich immer weiter in die innere Tiefe fallen, als wäre dieser Lichtfunke ein Punkt ohne Dimension, jenseits von Zeit und Raum. Lass dich dann in die Lücke zwischen deine Pulsschläge fallen, in die kurze Dunkelheit zwischen den Lichtpulsen. Genieße die Stille und ruh dich darin aus, solange du möchtest.

Ausklang

Sobald du wieder in der Gegenwart angekommen bist, atme aus und erde dich. Komme mit deinem ganzen Sein wieder zurück ins Hier und Jetzt. Spüre deinen Puls, deinen Atem, die Sonne auf deiner Haut oder das Flackern des Kerzenlichts.

Kannst du den Frieden in diesem Augenblick fühlen? Koste dieses Gefühl aus und bedanke dich bei dir selbst, dem Licht und der Dunkelheit für die Erkenntnisse, die sie dir vermittelt haben. Zum Schluss zentriere dich in deinem Herzen. Erde dich nochmals und steige ganz bewusst aus der Reise aus. Tu dir anschließend selbst etwas Gutes. Und wenn du das Bedürfnis hast zu schlafen, gib ihm nach.

Licht	von oben kommender, kosmischer Strom; elektrisch, hohe Frequenzen; Sonne, Planeten, Tag, Farbe, Aktivität, Vater, Freude, Expansion, Yang, weiß
Dunkelheit	von unten kommender, planetarischer Strom; magnetisch, tiefe Frequenzen; Nacht, Kreativität, Mysterium, Mutter, Erde, Kontraktion, Yin, schwarz
Schatten	Abwesenheit von Licht, Dämonen, Illusion, Hölle, Welt der Täuschung, grau

Ausklang

Dein Ton wird gebraucht!

Möge dieses Buch dich auf deinem weiteren stimmlichen Weg unterstützen und inspirieren. Wenn du es bis hierhin gelesen und besser noch Übungen daraus gemacht, es vielleicht sogar von vorn bis hinten durchgearbeitet hast, bist du der Magie in deiner Stimme hundertprozentig begegnet. Spätestens dann, wenn du zum ersten Mal gespürt hast, wie dein Herzfeld pulsiert und der Klang deiner Stimme aus der Tiefe der Wesenssternebene aufsteigt. Das ist deine ureigenste Klangsignatur, dein Seelenton, wenn du so willst.

Ohne deinen Ton ist der Klang des Universums nicht vollständig. Er ist um einen magischen Klang ärmer. Dein Ton wird gebraucht. Er ist erwünscht – genau so, wie er ursprünglich in deinem Herzen geboren wurde. Wer wird ihn hören, wenn nicht du? Wenn du dir zuhörst, werden auch andere deine authentische Stimme hören und anerkennen.

Dieser besondere, dir eigene Ton kann, wenn du ihn durch Übung kultivierst und stabilisierst, wahre Wunder vollbringen. Meistens sind es die einfachen Dinge, die sich verändern: dein Blick, deine Haltung, deine Zuversicht, dein Vertrauen. Das Herz öffnet sich und mit ihm die ganze Welt des Fühlens. Vielleicht entdeckst du sogar recht bald einen Impuls bedingungsloser Liebe in dir. Du fängst an, deine Träume zu verwirklichen, deine Freude und Kraft zu leben und deine größte Sehnsucht, deine Vision Wirklichkeit werden zu lassen. Deine Stimme kann dir dabei helfen.

Dein Seelenton ist ein Schöpfer. In welchem Umfang seine Kraft wirksam wird, hängt allein von dir, deiner Absicht und deiner Beharrlichkeit ab. Er kann pure Medizin sein, er kann Dinge und Ereignisse manifestieren und er kann dich und andere inspirieren. Dein ureigener Ton ist ein Generator, eine unerschöpfliche Kraftquelle für dich selbst, für andere und für die Welt. *Es liegt an dir, ihn zu entdecken, zu nutzen und dranzubleiben.*

Wie alles im Leben entwickelt sich dieses Energiepotenzial nicht über Nacht und nicht ohne Konsequenzen auf deinen Charakter und deine Umgebung. Was regelmäßig gedüngt und gepflegt wird, trägt jedoch früher oder später saftige Früchte. Das Schöne am Tönen ist, dass es ein so einfacher und harmonischer Weg ist. Es fühlt sich gut an, nicht immer einfach, aber echt und stimmig.

Vielleicht hast du unterwegs Angst, dass dein Ton Schaden anrichten könnte oder Gefahr heraufbeschwört. Wenn du das glaubst, ist es auch möglich. Aber warum glaubst du das eigentlich? Wenn du die Angst loslassen könntest, würdest du möglicherweise erkennen, dass ein »schädlicher« Ton nicht in der Quelle des Herzens verwurzelt ist, sondern auf einem Urteil deines Verstandes beruht. Dein wahrer, in der kreativen Quelle verwurzelter Ton kann niemals Schaden anrichten, da er zugleich er selbst und das Ganze ist. Schaden fügst du in erster Linie dir selbst zu, sei es durch negatives Denken, durch Angst, Hass oder Selbstsucht.

Das Tönen ist ein Weg, der sich ganz bewusst auf die förderlichen, harmonischen und schöpferischen Möglichkeiten des Selbst fokussiert und sie betont. Dieser Weg blendet unsere Schattenseiten nicht aus, sondern verändert unsere Einstellung zu ihnen. Er wandelt sie um und macht sie zum Verbündeten. Dabei braucht jeder, der diesen Weg ernsthaft beschreitet, ein hohes Maß an Achtsamkeit und Umsicht mit sich selbst und anderen. Wie das Licht die Dunkelheit vertreibt, so transformiert das Kultivieren der schöpferischen Kräfte von Kreativität, Freude und Liebe die vorhandenen negativen Schwingungsmuster von Leid, Angst und Feindseligkeit.

Manchmal ist es hilfreich, sich auf diesem Weg Unterstützung und Rat von außen zu holen. Ob es gut für dich ist, zu meditieren, Seminare zu besuchen, zu einem Guru zu gehen oder bei einem Schamanen zu lernen, wirst du selbst wissen, wenn du dir aufmerksam zuhörst. Das Toning ist ein Werkzeug, das den inneren Lehrer auf den Plan ruft, in dem sich ein äußerer Meister spiegeln kann – aber nicht muss. Vielleicht bist du selbst ein Meister. Am besten, du fragst deine Stimme. Sie weiß Bescheid.

Dank

Ein Buch wie dieses spricht stellvertretend für viele Stimmen. Es war nicht von langer Hand geplant, aber seine Zeit ist gekommen. Diesen Weg bin ich nicht allein gegangen, sondern in Begleitung zahlreicher Menschen, sowohl auf dieser materiellen Ebene als auch in rein geistiger Verbundenheit. Es sind zu viele, um sie alle namentlich zu nennen. Ihnen allen gebührt mein herzlichster Dank.

Dennoch gibt es einige Stimmen, denen ich ganz ausdrücklich danken möchte. Ohne ihre Vorbereitung und die vielen Eingebungen, Botschaften und Inspirationen, die mir unter anderem durch ihr Werk zugänglich wurde, wäre dieses Buch sicher nicht geschrieben worden. Allen voran danke ich Sufi Hazrat Inayat Khan, Barbara Ann Brennan, Georges Ivanowitsch Gurdjieff, John Godolphin Bennett, Reshad Feild, Wayne Perry, Vadim Zeland, Laurel Elizabeth Keyes, Jonathan Goldman, Giovanni Battista Lamperti, Richard Bartlett, Deepak Chopra, Nassim Haramein, Gregg Braden, Joe Dispenza, Rudolf Steiner, Michail A. Čechov und Joachim Ernst Berendt für ihr Schaffen und ihre Inspiration. Ihre Stimmen haben mich begleitet und geführt.

Der Weg der Entfaltung der authentischen Stimme ist eine Art fortlaufender Prozess, und jede Begegnung erweist sich als Spiegel für bestimmte Schwingungen. In diesem Prozess lernen wir alle von- und miteinander. Manche Begegnungen hatten sehr weitreichende Konsequenzen für meinen eigenen Werdegang, stimmlich und menschlich. Ich danke Neil Semer, Predrag Maric, Margaret Zimmermann, Gena Toulis, Nils Kramer, Marius Orski, Slawa Kokorin, Walodja Ananjew, Walther Stille, Michael Meiringer und Paula Heruth für ihre Unterstützung, Zusammenarbeit und ihren Rat. Ich möchte mich auch bei meinen Schülern und Klienten bedanken für ihr Vertrauen und ihre Fragen, ohne die StimmEnergetics wahrscheinlich nicht entstanden wäre.

Und natürlich danke ich meiner Familie, insbesondere meinen Eltern, die mich in meinen kreativen Ambitionen immer vollends unterstützt und an mich geglaubt haben, und natürlich meinem Lebenspartner Johannes Hitzblech für seine goldene Nase und seine Geduld.

Für die Unterstützung bei der Entstehung dieses Buches bedanke ich mich herzlich bei Marion Volk, ohne die es nicht publiziert worden wäre, bei meinem CD-Team Markus Sulzbacher und Gabriel Amadeus Hahn sowie bei den Teilnehmern der Toning Study Group, die mir die Möglichkeit gegeben haben, einige Inhalte dieses Buches praktisch zu überprüfen.

Ein riesiges Danke geht außerdem an meinen Verleger Christian Strasser, an meine Lektorin Juliane Molitor und an das Team des Scorpio Verlags für ihr Vertrauen und die gute Zusammenarbeit.

Anmerkungen

Einleitung

1. Giovanni Battista Lamperti: *Vocal Wisdom. Maxims of Giovanni Battista Lamperti,* hrsg. von William Earl Brown, Taplinger Publishing: New York 1957, S. 13.
2. Vgl. u. a. das Interview mit Joe Dispenza: »Breaking the Habit of Being Yourself«, unter: http://www.youtube.com/watch?v=TIsyqMGP6Ao [Stand: 10.08.2014].

Kapitel 2

1. Vgl. Barbara Ann Brennan: *Lichtheilung,* übers. von Gabriele Kuby, Goldmann: München 1994, S. 42–78.
2. Vgl. ebd. S. 676–681.
3. Kymatik ist ein Verfahren, das aus den Forschungen von Ernst Chladni hervorging und in der heute bekannten Form von dem Schweizer Hanns Jenny geprägt wurde. Dabei wird eine Glas- oder Blechplatte gleichmäßig mit feinem Pulver (z. B. Ruß oder Salz) bestreut und durch Anstreichen mit einem Geigenbogen in Schwingung versetzt. Durch geschickte Beleuchtung und den Einsatz von Videotechnik können die Klangschwingungen sogar in Flüssigkeiten visuell sichtbar gemacht werden.
4. Deepak Chopra: *Das Tor zu vollkommenem Glück. Ihr Zugang zum Energiefeld der unendlichen Möglichkeiten,*

übers. von Diane von Weltzien, Knaur: München 2006, S. 29–55.

5. Vgl. Nassim Haramein: *The Black Whole* (DVD), Gaiam Conscious Media: Boulder, CO, 2011. Hier wird die sehr eindrucksvolle Animation der Bewegung des Doppeltorusfeldes gezeigt.
6. Die Forschungsergebnisse des Heartmath-Instituts sind ausführlich im Internet dokumentiert, vgl. u.a.: www.heartmath.org/research/science-of-the-heart/introduction.html [Stand: 10.08.2014].
7. Vgl. ebd.
8. Vgl. ebd.

Kapitel 3

1. Vgl. Gisela Rohmert: *Der Sänger auf dem Weg zum Klang. Lichtenberger Musikpädagogische Vorlesungen,* O. Schmidt: Köln [2]1992.
2. Es existieren zahlreiche Darstellungen zum Thema. Ich beziehe mich im Wesentlichen auf die Ausführungen von Peter Ouspensky: *Auf der Suche nach dem Wunderbaren. Perspektiven der Welterfahrung und der Selbsterkenntnis,* O. W. Barth: München [7]1991, S. 153–167, und John Gondolphin Bennett: *Transformation oder die Kunst, sich zu wandeln,* Ahorn Verlag: Prien 1996, S. 59–65.
3. Nassim Haramein: *Die Entschlüsselung des Universums. Der Schlüssel kam zur rechten Zeit*, übers. von Kurt Schneider, Hesper: Saarbrücken 2011, S. 26.
4. Mittendorfs Ansatz findet sich gut erläutert u. a. in Regine Herbig: *Der Atem. Quelle von Entspannung und Vitalität*, Schulz-Kirchner: Idstein 2005, S. 17.
5. Vgl. Maria Höller Zangenfeind: *Stimme von Fuß bis Kopf. Ein Lehr- und Arbeitsbuch nach der Methode Atem-Tonus-Ton*, Studienverlag: Innsbruck 2004, S. 24.
6. Vgl. Charlotte Hagenas Ausführungen zum Thema unter:

www.terlusollogie.com [Stand: 11.07.2014], und Christian Hagena: *Grundlagen der Terlusollogie®*, Haug: Stuttgart 2000, passim.

7. Vgl. Rudolf Steiner/Marie Steiner von Sivers: *Methodik und Wesen der Sprachgestaltung*, Rudolf Steiner Verlag: Dornach 1990, insbesondere S. 120f. und S. 129.
8. Vgl. Gisela Rohmert in: Uta Feuerstein: *Stimmig sein. Die Selbstregulation der Stimme in Gesang und Stimmtherapie*, Junfermann: Paderborn 2000, passim.

Kapitel 4

1. Die Welt der Illusion wird ausführlich beschrieben in John Godolphin Bennett: *Die inneren Welten des Menschen*, S. 232–246, als Schmerzkörper in Eckart Tolle: *Jetzt! Die Kraft der Gegenwart. Ein Leitfaden zum spirituellen Erwachen*, übers. von Christiane Bolam und Marianne Savita Nentwig, Kamphausen: Bielefeld ^{6}2002, S. 45–59, und als Welt der Pendel in Vadim Zeland: *Transsurfing 1. Die Realität ist steuerbar*, übers. von Helmut Kunkel, Silberschnur: Güllesheim ^{7}2011, S. 45–80.
2. Jonathan Goldman: *7 Geheimnisse der Klangheilung. Die therapeutische Wirkung von Klang auf Körper, Geist und Seele*, Südwest: München 2008, S. 62.

Kapitel 6

1. Vgl. Wayne Perry: *Sound Medicine. The Complete Guide to Healing with the Human Voice*, The Career Press: Franklin Lakes, NJ, 2007, S. 72–79.
2. Giovanni Battista Lamperti: *Vocal Wisdom*, S. 35.
3. Vgl. Laurel Elizabeth Keyes: *Toning. The Creative Power of the Voice*, DeVorss: Marina del Rey, CA, 1987, S. 32–34.
4. Vgl. Wayne Perry: *Sound Medicine*, S. 76f.
5. Vgl. Vianna Stibal: *Theta Healing™. Die Heilkraft der*

Schöpfung, übers. von Anette Charpentier, Allegria: Berlin 2011, S. 42–45.

Kapitel 7

1. Diese Art der Körperreaktion wird sehr anschaulich beschrieben in Mirsakarim Norbekov: *Eselsweisheit. Der Schlüssel zum Durchblick oder wie Sie Ihre Brille loswerden*, übers. von Felix Eder; Goldmann: München 2006, S. 170–176.

Kapitel 8

1. Vgl. Jonathan Goldman: *7 Geheimnisse der Klangheilung*, S. 31–41.
2. Einen wunderbaren Überblick gibt Wolfgang Bossinger/David Lindner (Hrsg.): *Schwingung und Gesundheit. Neue Impulse für eine Heilungskultur aus Musik, Kunst und Wissenschaft*, Traumzeit Verlag der neuen Klangkultur: Battweiler 2008.
3. Vgl. Pir-o-Murshid Hazrat Inayat Khan: *Musik*, übers. von Katharina Hess und Aeoliah Christa Muckenheim, Verlag Heilbronn: Weinstadt 1996, S. 37f.

Kapitel 9

1. Vgl. Barbara Ann Brennan: *Lichtheilung*, S. 467–565.

Kapitel 10

1. Vgl. Vortrag von Gregg Braden: »Divine Matrix«, unter: http://www.youtube.com/watch?v=MRedvbARVhM [Stand: 10.07.2014].
2. Es gibt ein ähnliches Konzept im Bereich der russischen Heilweisen, das als Raum der Seele beschrieben wird, u. a. in Petra Neumaier/Tom Peter Rietdorf: *Russische Heilweisen. Mit geistigen Technologien die Selbstheilungskräfte aktivieren*, Goldmann: München 2013, S. 109–117.

3. Vgl. Carl Gustav Jung: *Gesammelte Werke,* Bd. 9.1: *Die Archetypen und das Unbewusste*, Padmos: Ostfildern [5]2011.
4. Die Archetypen der Sprache werden sehr ausführlich besprochen in: Rudolf Steiner/Marie Steiner von Sivers: *Methodik und Wesen der Sprachgestaltung.*
5. Angeles Arrien: *Der vierfache Weg. Den inneren Krieger, Heiler, Seher und Lehrer entwickeln*, übers. von Helga Schenk, Lüchow: Stuttgart 2005.
6. Ich beziehe mich hier im Wesentlichen auf die Darstellungen von Angeles Arrien: *Der vierfache Weg;* Jeanne Ruland: *Die heilige Geometrie der platonischen Körper. Die kosmischen Formen der fünf Elemente und ihre praktische Anwendung im Leben*, Schirner: Darmstadt 2010, und Sun Bear in: ders./Wabun Wind/Crysalis Mulligan: *Das Medizinrad-Praxisbuch. Übungen zur Heilung der Erde*, übers. von Matthias Schossig, Goldmann: München 1993.

Kapitel 11

1. Franklin Sills: *Energie-Arbeit. Mit Polarity-Massage den eigenen Energiefluss stimulieren, Energiezentren anregen, Blockaden und Stauungen auflösen*, übers. von Jürgen Saupe und Susanne Seiler. Goldmann: München 1993, S. 37–42.
2. Meine Darstellung und meine Systematik sind stark beeinflusst von Barbara Ann Brennan, Franklin Sills, John Beaulieu: *Heilen mit Musik und Klang*, übers. von Christian Quatmann und Urs Thoenen, AT: Aarau 2010; Johannes Walter: *Die heilende Kraft des Atems. Atem verbindet uns mit der universellen Lebensenergie*. Peter Erd Verlag: München 1987, und Roy Martina: *Tiefseelentauchen. Emotionales Gleichgewicht finden*, übers. von Andrea Fischer. Silberschnur: Güllesheim 2008.
3. Barbara Ann Brennan: *Lichtheilung*, S. 216–237.

4. Auch wenn die Darstellung auf eigenen Beobachtungen beruht, ist sie doch stark von Hazrat Inayat Khans Lehren inspiriert. Vgl. Hazrat Inayat Khan: *Musik und kosmische Harmonie,* übers. von Inge von Wedemeyer, Verlag Heilbronn: Weinstadt 1998, S. 16–18.
5. Die Vorlage für diese Beobachtungen in Rudolf Steiner/ Marie Steiner von Sivers: *Sprachgestaltung und Dramatische Kunst,* 3. Bd., Rudolf Steiner Verlag: Dornach [4]1981, S. 354, und Michail A. Čechov: *Die Kunst des Schauspielers. Moskauer Ausgabe,* hrsg. von Wolfgang Veit, übers. von Thomas Kleinbub, Urachhaus: Stuttgart 1990, S. 85f.
6. Vgl. u. a. Franklin Sills: *Energie-Arbeit*, S. 59.
7. Eine ähnliche Übung findet sich in Jonathan Goldman: *7 Geheimnisse der Klangheilung*, S. 74–79.
8. Weiterführende Informationen zum Meridiansystem u. a. bei Michael Gach: Michael Gach: *Aku-Yoga. Gesund durch freien Fluß der Lebenskräfte. Ein praktisches Übungsbuch*, übers. von Mathias Dehne, Kösel: München [2]1991, insb. S. 23, S. 81f. und S. 101–103.
9. Der kleine Energiekreislauf ist eine der zentralen Übungen des Qigong und findet sich detailliert u. a. in Zhi Gang Sha: *Seele Geist Körper Medizin. Eine Anleitung zur Selbstheilung durch Seelenkraft*, übers. von Nayoma de Haën, Koha: Burgrain [2]2007, S. 139–145.
10. Vgl. Roy Martina: *Tiefseelentauchen,* S.187–191.
11. Meridian-Tabellen-Zuordnungen der körperlichen und energetischen Entsprechungen nach Michael Gach: *Aku-Yoga*, S. 101–121, der Gefühlspolaritäten nach Roy Martina: *Tiefseelentauchen*, S. 247–355, und John Diamond: *Die heilende Kraft der Emotionen*, übers. von Golf Dornseit und Michaela Schmidt, VAK: Kirchzarten [13]2002, S. 20f; Farb- und Tonzuordnungen nach Dietmar Krämer, unter: http://www.sanfte-therapien.de [Stand: 10.09.2014].

Kapitel 12

1. Vgl. Artikel zu Rudolf von Labans Bewegungsstudien unter: http://de.wikipedia.org/wiki/Laban-Bewegungsstudien [Stand: 13.07.2014].
2. Die Polaritäten stellt von Laban dar in: Rudolf von Laban: *Der Moderne Ausdruckstanz*, Heinrichhofen's/Noetzel: Wilhelmshaven 1981.
3. Meine Darstellung ist hauptsächlich inspiriert von den Beschreibungen in Sun Bear/Wabun Wind/Crysalis Mulligan: *Das Medizinrad-Praxisbuch*, S. 64–75; Jeanne Ruland: *Die heilige Geometrie der platonischen Körper*, S. 144–147, und auch Angeles Arrien: *Der vierfache Weg*, passim.

Kapitel 13

1. Vgl. Hazrat Inayat Khan: *Die Seele. Woher und Wohin?*, übers. von Katharina Hess und Aeoliah Christa Muckenheim, Verlag Heilbronn: Weinstadt 2003, insb. S. 57f. (zu Dschinns) und S. 23f. (zu Engeln).
2. Vgl. Marko Pogačnik: *Wege der Erdheilung*, Knaur: München 1997, S. 195–255.
3. Vgl. Sun Bear/Wabun Wind/Crysalis Mulligan: *Das Medizinrad-Praxisbuch*, S. 217–220, und Klaus Fessmann unter: www.klangsteine.com [Stand: 10.09.2014].
4. Masuro Emoto unter: http://www.hado-life-europe.com/ [Stand: 04.09.2014]; Alexander Lauterwasser unter: http://www.wasserklangbilder.de [Stand 10.08.2014], und Viktor Schauberger unter: http://www.lebenswunder.com/schauberger.htm [Stand: 09.09.2014].
5. Vgl. Hazrat Inayat Khan: *Musik und kosmische Harmonie*, S. 88–91.
6. Vgl. unter: http://de.wikipedia.org/wiki/Pflanzenneurobiologie [Stand: 02.04.2014] und http://www.stern.de/wissen/natur/pflanzenneurobiologe-pflanzen-koennen-sehen-hoeren-fuehlen-602051.html [Stand: 10.09.2014].

7. Vgl. Alick Bartholomew: *Das Verborgene in der Natur. Die wegweisenden Einsichten von Viktor Schauberger*, übers. von Gunther Seipel, AT: Baden/München 2006, S. 66.
8. Einführend vgl. unter: http://www.dailymotion.com/video/x729e5_alsos-akousmaflore-kimapetra-de-sce_creation [Stand: 13.10.2008].
9. Vgl. Hazrat Inayat Khan: *Musik*, S. 20.
10. Vgl. Sun Bear, Wabun Wind & Crysalis Mulligan: *Das Medizinrad-Praxisbuch*, S. 307–356.
11. Vgl. Dieter Broers: *(R)Evolution 2012*. Warum die Menschheit vor einem Evolutionssprung steht, Scorpio: München 2009.
12. Vgl. Klaus Feßmann: *Klangsteine. Begegnungen mit dem ewigen Gedächtnis der Erde*, Südwest: München [2]2008.
13. Hazrat Inayat Khan: *Musik und kosmische Harmonie*, S. 19.

Literatur

Romeo Alavi Kia/Renate Schulze-Schindler: *Sonne, Mond und Stimme. Atemtypen in der Stimmentfaltung,* Aurum: Braunschweig [3]1999.

James D'Angelo: *The Healing Power of the Human Voice. Mantras, Chants and Seed Sounds for Health and Harmony,* Healing Arts Press: Rochester, VT, 2005.

Angeles Arrien: *Der vierfache Weg. Den inneren Krieger, Heiler, Seher und Lehrer entwickeln,* übers. von Helga Schenk, Lüchow: Stuttgart 2005.

Alick Bartholomew: *Das Verborgene in der Natur. Die wegweisenden Einsichten von Viktor Schauberger,* übers. von Gunther Seipel, AT: Baden/München 2006.

Richard Bartlett: *Matrix Energetics®. Die Kunst der Transformation. Radikale Veränderung mit der Zwei-Punkt-Methode,* übers. von Isolde Seidel, VAK: Kirchzarten [8]2010.

Ders.: *Die Physik der Wunder. Wie Sie auf das Energiefeld Ihres Potenzials zugreifen,* übers. von Beate Brandt, VAK: Kirchzarten [3]2010.

Ders.: *The Matrix Energetics Experience* (Buch, DVD, CD, Kartenset), Sounds True: Boulder, CO, 2009.

John Beaulieu: *Heilen mit Musik und Klang,* übers. von Christian Quatmann und Urs Thoenen, AT: Aarau 2010.

John Gondolphin Bennett: *Transformation oder die Kunst, sich zu wandeln*, Ahorn: Prien 1996.
Ders.: *Die inneren Welten des Menschen*, bearb. von Antony G. E. Blake, übers. von Eva Ploes und Bruno Martin, Bruno Martin: Südergellersen 1984.
Joachim Ernst Berendt: *Nada Brahma.* Die Welt ist Klang, Rowohlt: Reinbek, überarb. Neuausgabe 1988.
Ders.: *Das dritte Ohr. Vom Hören der Welt*, Rowohlt: Reinbek, überarb. Neuausgabe 1988.
Wolfgang Bossinger/David Lindner (Hg.): *Schwingung und Gesundheit. Neue Impulse für eine Heilungskultur aus Musik, Kunst und Wissenschaft*, Traumzeit Verlag der neuen Klangkultur: Battweiler 2008.
Gregg Braden: *Tiefe Wahrheiten: Ursprung, Geschichte, Bestimmung und Schicksal der Menschheit*, übers. von Maria Müller, Koha: Burgrain 2011.
Ders.: *Fractal Time. Das Geheimnis von 2012 und wie ein neues Zeitalter beginnt*, Koha: Burgrain 2009.
Ders.: *Der Realitätscode. Wie Sie Ihre Wirklichkeit verändern können*, übers. von Nayoma de Haën, Koha: Burgrain 2008.
Ders. *Im Einklang mit der göttlichen Matrix. Wie wir mit allem verbunden sind*, übers. von Nayoma de Häen, Koha: Burgrain ²2007.
Barbara Ann Brennan: *Lichtheilung*, übers. von Gabriele Kuby, Goldmann: München 1994.
Dies.: *Lichtarbeit*, übers. von Gabriele Kuby, Goldmann: München 1990.
Dieter Broers: *(R)Evolution 2012. Warum die Menschheit vor einem Evolutionssprung steht*, Scorpio: Berlin/München 2009.
Julia Cameron: *Der Weg des Künstlers. Ein spiritueller Pfad zur Aktivierung unserer Kreativität*, Knaur: München 1996.

Don G. Campell: *The Roar of Silence. Healing Powers of Breath. Tone and Music,* Quest Books: Wheaton, IL, 2009.
Michail A. Čechov: *Die Kunst des Schauspielers. Moskauer Ausgabe,* übers. von Thomas Kleinbub, hrsg. von Wolfgang Veit, Urachhaus: Stuttgart 1990.
Mantak Chia: *Das Tao Yoga des Heilens. Die Kraft des Inneren Lächelns und die Sechs heilenden Laute,* übers. von Wolfgang Höhn und Leo Wagner, Heyne: München [5]2009.
Deepak Chopra: *Das Tor zu vollkommenem Glück. Ihr Zugang zum Energiefeld der unendlichen Möglichkeiten,* übers. von Diane von Weltzien, Knaur: München 2006.
Ders.: *Die göttliche Kraft. Die sieben Stufen der spirituellen Erkenntnis,* übers. von Brigitte Klein, dtv: München [4]2006.
Ders.: *Das Buch der Geheimnisse,* übers. von Andrea Panster, Goldmann Arkana: München [3]2008.
Anette Cramer: *Das Buch von der Stimme. Ihre formende und heilende Kraft verstehen und erfahren,* Walter: Olten 1998.
John Diamond: Die heilende Kraft der Emotionen, übers. von Golf Dornseit und Michaela Schmidt, VAK: Kirchzarten [13]2002.
Joe Dispenza: *Schöpfer der Wirklichkeit. Der Mensch und sein Gehirn – Wunderwerk der Evolution,* übers. von Hanna Goldbach, Koha: Burgrain [2]2011.
Ders.: *Ein neues Ich. Praxisbuch. Wie sie ihre gewohnte Persönlichkeit in vier Wochen wandeln können*, übers. von Maria Müller de Haën, Koha: Burgrain 2012.
Peggy Phoenix Dubro/David Lapierre: *Potenziale der inneren Kraft. Entwicklung des Bewusstseins*, übers. von Silvia Authenrieth, Koha: Burgrain 2003.
Reshad Feild: *Die Alchemie des Herzens. Spiritualität im Alltag*, übers. von Christian Quatmann, Diederichs: München 1990.

Ders.: *Schritte in die Freiheit. Vorträge über das Abenteuer der Selbstfindung*, übers. von Angelika Nichols, Rowohlt: Reinbek 1988.

Ders.: *Leben, um zu heilen*, übers. von Bruno Martin, Rowohlt: Reinbek 1989.

Piero Ferrucci: *Werde, was du bist. Selbstverwirklichung durch Psychosynthese*, übers. von Sascha Dönges, Rowohlt: Reinbek 1986.

Rainer Franke/Regina Franke: *Sorgenfrei in Minuten. Klopfen Sie sich gesund mit Meridian-Energie-Techniken*, Integral: München [6]2006.

Michael Gach: *Aku-Yoga. Gesund durch freien Fluss der Lebenskräfte. Ein praktisches Übungsbuch*, übersetzt von Mathias Dehne, Kösel: München [2]1991.

Jonathan Goldman: *7 Geheimnisse der Klangheilung. Die therapeutische Wirkung von Klang auf Körper, Geist und Seele*, Südwest: München 2008.

Jonathan Goldmann/Andi Goldman: *Das Tantra des Klangs, Heilung durch Verbindung von weiblichen und männlichen Energien*, übers. von Daniela Schenker, Amra: Hanau 2011.

Nassim Haramein: *Die Entschlüsselung des Universums. Der Schlüssel kam zur rechten Zeit*, übers. von Kurt Schneider, Hesper: Saarbrücken 2011.

Ders.: *The Black Whole* (DVD), Gaiam Conscious Media: Boulder, CO, 2011.

Regine Herbig: *Der Atem. Quelle von Entspannung und Vitalität. Übungen, um Ihre Energie in Balance zu bringen*, Schulz-Kirchner: Idstein 2005.

Maria Höller-Zangenfeind: *Stimme von Fuß bis Kopf, Ein Lehr- und Arbeitsbuch für Atmung und Stimme nach der Methode Atem-Tonus-Ton*, Studienverlag: Innsbruck 2004.

Carl Gustav Jung: *Gesammelte Werke*, Bd. 9.1: *Die Archetypen und das Unbewusste*, Padmos: Ostfildern [5]2011.

Tom Kenyon/Virginia Essene: *Die Hathor-Zivilisation. Gespräche mit interdimensionalen Wesen*; Koha: Burgrain 2011.
Laurel E. Keyes: *Toning. The Creative Power of the Voice*, DeVorss: Marina del Rey, CA, 1987.
Pir-o-Murshid Hazrat Inayat Khan: *Die Seele. Woher und Wohin?*, übers. von Katharina Hess und Aeoliah Christa Muckenheim, Verlag Heilbronn: Weinstadt 2003.
Ders.: *Musik und kosmische Harmonie*, übers. von Inge von Wedemeyer, Verlag Heilbronn: Weinstadt 1998.
Ders.: *Musik*, übers. von Katharina Hess und Aeoliah Christa Muckenheim, Verlag Heilbronn: Weinstadt 1996.
Ders.: *Gayan, Vadan, Nirtan. Aphorismen*, übers. von Katharina Sen Gupta, Heilbronn Verlag: Weinstadt 1996.
Serge King: *Begegnung mit dem verborgenen Ich. Ein Arbeitsbuch zur Hunamagie*, übers. von Matthias Schossig, Aurum: Bielefeld [7]2009.
Frank Kinslow: *Das QE®-Praxisbuch. Mit allen Übungen*, übers. von Beate Brandt, VAK: Kirchzarten 2013.
Rudolf von Laban: *Der Moderne Ausdruckstanz*, Heinrichhofen's/Noetzel: Wilhelmshaven 1981.
Giovanni Battista Lamperti: *Vocal Wisdom. Maxims of Giovanni Battista Lamperti*, hrsg. von William Earl Brown, Taplinger Publishing: New York 1957.
Alexander Lauterwasser: *Wasser Klang Bilder. Die schöpferische Musik des Weltalls.* AT: Baden/München [3]2004.
Kristin Linklater: *Die persönliche Stimme entwickeln*, übers. von Thea M. Mertz, Ernst Reinhardt: München [4]2012.
Bruce Lipton: *Intelligente Zellen. Wie Erfahrungen unsere Gene steuern*, übers. von Nayoma de Haën, Koha: Burgrain 2006.
Roy Martina: *Emotionale Balance. Von Schwerarbeit zu Mühelosigkeit. Der Weg zu innerem Frieden und Heilung*, übers. von Silvia Authenrieth, Koha: Burgrain [3]1999.
Ders.: *Tiefseelentauchen. Emotionales Gleichgewicht finden*, übers. von Andrea Fischer, Silberschnur: Güllesheim 2008.

Lynne McTaggart: *Das Nullpunkt-Feld. Auf der Suche nach der kosmischen Urenergie,* übers. von Gisela Kretzschmar, Arkana: München ³2007.

Petra Neumayer/Tom Peter Rietdorf: *Russische Heilweisen. Mit geistigen Technologien die Selbstheilungskräfte aktivieren,* Goldmann Arkana: München 2013.

Mirsakarim Norbekov: *Wie findet man ohne großen Aufwand eine Million Lösungen,* übers. von Felix Eder, Goldmann Arkana: München 2010.

Ders.: *Eselsweisheit. Der Schlüssel zum Durchblick oder wie Sie ihre Brille loswerden,* übers. von Felix Eder, Goldmann Arkana: München 2006.

Ders.: *Meine russische Energiedusche.* Übungen zur Aktivierung der eigenen Heilkräfte, übers. von Felix Eder, Goldmann Arkana: München 2011.

Yoshi Oida mit Lorna Marshall: *Der Unsichtbare Schauspieler,* übers. von Petra Schreyer, Alexander: Berlin 1997.

Peter Ouspensky: *Auf der Suche nach dem Wunderbaren. Perspektiven der Welterfahrung und der Selbsterkenntnis,* übers. von Arnold Keyserling und Louise March, O.W. Barth: München 1991.

Eric Pearl: *The Reconnection. Heilung durch Rückverbindung,* übers. von Tara Eleonore Albers, Koha: Burgrain ³2008.

Wayne Perry: *Sound Medicine. The Complete Guide to Healing with the Human Voice,* The Career Press: Franklin Lakes, NJ, 2007.

Marko Pogačnik: *Die Landschaft der Göttin. Heilungsprojekte in bedrohten Regionen Europas,* Diederichs: München 1993.

Ders.: *Elementarwesen. Begegnungen mit der Erdseele,* AT: Baden/München 2007.

Ders: *Wege der Erdheilung.* Knaur: München 1997.

Ders.: *Die Sprache der Kosmogramme;* AT: Aarau/München 2012.

Gisela Rohmert: *Der Sänger auf dem Weg zum Klang. Lichtenberger Musikpädagogische Vorlesungen,* O. Schmidt: Köln [2]1992.

Jeanne Ruland: *Die heilige Geometrie der platonischen Körper. Die kosmischen Formen der fünf Elemente und ihre praktische Anwendung im Leben.* Schirner: Darmstadt 2010.

Dies.: *Feen, Elfen, Gnome. Das Buch der Naturgeister,* Schirner: Darmstadt [5]2013.

Brigitta Seidler-Winkler: *Im Atemholen sind zweierlei Gnaden. Biopolarität und Stimme,* Pfau: Saarbrücken 2004.

Zhi Gang Sha: *Seele Geist Körper Medizin. Eine Anleitung zur Selbstheilung durch Seelenkraft,* übers. von Naoma de Haën, Koha: Burgrain [2]2007.

Shalila Sharamon/Bodo J. Baginski: *Das Chakra Handbuch. Vom grundlegenden Verständnis zur praktischen Anwendung,* Windpferd: Aitrang [15]1991.

Franklin Sills: *Energie-Arbeit. Mit Polarity-Massage den eigenen Energiefluss stimulieren, Energiezentren anregen, Blockaden und Stauungen auflösen,* übers. von Jürgen Saupe und Susanne Seiler, Goldmann: München 1993.

Vianna Stibal: *Theta Healing™. Die Heilkraft der Schöpfung,* übers. von Anette Charpentier, Allegria: Berlin 2011.

Rudolf Steiner/Marie Steiner von Sivers: *Methodik und Wesen der Sprachgestaltung.* Rudolf Steiner Verlag: Dornach 1990.

Dies.: *Sprachgestaltung und Dramatische Kunst,* 3. Bd., Rudolf Steiner Verlag: Dornach [4]1981.

Sun Bear/Wabun Wind/Crysalis Mulligan: *Das Medizinrad-Praxisbuch. Übungen zur Heilung der Erde,* übers. von Matthias Schossig, Goldmann: München 1993.

Kōichi Tōhei: *Das Ki-Buch. Der Weg zur Einheit von Geist und Körper,* übers. von Kin o KenKyukai, Tokyo und Werner Kristkreitz, Werner Kristkeitz: Heidelberg [4]1996.

Eckart Tolle: *Jetzt! Die Kraft der Gegenwart. Ein Leitfaden zum spirituellen Erwachen,* übers. von Christiane Bolam und Marianne Savita Nentwig, Kamphausen: Bielefeld [6]2002.

Johannes Walter: *Die heilende Kraft des Atems. Atem verbindet uns mit der universellen Lebensenergie,* Peter Erd: München 1987.

Tenzin Wangyal Rinpoche: *Tibetan Sound Healing. Seven Guided Practices to Clear Obstacles, Cultivate Positive Qualities and Uncover your Inherent Wisdom,* Sounds True: Boulder, CO, 2011.

Ken Wilber: *Integrale Vision. Eine kurze Geschichte der integralen Spiritualität,* übers. von Karin Petersen, Kösel: München 2009.

Vadim Zeland: *Transsurfing 1. Die Realität ist steuerbar,* übers. von Helmut Kunkel, Silberschnur: Güllesheim [7]2011.

Ders.: *Transsurfing 2. Das Praxisbuch,* übers. von Helmut Kunkel, Silberschnur-Verlag: Güllesheim [4]2009.

Ders.: *Transsurfing 3. Vorwärts in die Vergangenheit*, übers. von Helmut Kunkel, Silberschnur: Güllesheim [2]2011.

Ders.: *Transsurfing 4. Die zwei Gesichter der Realität*, übers. von Helmut Kunkel, Silberschnur: Güllesheim [2]2011.

Ders.: *Transsurfing 5. Die Realität auf den Kopf gestellt*, übers. von Helmut Kunkel, Silberschnur: Güllesheim [2]2011.

Nützliche Links

Akousmaflore (hängender, singender Pflanzengarten): www.scenocosme.com/akousmaflore.htm [Stand: 10.09.2014]

http://www.dailymotion.com/video/x729e5_alsos-akousma flore-kimapetra-de-sce_creation [Stand: 04.09.2014]

Richard Bartlett (Hintergrundinformation Werk, Forum): http://www.matrixenergetics.com/ [Stand: 03.07.2014]

Gregg Braden (Vortragsmaterial): http://www.youtube.com/watch?v=whKrENfkMEM [Stand: 04.07.2014]
http://www.youtube.com/watch?v=MRedvbARVhM [Stand: 04.07.2014]

http://www.youtube.com/results?search_query=Gregg+Braden [Stand: 03.07.2014]

Masuro Emoto (»Die Botschaft des Wassers«): http://www.hado-life-europe.com/notdienst/die-botschaft-des-wassers/index.html [Stand: 11.07.2014]]

Jonathan Goldman (Sound-Links und Artikel): http://www.healingsounds.com/ [Stand: 14.05.2014]
http://www.templeofsacredsound.org/ [Stand: 11.05.2014]

Christian und Charlotte Hagena: www.terlusollogie.com [Stand: 10.09.2014]

Nassim Haramein (Forschung und Hintergrundinformation): www.resonance.is [Stand: 10.09.2014]

Heart-Math Institute (informative Website und Forschungsberichte): www.heartmath.org/ [Stand: 12.07.2014]

Dietmar Krämer (Hintergrundinformationen zu Meridiantönen): http://www.sanfte-therapien.de/ [Stand: 15.08.2014]

Kymatikexperimente und Chladni-Figuren: http://www.youtube.com/watch?v=iXNucjhf8Dg [Stand: 05.09.2014]

Alexander Lauterwasser (Dokumentation »Bewusstsein in Resonanz«): http://www.youtube.com/watch?v=i23Ah5lBQIU3 [Stand: 17.08.2014]

Ilse Middendorf (»Atem – Stimme der Seele«): http://www.youtube.com/watch?v=i7Ys151xqhg [Stand: 10.09.2014]

Marco Pogačnik (Hintergrundinformation und Werk): http://www.markopogacnik.com/ [Stand: 22.07.2014] http://www.youtube.com/watch?v=Ql6BnjDubjo [Stand: 22.07.2014]

Viktor Schauberger (Hintergrundinformation und Werk): http://de.wikipedia.org/wiki/Viktor_Schauberger [Stand: 10.09.2014] http://www.lebenswunder.com/schauberger.htm [Stand: 13.08.2014]

Rupert Sheldrake: http://www.sheldrake.org/Deutsch/ [Stand. 16.06.2014]

StimmEnergetics – das aktuelle Angebot mit Workshops und Ausbildungskursen unter: www.stimmenergetics.de

CD – Übungen und Meditationen

1. Die Stimme und die vier Dimensionen		
Intro: Stimme und Energiefeld	Track 1	2:34
Die Körperebene	Track 2	3:11
Die Auraebene	Track 3	1:52
Die Haraebene	Track 4	2:02
Der Wesensstern	Track 5	1:47
2. Die Anbindung		
Teil 1	Track 6	3:49
Teil 2	Track 7	1:25
3. Resonanzräume der Stimme		
Intro: Resonanzräume	Track 8	2:42
Beine / Becken / Wirbelsäule	Track 9	1:49
Unterleib / Organe	Track 10	2:20
Zwerchfell / Solarplexus	Track 11	2:05
Brustkorb / Arme / Rücken	Track 12	2:17
Ansatzrohr / Hals / Kehle	Track 13	2:28
Artikulation / Mund, Nase, Zunge	Track 14	2:26
Kopfhohlräume / Schädel	Track 15	2:02

4. Toning und seine Phasen

Intro: Toning-Sounds und Phasen	Track 16	1:11
Entspannung	Track 17	2:12
Loslassen	Track 18	3:10
Erneuern	Track 19	2:32
Chakra-Toning mit Partner	Track 20	7:13

5. Klangreisen

Intro: Klangreisen der Seele	Track 21	1:36
Der Raum der Wandlung	Track 22	3:31
Reise Elemente / Einstimmung	Track 23	4:04
Klangreise / Meditation	Track 24	4:22
Rückkehr / Ausklang	Track 25	1:45

6. Bonus-Tracks

Toning-Improvisation	Track 26	4:27
Deleted Sounds	Track 27	0:18

71 Minuten

Quellennachweis

Seite 7:

Pir-o-Mushid Inayat Khan: *Musik,* übers. von Katharina Hess und Aeoliah Christa Muckenheim, Verlag Heilbronn: Weinstadt 1996, S. 47.

Seite 31:

John Godolphin Bennett: *Die inneren Welten des Menschen,* bearb. von Antony G. E. Blake, übers. von Eva Ploes und Bruno Martin, Bruno Martin: Südgellersen 1984, S. 59.

Seite 49:

Giovanni Battista Lamperti: *Vocal Wisdom. Maxims of Giovanni Battista Lamperti,* hrsg. von William Earl Brown, Taplinger Publishing: New York 1957, S. 88.

Seite 71:

Joachim Ernst Berendt: *Das dritte Ohr. Vom Hören der Welt,* Rowohlt: Reinbek, überarb. Neuausgabe 1988, S. 18.

Seite 79:

Reshad Feild: *Schritte in die Freiheit. Vorträge über das Abenteuer der Selbstfindung,* übers. von Angelika Nichols, Rowohlt: Reinbek 1988, S. 90.

Seite 96:

Giovanni Battista Lamperti: *Vocal Wisdom,* S. 89.

Seite 144:

Ralph Waldo Emerson zit. in Julia Cameron: *Der Weg des Künstlers. Ein spiritueller Pfad zur Aktivierung unserer Kreativität,* Knaur: München 1996, S. 30.

Seite 164:

Sufiweisheit zit. in Reshad Feild: *Das atmende Leben. Wege zum Bewusstsein,* übers. von Jochen Eggert, Chalice: Xanten 2008, S. 127.

Seite 178:

Pir-o-Murshid Hazrat Inayat Khan: *Gayan, Vadan, Nirtan. Aphorismen,* übers. von Karina Sen Gupta, Heilbronn Verlag: Weinstadt 1996. S.60f.

Seite 191:

Randolf Stone zit. in Franklin Sills: *Energie-Arbeit. Mit Polarity-Massage den eigenen Energiefluss stimulieren, Energiezentren anregen, Blockaden und Stauungen auflösen,* übers. von Jürgen Saupe und Susanne Seiler, Goldmann: München 1993, S. 45.

Seite 224:

Schamanische Weisheit zit. in Jeanne Ruland: *Die heilige Geometrie der platonischen Körper. Die kosmischen Formen der fünf Elemente und ihre praktische Anwendung im Leben,* Schirner: Darmstadt 2010, S. 144.

Seite 243:

Barbara Ann Brennan: *Lichtheilung,* übers. von Gabriele Kuby, Goldmann: München 1994, S. 247f.